健康风险管理

生命文化视角

主　编　宗　倩　严　琪
副主编　蔡勃燕　张国芳
许　京

北京工业大学出版社

图书在版编目（CIP）数据

健康风险管理：生命文化视角/宗倩，严琪主编.
--北京：北京工业大学出版社，2021.1
ISBN 978-7-5639-7455-9

Ⅰ.①健… Ⅱ.①宗… Ⅲ.①健康-风险管理-研究-中国 Ⅳ.①R19

中国版本图书馆 CIP 数据核字（2020）第 076512 号

健康风险管理：生命文化视角

JIANKANG FENGXIAN GUANLI：SHENGMING WENHUA SHIJIAO

主　　编：宗　倩　严　琪
责任编辑：钱子亮
封面设计：李　娜
出版发行：北京工业大学出版社
（北京市朝阳区平乐园 100 号　邮编：100124）
010-67391722（传真）　bgdcbs@sina.com
经销单位：全国各地新华书店
承印单位：保定市嘉图印刷有限公司
开　　本：710 毫米×1000 毫米　1/16
印　　张：20.75
字　　数：368 千字
版　　次：2021 年 1 月第 1 版
印　　次：2021 年 1 月第 1 次印刷
标准书号：ISBN 978-7-5639-7455-9
定　　价：60.00 元

编者名单

学术顾问　陆莉娜　张新庆

主　　编　宗　倩　严　琪

副 主 编　蔡勃燕　张国芳　许　京

编　　者　(按姓氏笔画排序)

于梅子　王　瑛　王锡安　尹文广　尹婧婷
邓　勇　毕　蕙　吕　韵　仲凤行　刘一平
许　京　许　菲　阮　继　孙俊红　花　芳
严　琪　苏永刚　李　军　李　莹　李　雅
李传俊　李英华　李明书　李香菊　李萍萍
杨　放　杨同卫　何　耀　沈凡暄　张文英
张永超　张国芳　张剑敏　张莉嘉　张新庆
陈　玲　范　琨　周琬琳　宗　倩　孟海东
赵　勇　赵文华　赵若琳　钮文异　姚家菲
贺　文　袁利玉　聂　鋆　常运立　梁战华
程昌明　雷爱民　褚红玲

序　一

本文集收集了不同专业、不同领域的专家与学者从生命文化的视角探索健康风险管理的相关文章。

人的生命具有自然生命和文化生命两重属性。自然赋予生命血肉之躯，文化铸造生命精神之魂。对于个体生命而言，自然生命与文化生命良性互动，促进我们的身心健康发展；对社会整体而言，研究自然生命的生命科学和探索精神生命的生命文化相互协调发展，推动着人类生命健康事业的发展——从有病治病，到预测预防，再到对健康风险因素进行详细的数据采集，并在此基础上进行健康风险评估，然后针对评估的结果制定干预的措施和对策，继而再评估，再干预，形成一个完整的健康风险管理系统乃至于健康管理系统。所以，我们说，健康风险管理和健康管理，是生命科学和生命文化不断发展的结果，同时又不断地推动生命科学的发展和生命文化的提升。

这个文集更侧重从生命文化的视角探讨健康风险管理。人类诞生的重要标志是产生了意识、产生了文化。人类首先意识到自己的生命、自己的生老病死，于是生命意识、生命质量、生命价值、生命关怀、生命尊严以及生命意义逐步产生和发展，并构建了人类生命文化的基本概念，或者说生命文化的基本符号。人类在对关于生命的孰是孰非、孰轻孰重的价值判断中，逐渐形成了包括生死观、悲喜观、善恶观、爱恨观、成功观和幸福观等在内的生命价值观以及相应的关于生命的种种规范，包括习惯规范、道德规范和法律规范。

以上关于生命文化的符号、价值观及其规范，就是我们所说的生命文化。

生命文化体现在我们个体身上，就是具有良好的关于生命的认知，懂得、理解和使用生命文化的相关符号，比如上面提到的生命意识、生命质量、生命价值、生命关怀、生命尊严，等等；就是树立正确的生命价值观，比如善与恶、爱与恨、美与丑、悲与喜、什么是成功、什么是幸福，等等；并能在实践中，自觉和自如地遵守生命文化相关的习惯规范、道德规范和制度规范。也就是知、情、意、行融为一体，成为一种文化。

生命文化为健康风险管理提供了动力和方向，而生命科学的发展为健康风险管理提供了有效的技术手段。所以，生命文化和生命科学二者的协调发展将不断地促进健康风险管理的健康发展，而健康风险管理的发展又进一步丰富和提升人类的生命文化，促进生命科学的发展。

随着健康风险管理、健康管理的发展，一个巨大的健康产业正在形成。生命文化在这个产业中所扮演的角色，仍然是为其提供动力和方向。正是对生命的珍惜、尊重和关怀，推动着这个产业的发展，也正是生命的价值观规范和约束着这个产业的健康发展。从对健康风险数据的采集、健康风险评估、到选择干预对策，包括预防、医疗，以及相关的健康保险、生命保险、人寿保险等，形成了一个完整的巨大的产业链。人们在想到产业的时候，就很容易产生一个商机的概念，一谈到商机，就会让人想到一个赚钱的机会。商机给人们提供了从事这个产业的动力，但同时也可能使人们因利益追求而走偏方向。这就需要生命文化加以引导，正确的生命认知、良好的生命文化规范和先进的生命价值观，始终贯穿着这个产业的发展过程。

正如美国管理学大师彼得·德鲁克所说："管理的本质，就是激发潜力和善意。"

从这个意义上说，生命文化是健康风险管理以及健康产业的灵魂。

袁正光　教授

北京东方生命文化研究院学术学科带头人，学术委员会主任

曾任中国科协研究中心主任，中国科普研究所所长

序二

《“健康中国2030”规划纲要》中提到：“‘共建共享、全民健康’，是建设健康中国的战略主题。核心是以人民健康为中心，坚持以基层为重点，以改革创新为动力，预防为主，中西医并重，把健康融入所有政策，人民共建共享的卫生与健康工作方针，针对生活行为方式、生产生活环境以及医疗卫生服务等健康影响因素，坚持政府主导与调动社会、个人的积极性相结合，推动人人参与、人人尽力、人人享有，落实预防为主，推行健康生活方式，减少疾病发生，强化早诊断、早治疗、早康复，实现全民健康。”把全民健康提升到国家战略的高度。健康不仅是个人和家庭的需要，也是国家和民族的需要。过高质量的健康生活，远离疾病困扰是所有人的目标。

北京东方生命文化研究院成立10多年来，组织编写并出版了《生命文化丛书》《幸存下来，就要好好活下去》《生命的智慧——生命文化导论》《生命文化论文集》《生命文化文集》《生命文化核心概念解析》《家庭生命文化：跨学科视角》等20多本论著。从生命文化视角看健康，是一个全新的课题，内容涵盖与生命和健康相关的方方面面。此次，我们从生命文化视角出发对健康风险的管理和控制进行初步探讨，着眼当下，意在长远。

健康风险是世间存在的若干风险中直接作用于人的身体、影响人体健康的一种风险，具体是指因自然、社会和人自身发展的诸多因素，导致人出现疾病、伤残以及造成健康损失的可能性。这种可能性的发生，轻则使人生病、身心不适，不能正常工作与生活；重则可致人伤残、死亡，完全丧失劳动能力或付出生命代价，并可能带来严重的经济损失。这种威胁人们健康的可能性就是健康风险。由于健康风险的特殊性，人们对付健康风险主要依托两种手段：第一是公共预防，通过加强健康教育，提高人们对健康风险的防范意识，防止风险的发生；第二是转移健康风险，为避免承担健康风险造成的损失，有意识地将风险转嫁给某一单位即保险机构，这就是健康保险。

源于从生命文化研究角度出发，对健康风险管理的理解，在本论文集中，我们邀请了健康教育、健康管理、临床医学等医学相关领域的专家学者，就公众关注的健康话题和特殊人群在特殊时期的健康风险等展开讨论；同时，我们也邀请了健康保险业界的相关人员，从健康保险的不同维度出发对健康风险与之交集的部分进行了探讨研究。无论是健康教育还是健康保险，在健康风险管理的领域都是大课题，本次我们只是从生命文化视角出发，希望用最深层次的人文精神去关爱人的生命与健康。

作为北京东方生命文化研究院的传统项目，“生命文化”系列著作的编写一直受到北京社科联的重点资助，在此表示感谢。同时也感谢为本书的编辑和出版付出辛苦劳动的所有作者和工作人员。

由于我们个人的水平所限，书中有不少不足之处，请大家提出宝贵意见。我们也会对这个课题做不断深入的研究。

宗　倩

目录

第一部分：健康风险与生命文化

健康风险的中医防范理念 …………… 赵若琳，张新庆，常运立，杨 放（3）

健康风险的干预策略

——健康教育与健康促进 ………………………………………… 钮文异（14）

论医学人文素质教育中青年教师的自我发展与提升 ………… 邓 勇（33）

刍议道德健康与养生 ………………………………………………… 李传俊（41）

第二部分：不同视角的健康解读

儒家视野下的健康照护：以基因治疗与增强为例 …………… 周琬琳（51）

全民健康视阈下公民的健康行为研究

——以先贤孔子为范例 ……………………………… 杨同卫，苏永刚（63）

解脱道佛教的身心健康 ……………………………………………… 李明书（70）

《伤寒杂病论》中的健康理念 ……………………………………… 仲凤行（82）

巴蜀茶文化与养生 …………………………………………………… 于梅子（89）

儒家中道精神对现代人情绪管理的启示 ………………………… 雷爱民（95）

“话疗”中的音乐、文学与人体健康 ………………… 许 京，许 菲（102）

第三部分：不同健康风险的应对

慢性病患者的健康风险评估和管理 ……………………………… 褚红玲（115）

女性不同生殖时期的健康风险与预防 …………………………… 张莉嘉（122）

从 HPV 疫苗热，看女性特殊时期健康风险 …………………… 毕 蕙（134）

肥胖与健康的复杂关系：从肥胖悖论谈起 ………… 沈凡暄，张新庆（149）

恶性肿瘤数据对健康保险服务的启示 …………………………… 范 琨（159）

从安吉丽娜·朱莉切除乳腺看后基因组时代的健康风险评估

………………………… 程昌明，李香菊，花 芳，李萍萍，阮 继，

李 雅，赵 勇，赵文华，王 瑛，张文英（172）

重症患儿父母的健康需求与哀伤教育 ……………… 尹婧婷，张新庆（182）

第四部分：健康风险管理的价值和手段

美国健康风险管理的发展与启示 ………………………………… 何 耀（191）

从健康素养视角看癌症风险管理 …………………………………… 李英华（199）
健康风险管理中的安宁疗护与生命尊严维护 ……………………… 张永超（210）
市场价值是健康风险管理的价值核心 ……………………………… 袁利玉（220）
5G 时代的健康风险评估，路在何方
……………… 程昌明，张文英，李香菊，花 芳，李萍萍，贺 文，
李 雅，李 莹，赵文华，王 瑛，聂 鋆（227）
初探企业员工健康管理的方法 ……………………………………… 孙俊红（238）
医疗护理实践中同理心的作用与培育 ……………………… 姚家菲，张新庆（244）

第五部分：健康保险

新技术与健康保险 …………………………………………………… 张剑敏（257）
我国商业健康保险的发展现状及趋势分析 ………………………… 陈 玲（271）
从费用支付管理到疾病风险管理 …………………………… 严 琪，孟海东（282）
数字化时代健康与保险的跨界服务 ………………………… 王锡安，李 军（296）
社保政策调整对团体补充医疗业务赔付风险的影响
——以北京地区市场为例 ………………………………… 刘一平，梁战华（305）
保险重大疾病的界定 ………………………………………………… 尹文广（316）

第一部分

健康风险与生命文化

健康风险的中医防范理念

赵若琳[1]，张新庆[2]，常运立[1]，杨 放[1]

（1 海军军医大学基础医学院 上海 200433；2 北京协和医学院人文学院 北京 100005）

摘 要：健康风险是作用于人体、影响身心状况的一类风险。健康风险存在于自然、社会和人自身发展等诸多因素的各个环节。“健康中国”战略的提出把健康风险治理放到国家治理体系和治理能力现代化的历史背景下，此时我们更需要提出健康风险治理的中国方案。作为祖国传统医学和国粹的中医在抵御疾病和健康风险防范中发挥着不可替代的作用，其中的智慧值得借鉴。本文梳理了中医健康风险防范理念：面对自然环境中的健康风险，中医有“顺应自然，天人合一”的生态健康观；面对社会关系中的健康风险，中医有“以德养生，形神并调”的养心观；面对生活中的健康风险，中医有“法于阴阳，养生扶正”的养生观；面对疾病治疗中的健康风险，中医有“未病先防，已病防变”的预防观和“自然合理，过犹不及”的适度观。

关键词：健康风险 中医 生态健康观 养生观 预防观

健康风险是指在人的生命过程中，因自然、社会和人自身发展的诸多因素，作用于人的身体、影响人的健康，致人出现疾病、伤残以及造成健康损失的可能性。近年来，我国正处于健康风险叠加的特殊时期，公众风险感知强化、焦虑感加强，而健康风险应对还处于应急管理的模式。[1] 人们的健康风险意识有差异，对健康风险暴露因素的认知和应对行为也有差异，这就导致了不同的健康状况。尽管国家也采取措施来降低健康风险、促进健康水平提高，但如果患者及社会公众没有健康风险防范理念和意识以及对相应的不良的健康暴露因素的识别和规避，则社会的疾病和死亡负担不会显著减少，对健康风险的应对将陷于困境。

由于疾病谱的改变，肿瘤、心脑血管疾病、糖尿病等慢性病发病率上升迅速并已成为我国居民死亡的主要原因。[2] 就健康风险而言，老龄化与现代化的叠加使中国目前处于以“传染性疾病”为主的健康风险向以“慢性非传染性疾病”为主的健康风险转化的过程中，这两种风险相互交织，同时共存。习近平总书记在多次讲话中指出：“中医药学凝聚着深邃的哲学智慧和中华民族几千年的健康养生理念及其实践经验，是中国古代科学的瑰宝，也是打开中华文明宝库的钥匙。”“要把老祖宗留给我们的中医药宝库保护好、传承好、发展好，坚持古为今用，努力实现中医药健康养生文化的创造性转化、创新性发展，使之与现代健康理念相融相通，服务于人民健康。”《“健康中国 2030”规划纲要》提出把健康风险治理放到国家治理体系和治理能力现代化的历史背景下，提出健康风险治理的中国方案，要“充分发挥中医药独特优势”。[3] 因此，面对诸多健康风险时，要借鉴中医智慧，提出健康风险治理的中国方案。本文将从环境、社会、生活、疾病治疗几个方面来阐述中医的健康风险防范理念及其应对。

1 环境中的健康风险及应对

人的健康在很大程度上受到环境因素的影响。生态破坏、环境污染、社会竞争压力大等因素对个体健康带来了巨大的威胁。可见，维持生态平衡，倡导人与自然和谐相处的理念，顺应自然规律，才可以减少和避免环境中的健康风险，使人体得到安康。其实，我国中医早在几千年前就提出生态健康的理念，提倡“顺应自然，天人合一”的生态健康观，强调人与自然的和谐相处，并实施原生态疗法来促进人的健康。《黄帝内经》中“人与天地相应者也”（《灵枢·邪客》）和“人与天地相参也，与日月相应也”（《灵枢·岁露论》）强调，人离不开自然环境，人类不仅要维护机体内环境的稳定，还要与自然环境相协调，达到“天人相应”，才能“避邪防病，健康延寿”。在“顺应自然，天人合一”的生态健康观中，中医特别强调要顺应自然环境，根据四季的变化和地域差异来调整生活方式和治疗方法，以避免健康风险。

1.1 “顺应四时”，避免四季变化引发健康风险

“风、寒、暑、湿、燥、火”是自然界四季不同的气候变化，是万物生长和人类赖以生存的必要条件。但自然界气候发生异常变化，超出人体的适应能力，

就成了伤人的邪气，即健康风险因素。《素问·生气通天论》“春伤于风，邪气留连，乃为洞泄。夏伤于暑，秋为痎疟。秋伤于湿，上逆而咳，发为痿厥。冬伤于寒，春必温病。四时之气，更伤五脏”，意思是春天伤于风邪，夏天会发生急骤的泄泻；夏天伤于暑邪，到秋天会发生疟疾病；秋天伤于湿邪，邪气上逆，会发生咳嗽，并且可能发展为痿厥病；冬天伤于寒气，到来年的春天，就要发生温病；四时的邪气，都可以交替伤害人的五脏。邪气是导致疾病发生的重要条件，故应“未病先防”，除了养生以增强正气，提高抗病能力之外，还要注意避免病邪的侵害。《素问·上古天真论》“虚邪贼风，避之有时”，就是说要谨慎躲避外部的侵害，防止六淫之邪的侵害，如夏日防暑，秋天防湿，冬天防寒等。

因此，要顺应四时气候变化的规律，“法于四时”“四时调神”，以与气候环境保持协调统一，使精神内守，形体强壮。在治疗疾病时，要充分了解气候变化的规律，并根据不同季节的气候特点来考虑治疗用药，即所谓“因时制宜”。例如，在春季，《素问·四气调神大论》指出：“春三月，此谓发陈，天地俱生，万物以荣，夜卧早起，广步于庭，被发缓形，以使志生，生而勿杀，予而勿夺，赏而勿罚，此春气之应，养生之道也。”春季的健康指导都必须顺应春天阳气升发、万物始发的特点，注意保护阳气。春季也是肝气旺而多病的季节，人易上火，肝火上升，内火可以引来外感，应食用清凉滋润的食物来平衡体内阴阳。起居护理方面，此时应早睡早起，运动时宜披开束发，放宽衣带，使形体舒缓。情志护理方面，春季在五行中属木，主升发条达，在脏为肝，肝主疏泄，喜条达恶抑郁，春季要保持情志的舒畅。“百草回芽，百病易发”，春季外感病特别多见。风温、温毒、温疫等传染病也多发生在春季。预防此类疾病除需注意日常起居卫生外，适当选用一些中草药煎服也是很有效的办法。其中最为理想的当属大青叶、板蓝根，煎水代茶饮，可有效预防春季传染病。[4]

针灸的理论和治疗中也讲究与四季的相通相应。《难经·七十四难》“春刺井，夏刺荥，季夏刺俞，秋刺经，冬刺合。春刺井者，邪在肝；夏刺荥者，邪在心；季夏刺俞者，邪在脾；秋刺经者，邪在肺；冬刺合者，邪在肾”，[5] 说明了中医在用针灸治疗疾病时也强调顺应四季变化选穴，才能达到好的治疗效果。

1.2 “因地制宜”，避免地理环境引发健康风险

地理气候的差异和地理环境的不同，也会带来不同的健康风险，面对不同的地理环境，应该因地制宜，避免由地理环境引发的健康疾病。《素问·异法方宜论》“东方之域，其民皆病痈疡。西方者，其病生于内。北方者，脏寒生满病。

南方者，其病挛痹。中央者，其病多痿厥寒热”说明，不同的地理环境导致不同疾病的易感性。不同的地域在一定程度上也影响着人体的生理活动，因此预防和治疗疾病都要根据地理差异不同对待。如我国东南沿海一带，气候温暖潮湿，人们腠理较疏松，易感外邪而致感冒，且一般风热居多，故常用桑叶、菊花、薄荷一类辛凉解表之剂；即使外感风寒，也少用麻黄、桂枝等温性较大的解表药，而多用荆芥、防风等温性较小的药物，且分量较轻。而西北地区，气候寒燥，阳气内敛，人们腠理闭塞，若感外邪则以风寒居多，多用麻黄、桂枝之类辛温解表之药，且分量也较重。[6]

不同地域的人，居住的地理环境存在着极大的差异，各地水中的某些物质缺乏，是诱发地方病的主要因素。如隋代巢元芳《诸病源候论·瘿候》指出，瘿病（甲状腺疾病）的发生与“饮沙水”有关，已认识到此病与地域水质的密切关系。关于甲状腺疾病的地区性健康风险现在依然存在。我国碘元素的天然分布极不均衡，因此对地域差异缺乏考虑的全民食盐加碘政策并非碘缺乏病的最适宜的防控策略，甚至还增加了一些地区“碘过量”导致的潜在健康风险，例如甲状腺功能减低、甲状腺功能亢进、高碘致甲状腺肿和甲状腺炎等疾病。[7] 因此，规避碘元素的不足或过量造成的健康风险，需要因地制宜。

此外，居住环境是否适宜，也会影响人体健康。《寿亲养老新书》“栖息之室，必常洁雅，夏则虚敞，冬则温密”，强调了居住环境因素对人体健康的重要性，认为人类生存环境必须保持洁净和温度适宜的状态，人体才不会受到疾病的侵袭。[8]

2 生活中的健康风险及应对

生活中的健康风险来自饮食、起居、卫生等生活习惯。不良的生活习惯是引发健康风险的一大隐患。2009 年世界卫生组织（WHO）的研究表明：中等收入国家前十位健康风险因素是饮酒、高血压、吸烟、超重和肥胖、高血糖、不安全性行为、缺少运动、高胆固醇、职业健康风险、不安全饮用水和消毒卫生设施。[9] 面对生活中的各种健康风险，中医强调“法于阴阳，和于术数”，避免不良生活习惯引发健康风险；又强调“养生扶正”，提高抵御生活健康风险的能力。

2.1 “法于阴阳，和于术数”，避免不良生活习惯引发健康风险

《素问·上古天真论》论及怎样才可避免生活中的健康风险，达到健康长寿时提出，“上古之人，其知道者，法于阴阳，和于术数，食饮有节，起居有常，

不妄作劳，故能形与神俱，而尽终其天年，度百岁乃去。今时之人不然也，以酒为浆，以妄为常，醉以入房，以欲竭其精，以耗散其真，不知持满，不时御神，务快其心，逆于生乐，起居无节，故半百而衰也”。其言上古之人顺应天地阴阳自然变化之理，注重生活习惯的养生，饮食有所节制，作息有一定规律，既不妄事操劳，又避免过度的房事，所以能够形神俱旺，协调统一，活到天赋的自然年龄，超过百岁才离开人世。今时之人不良的生活习惯带来的健康风险导致“半百而衰”。调摄饮食包括饮食有度，定时定量，不可过饥过饱，注意饮食卫生，避免食用腐败变质之物和食物中毒，中医还提倡要克服饮食偏嗜，如五味要搭配适合，不可偏嗜某味，以防某脏之气偏盛。食物与药物一样，也分寒热，故饮食最好是寒温适宜，根据体质调配。如《素问·脏气法时论》说：“五谷为养，五果为助，五畜为益，五菜为充。气味合而服之，以补益精气。”不科学的膳食习惯，如高脂、高热量饮食导致肥胖、高血压、高血糖、高血脂等慢性病。过度饮酒、吸烟不仅与癌症的发病率密切相关，而且会造成人体多系统损伤。熬夜会导致内分泌失调、代谢性疾病，甚至引发精神疾病。心血管疾病、糖尿病和肥胖的主要危险因素之一就是缺乏体力活动。乳腺癌、结肠癌、糖尿病、冠心病死亡与缺乏运动有关。此外，静坐的生活方式，容易引发颈腰椎疾病。[9]《素问·宣明五气》说：“久卧伤气，久坐伤肉。”可见，祖国医学早就认识到运动对于生命的重要性，因而积极倡导运动保健。[10]

2.2 “养生扶正”，提高抵御生活健康风险的能力

中医强调人体健康，在于“正气”的充足大于“邪气”。所谓“正气存内，邪不可干（《素问·刺法论》）”“邪之所凑，其气必虚（《素问·评热病论》）”“风雨寒热，不得虚，邪不能独伤人（《灵枢·百病始生》）”，意思就是疾病的发生发展就是一个正邪相争的过程，正气充足不会生病，只有正气虚弱时，邪气才可以乘虚而入。因此，中医强调“扶正驱邪”，就是提高机体的抗病能力，来抵御生活中的各种健康风险。中医提倡“养生扶正”，主要是通过自身预防保健活动，增强自身的体质，提高人体的正气从而增强机体的抗病能力。中医养生包括顺应自然，正如《素问·四气调神大论》所说：“春夏养阳，秋冬养阴，以从其根。”这里的“从其根”即是遵循四时变化规律。养性调神，通过养性调神改善气质来优化性格，增强自身的心理调摄能力，起到预防疾病、健康长寿的功用。护肾保精，《金匮要略·脏腑经络先后病脉证》谈到养生时说“房室勿令竭乏”，即是说性生活要有节制，不可纵欲无度以耗竭其精。体魄锻炼，如《吕氏春秋·尽数》

“流水不腐，户枢不蠹，动也”，中医学认为锻炼形体可以促进气血流畅，使人体肌肉筋骨强健。药膳保健，在中医学理论指导下，药食结合，辨证施膳。针灸、推拿、气功导引，中医治疗疾病讲究“因势利导”，所谓的“势”就是机体自我调节的趋势，这就是顺应自身正气的自然排邪途径，协助机体排邪于外以治疗疾病。

3 社会中的健康风险及应对

现代社会生活压力较大，竞争激烈，人际关系紧张，人们自我情绪疏导不足，容易导致易怒、紧张、失眠、健忘、注意力不集中、疲乏无力等亚健康体征，甚至产生抑郁、焦虑、躁狂等精神疾病。很多精神疾病和躯体疾病，如精神分裂症、高血压、冠心病、癌症、糖尿病、哮喘等都与激烈的竞争、过度紧张的社会生活有直接的关系。[11] 面对社会生活中的健康风险，中医提倡“以德养生，形神并调”的养心观。

3.1 “以德养生”，避免人际关系的健康风险

道德促进健康的观念根植于中国传统文化，早在春秋时代，孔子就提出了“仁者寿”的观点，子曰：“知者乐水，仁者乐山，知者动，仁者静，知者乐，仁者寿。”（《论语·雍也》）其从健康角度描述了仁者可置身于温馨的家庭关系、融洽的工作环境、和谐的社会关系中，可免去诸多烦恼，增添很多快乐，健康会得到很大促进。中医认为人要获得健康，不仅要与自然界和谐一体，而且还要重视建立良好、和谐的人际关系，顺应社会道德规范，与社会保持和谐、统一。提出在社会生活中应追求“恬淡虚无”，切勿斤斤计较、追求名利，与人交往要始终保持谦逊态度，诚恳待人，“深心至诚，恭敬于物，慎勿诈善，以悦于人，终身为善”，要宽以待人，能够原谅他人，“为人所嫌，勿得起恨”，处处按照礼节规定对待他人，这样就会“自平其心”“其德不孤”，[12] 从而保持身心活动平衡，为自己创造一个和谐的社会人际环境，达到身心愉悦、健康长寿的目的。

现代医学认为，道德行为可以使人获得积极的心理感受从而增进健康。因为求善、利他、积极向上的精神追求和行为能得到社会的赞扬、敬慕和肯定，给人以自豪、欣慰、愉悦之感，而愉快乐观的心理感受能够提高机体免疫系统的机能。其次，高尚道德的普及，能使人在纷繁复杂的利欲诱惑前保持平衡稳定的心态，以积极向上的精神追求面对各种各样的压力，建立起和谐融洽的人际关

系。最后，道德行为可以使人坦荡无忧，内心安宁，促进身心健康。[13]

3.2 形神并调，避免情绪失度的健康风险

中医整体观念始终强调身心一元论，认为人的情志、心理和人体健康密切相关，情绪的不稳定，会带来影响身心的健康风险。现代生物医学被称为“跛脚的医学”，失误就在于忽略了人的精神心理。南宋医家陈无择在《三因极一病证方论》中把情绪定义为与气候、物理、生物等致病因素同等重要的一种致病因素。还辩证地指出“七情，人之常性”，乃健康个体平素所必然具备的功能活动，但情志异常，便会带来健康风险，使人产生情志病。社会的动荡与剧烈变迁，比如战乱、自然灾害、文化的急剧变化；个人境遇的骤变，如贫富、地位、家庭的变化；生活中的意外事件，如濒临险恶、失业破产、亲友丧亡等，都会使人的情绪有所变化，产生劣性情志反应而触发疾病。中医学非常重视人的情志活动与身体健康的关系，七情太过，不仅可直接伤及脏腑，引起气机紊乱而发病，也可损伤人体正气，使人体的自我调节能力减退。其强调“形神合一”的心身一体观，除了《素问·上古天真论》中“恬淡虚无，真气从之，精神内守，病安从来”，保持自身情绪稳定，避免过激情绪，同时也强调“上工守神”诊疗中的心身兼顾思想，并且使用情绪疗法、心理疗法治疗情志病。[14]

4 疾病治疗中的健康风险及应对

随着人类发展，科技进步，常发疾病谱也在发生改变，由早期的急慢性感染性疾病（流感、痢疾、疟疾等）转变为慢性病（心脑血管疾病、肿瘤、高血压等）。伴随着我国老龄化社会的加剧，老年性疾病（如老年性痴呆、骨质退行性病变、帕金森病、中风）的患病率也在持续攀升，导致治疗、照顾、康复以及医疗护理费用支出增高，给家庭及社会带来了沉重的身心压力和经济负担。《素问·四气调神大论》所谓：“圣人不治已病治未病，不治已乱治未乱，此之谓也。夫病已成而后药之，乱已成而后治之，譬犹渴而穿井，斗而铸锥，不亦晚乎?”孙思邈《备急千金要方·诊候第四》云：“上医医未病之病，中医医将病之病，下医医已病之病。”中医认为治未病，才是好的医生防范健康风险应该的应对方式。运用中医“未病先防、已病防变”的健康风险预防观，可以大大减少这些疾病的发生和发展。中医治疗疾病以调整阴阳达到平和调顺为目的。《素问·至真要大论》：“谨察阴阳所在而调之，以平为期。”中医认为人体具有强大的自我调节能力，可以对不平衡状态进行自我调节和修复，使之平衡协调。[15] 因此提倡

“自然合理，过犹不及”的适度观，认知人体自愈力，避免过度医疗引发的健康风险。

4.1 “未病先防，既病防变”，避免疾病发生和传变的健康风险

“治未病”是中医学的突出特色和优势，其核心内涵是“未病先防、既病防变”[16]。“未病先防”即要注意对人体健康的管理和调护，在人体未病之前就应采取各种措施积极预防，把疾病控制在源头，避免或减少健康风险带来的伤害。[17] 例如，《素问·刺热》：“肝热病者左颊先赤，心热病者颜先赤，脾热病者鼻先赤，肺热病者右颊先赤，肾热病者颐先赤。病虽未发，见赤色者刺之，名曰治未病。”其言通过观察面部的不同部位的颜色变化，来判断和及时预防即将发生的疾病。比如，针对中风这一顽疾，中医一直强调在未发病之时，提前通过体征观察疾病先兆，服药物调节，把疾病控制在萌芽阶段。并且对中风病的欲病阶段提出了具体的预防方法。金代刘完素《素问病机气宜保命集》指出：“中风者，俱有先兆之证。凡人如觉大拇指及次指麻木不仁，或手足不用，或肌肉蠕动者，三年内必有大风之至。《经》曰：肌肉蠕动，名曰微风。宜先服八风散、愈风汤、天麻丸，各一料为效。故手大指、次指，手太阴、阳明经，风多着此经也。先服祛风涤热之剂、辛凉之药，治内外之邪。是以圣人治未病，不治已病。”[18]

“治未病”这种“消患于未兆”防重于治的思想，不仅仅体现在“未病先防”，还体现在“既病防变”，即要把疾病控制在早期，防止疾病传变或者进一步恶化。《难经·七十七难》云：“所谓治未病者，见肝之病，则知肝当传之与脾，故先实其脾气，无令得受肝之邪，故曰治未病焉。”[19] 根据脏腑经络传变规律，“知其所传”就能尽早采取措施，截断疾病可能传播的途径。如慢性咳喘、冻疮等病易在秋冬季节发作，于是可在夏季就开始采取预防性治疗。

中医体质是指人体生命过程中，在先天禀赋和后天获得的基础上所形成的形态结构、生理功能和心理状态方面综合的、相对稳定的固有特质。是人类在生长、发育过程中所形成的与自然、社会环境相适应的人体个性特征。中医中的体质学说通过人的体质九种分型，表明不同体质的疾病易感性，可以以此进行健康风险的预判和管理。例如痰湿质的总体特征：痰湿凝聚，以形体肥胖、腹部肥满、口黏苔腻等痰湿表现为主要特征。常表现为面部皮肤油脂较多，多汗且黏，胸闷，痰多，喜食肥甘甜黏，苔腻，脉滑。发病倾向：易患消渴、中风、胸痹等病。对外界环境适应能力：对梅雨季节及湿重环境适应能力差。[20] 中医体质研究发现，某些疾病，甚至是一类疾病的发生与人的体质因素与类型有关，如患高血压、糖尿病、高脂血症、中风者属于痰湿体质较多。

并且，中医体质学说认为，人的体质既有稳定性又有可变性，是可以调节的。因此，可以针对不同体质，进行疾病的“三级预防”[21]：一级预防亦称病因预防，是针对致病因素的预防措施。个体体质的特殊性，往往导致机体对某种致病因子的易感性。痰湿体质易感湿邪，易患痰湿为患的疾病如眩晕、胸痹、痰饮等。二级预防也就是临床前期预防，即在疾病的临床前期做好早期发现、早期诊断、早期治疗的“三早”预防措施。早期发现的具体方法有普查（筛检）、定期健康检查、高危人群重点项目检查等。三级预防即临床预防。对已患某些疾病者，应及时治疗，防止恶化。注意患者的体质差异有利于确定证候的变化趋向，这在某种程度上可以大大减少健康风险对人体的伤害。

4.2 “自然合理，过犹不及”，避免过度医疗的健康风险

健康是阴阳平衡即“阴平阳秘”的状态，阴阳具有“阴阳自和”的特点，人在健康的情况下，经常不断出现一系列的不平衡，阴阳双方具有自动维持和自动恢复其协调平衡状态的能力和趋势，这种在生理状态下的自我协调和病理状态下的自我恢复平衡的能力即为自愈力，[22] 这也进一步说明了人体的自愈能力。

中医提倡“自然合理，过犹不及”的适度原则，减少过度医疗，避免过度医疗带来的健康风险。汤钊猷提出“对肝癌要‘消灭’与‘改造’并举”，“有时候，不治疗是最好的治疗”，“买菜、游泳都是治癌好方法”，他写下《中国式抗癌——孙子兵法中的智慧》《〈论持久战〉与癌症防控方略》。[23] 胡大一称中国一年几十万人心脏装支架，其中三分之二是不必要的，患者还需终身服用抗凝剂，生活质量降低。[24]

“自然合理，过犹不及”这一原则来源于阴阳转化。阴阳消长转化强调一个度，过犹不及，物极必反。其宗旨是“按照这个事物的本来面貌因势利导，要更适合、符合这个事物本来发展的途径、趋势”，力争平稳地调摄等，而非积极地过度干涉，[25] 其与希波克拉底所倡导的“身为医生，在治疗的过程中，首先不要再制造新的伤害，其次要尊重自然的痊愈力量”有异曲同工之妙。中医认为人体具有强大的自我调节能力，可以对不平衡进行自我调节和修复，使之平衡协调。抗癌力就是机体面对癌症的一种自愈能力。人体本身具备的抗癌的能力，除了指人体免疫系统之外，还包括人们改善生活习惯促使自我防范癌变，帮助摆脱癌症干扰，或从癌症伤损中修复，从而维持健康的能力。[26]

参考文献

［1］彭翔，张航．健康中国视角下健康风险治理探讨［J］．宁夏社会科学，2019（01）：108-113.

［2］朱光明，谭相东．关于加快实施健康中国战略的几点思考［J］．东岳论丛，2018（07）：149-154.

［3］李斌，国家卫生和计划生育委员会．《“健康中国 2030”规划纲要》辅导读本［M］．北京：人民卫生出版社，2017.

［4］赵若琳，周坤福，何裕民，等．中医生态健康观理念探析［J］．医学与社会，2013（07）：17-19.

［5］柴铁劬．难经［M］．上海：科技文献出版社，2010.

［6］孙广仁．中医基础理论［M］．北京：中国中医药出版社，2017：15，297.

［7］胡歆笛，高飞，胡建英．中国居民碘营养健康风险评估［J］．生态毒理学报，2012（03）：285-291.

［8］陈仁寿．论中医的“和谐”观［J］．南京中医药大学学报（社会科学版），2007，8（2）：76-79.

［9］苗蔚．世界卫生组织发布《全球健康风险》报告［J］．中华医学杂志，2009，89（48）：3400-3400.

［10］金香兰．《黄帝内经》养生理论［J］．中国中医基础医学杂志，2012，18（5）：465.

［11］McManus I C，Winder B C，Gordon D．The causal links between stress and burnout［J］．The Lancet，2002，359：2089-2090.

［12］孙思邈．李景荣等校释．备急千金要方校释·卷二十七·养性序［M］．北京：人民卫生出版社，1998：572-576.

［13］唐旭，韩彦君，姜青松．“仁者寿”思想对中医养生理论的影响［J］．中国中医基础医学杂志，2019（04）：423-424，430.

［14］倪红梅，王志红．中医心身医学研究［M］．上海：上海科技出版社，2017：6，45.

［15］李今庸．中医学辩证法简论［M］．北京：学苑出版社，2018：139，143-147.

［16］叶明花，蒋力生．中医“治未病”意义阐论［J］．中医杂志，2017（02）：171-173.

［17］王琦，董静，吴宏东，等．发挥中医药“治未病”的特色优势实践健康促进［J］．中医药通报，2006（04）：1-4.

［18］刘完素．素问病机气宜保命集［M］．北京：中医古籍出版社，1995：78.

［19］秦越人．黄帝八十一难经，黄帝内经灵枢（附）［M］．北京：中医古籍出版社，

1997：151.

［20］中医体质分类与判定（ZYYXH/T157—2009）［J］. 世界中西医结合杂志，2009（04）：303-304.

［21］李倩茹，王琦，李玲孺，等. 中医体质辨识在“治未病”中的应用［J］. 中医学报，2019（8）：1586-1589.

［22］孙广仁. 中医基础理论［M］. 北京：中国中医药出版社，2017：40-41.

［23］沈湫莎. 汤钊猷的“第三件事”：走中国特色癌症康复之路［N］. 文汇报（B），2018-4-9（5）.

［24］胡大一. 医学整合全程关爱［J］. 医学与哲学，2013，34（482）：1-5.

［25］何裕民.“自然合理”视域下生命伦理“有利”原则之再审议［J］. 中国医学人文，2018（08）：11-15.

［26］何裕民. 抗癌力［M］. 上海：上海科学技术出版社，2016.

健康风险的干预策略
——健康教育与健康促进

钮文异

（北京大学医学部　北京　100191）

摘　要：本文从健康风险与干预策略的相互关系、医学模式是认识和解决健康风险因素的思路与指南、公共卫生三级预防策略、健康教育与健康促进的基本概念、干预策略及主要步骤几个方面，比较简要地阐述了健康教育与健康促进作为健康风险的有效干预策略的内涵。

关键词：健康风险（health risk）　干预（intervention）　健康教育（health education）　健康促进（health promotion）　医学模式（medical model）

随着经济社会的快速转型，人们不断变化的或不健康的生活方式，以及人口老龄化，决定了健康风险因素日益突出的快速转型，疾病谱、死因谱中行为生活方式疾病等慢性疾病所占比例越来越高，发病率迅猛上升，[1] 呈现“井喷现象”。慢性病不仅日益流行，加上其具有长期性和持久性，及其对生活质量和整体健康的影响，正在给个人、家庭、医疗卫生系统和整个社会带来前所未有的压力。加强健康教育、提倡健康促进和健康管理，[2,3] 作为有效干预健康风险的积极因素成为日趋一致的专家共识。

1　健康风险与干预思路——健康风险与干预策略的相互关系

1.1　健康风险因素及疾病谱、死因谱随多种因素的变迁（健康风险因素的变化及特点）

健康风险是指在人的生命过程中，因自然环境、社会环境、生物遗传和人自身发展的诸多因素，导致人出现身心不适、痛苦、疾病、伤残以及造成健康损失的可能性。它具有人身伤害性、频率高发性、原因复杂性、社会蔓延性等特点。

每个人都生活在一定的自然环境和文化环境中。在漫漫的历史长河中，自然环境对人的影响，是逐渐由大变小，由完全不可控到部分可控或局部可控；文化环境对人的影响，则逐渐由小变大，而且往往更大、更深远。人类与健康风险以及疾病相伴或斗争的过程，是紧紧伴随着人类社会发展历史的演进过程。人体内外环境因素的变化日新月异，健康风险也会随之变化。

1.2 从社会自然发展史视角看

如果从社会自然发展史进程的视角看健康风险因素，在狩猎社会，人类茹毛饮血，与自然界搏斗，意外伤害是危及健康和生命的主要因素。在农业社会，人类耕田而食，饮食结构不合理，营养不良，传染病和寄生虫病是危及健康的首要因素。在工业社会，人类开发和利用自然的能力大大加强，竞相改造世界，造就了今天的文明，也带来大量的环境污染、垃圾围城等问题，反过来威胁到地球的生存和人类的命运。后工业时代的现代文明社会，电子科技、互联网、新媒体、物联网、人工智能以及即将商业化应用的5G技术等万物互联的超级发展，使得信息物质资源与精神资源异常丰富，但社会文化产品泛滥、电光声磁等信息环境污染、网瘾行为、低头一族、生活方式疾病迅猛井喷，并成为这一时期人类健康和疾病的主要决定因素之一。[4]

正如在抗击“非典”时期流传的段子所写：健康疾病，自古相伴；忽视健康，遭遇病患；白衣战士，解救苦难；痛定思痛，防患未然；人与环境，相互依伴；生态健康，共荣为先；再筑长城，更新理念；公共卫生，体系健全。

1.3 从人的生命周期不同阶段视角看

除了从社会自然发展史的视角看问题之外，还可从人的生命周期（life cycle）进程的视角看健康风险因素。作为生命科学术语的全生命周期，不仅仅狭义地是指生物体从出生、成长、成熟、衰退到死亡的全部过程，还要从出生向怀孕的生命最初延展，即生命最初1000天，包括围产期和妊娠期9个月（见表1和表2所列[5,6]）。

表 1　全生命周期，按 WHO 健康生命全程路径（life course approach to health）人生可划分为四个阶段

	生命阶段	活动场所
1	围产期和婴幼儿期	家庭
2	儿童青少年期	学校（托幼机构）
3	成年工作期	工作场所
4	晚年期	生活社区

表 2　全生命周期，按 WHO 西太区标准把生命过程分为三个阶段

	生命阶段	年龄范围及主要活动场所
1	人生的准备阶段（从胎儿出生到 18—20 岁，preparation for life）	1. 围产期；2. 婴幼儿期；3. 儿童期；4. 青少年期。家庭、托幼机构、学校
2	人生的保护阶段（自成年开始到老年之前，preparation for life）	生育生殖期；更年期；中年为重点。工作场所
3	晚年生活质量阶段（自成年开始到老年之前，quality of life in later years）	重点是 65 岁以上老年人（65—74 岁，前期；75—84 岁，中期；85 岁以上，后期）。生活社区

从母亲刚怀孕的生命开端到婴幼儿期，基因、母亲营养、胎儿的生长发育及早产、肥胖等疾病情况，如低出生体重、遗传性疾病、先天缺陷、弱视、近视等成为生命早期主要健康风险，做好有效防控，在此期打下良好基础，对个体一生的健康具有深远影响及至关重要的意义。在儿童期，意外伤害及溺水是威胁儿童安全与健康成长的主要健康风险。在青少年期，溺水、视力不良、心理问题、营养不良或过剩、哮喘、早孕等成为主要健康风险。应帮助此期的青少年充分做好进入社会的准备，使其健康、安全、独立的成为有用人才。在成年人期，早卒、损伤、肿瘤、代谢性疾病、消化系统疾病、精神系统或心因性疾病等是威胁成年人的主要健康风险。应保护成年人健康，使其能完全参与到各项生命活动中，过着有意义及满意的生活，并以理想的健康状况步入生命的下一生命阶段。在老年人期，慢性非传染性疾病、老年伤害、抑郁症、老年痴呆、骨质疏松、老年精神病、视力听力衰退等成为主要健康风险。应提高老人生活质量，使其生活自理、老有所为，健康长寿。

上述情况表现为不同时期、不同地区、不同生命年龄阶段、不同职业或亚文化人群有着不同的疾病谱（医学家把疾病从发生、发展到结局的自然史中连续过程的所有表现形式称为疾病谱 spectrum of disease）与死因谱（所有不分原因的死亡汇总作为分母，按照不同死因分类作为分子所构成比例的表现形式称为死因

谱 spectrum of death cause)。它们在流行病学家的视角中有时间、地区与人群等方面的“三间分布”特征，而且原因往往非常复杂多样并不单一，但还是可以排出高低顺位，有主次之分的（见图 1[7]）。

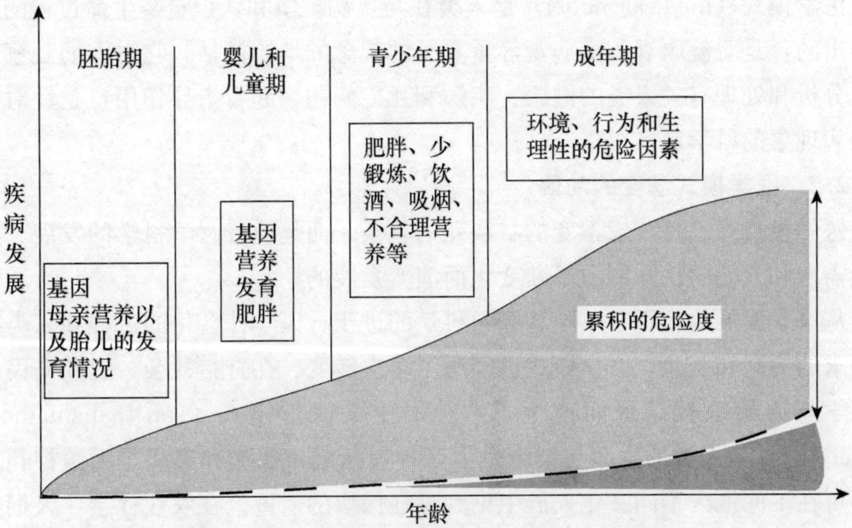

图 1　生命全程不同时期危险因素与疾病危险度

疾病谱与死因谱的数据可以收集获得和统计分析，结果可以见诸卫生机构权威发布的卫生统计年鉴与专家们的书籍中（见表 3 所列[8,9]），而对疾病谱和死因谱的转变的分析和解读，必然也会深刻影响人们对健康风险因素的认识以及解决对策的思路与实践。

表 3　我国部分城市前 5 位死因变化（1957 年—2018 年）

位次	1957 年	1963 年	1975 年	1985 年	1995 年	2005 年	2015 年	2018 年
1	呼吸系疾病	呼吸系疾病	脑血管疾病	心脏病	脑血管疾病	恶性肿瘤	恶性肿瘤	恶性肿瘤
2	急性传染病	恶性肿瘤	心脏病	脑血管疾病	恶性肿瘤	脑血管疾病	心脏病	心脏病
3	肺结核	脑血管疾病	恶性肿瘤	恶性肿瘤	心脏病	心脏病	脑血管疾病	脑血管疾病
4	消化系疾病	肺结核	呼吸系疾病	呼吸系疾病	呼吸系疾病	呼吸系疾病	呼吸系疾病	呼吸系疾病
5	心脏病	心脏病	消化系疾病	消化系疾病	损伤和中毒	损伤和中毒	损伤和中毒	损伤和中毒

2　医学模式是认识和解决健康风险因素的思路与指南

2.1　医学模式的概念

医学模式（medical model）是人类在与疾病抗争和认识自身生命过程的实践中得出的，是对健康观和疾病观等重要医学观念的本质概括。它对人们观察、思考、分析和处理有关人类的健康、疾病和死亡问题，起着指导作用，是针对健康和疾病现象的科学观。[9,10]

2.2　医学模式演变的动因

医学模式并不是一成不变的、僵死的教条，而是随着医学科学的发展、人类健康需求和人们的认知能力不断变化而演变发展的。

从医学发展的历程看，随着医学科学的进步、医学社会化的进程和人类对健康需求的提高和变化，医学模式也经历了多次转变。在狩猎社会，史前先民的原始医学与原始宗教结缘而产生了“神灵主义医学模式（spiritualism medical model）”，认为人类的生命与健康是上帝神灵所赐，疾病和灾祸是天谴神罚，至今还可在不同地区不同文化人群中见到顽强保留的遗迹。在农业社会，人们经历了古希腊医学及中医学说为代表的“自然哲学医学模式（nature philosophical medical model）”，把健康、疾病与人类生活的自然环境、社会环境联系起来观察和思考的朴素、辩证、整体的医学观念，其中中医学在全球中华文化圈内还有其强大的生命力与市场。在工业社会，人们经历了从 14 世纪至 19 世纪中叶的“机械论医学模式（mechanistic medical model）”，它基于机械唯物主义观点，以机械运动来解释一切生命现象的医学观和方法论，它否定唯心主义医学观。还经历了在 19 世纪初前后兴起的“生物医学模式（biomedical model）”，从生物学角度认识健康和疾病，反映病因、宿主和自然环境三者内在联系的医学观和方法论。它从纯生物学角度考虑生态平衡，认为病因是微生物，宿主是动物或人，而且只观察宿主的生理和病理变化对环境的认识局限于自然环境。生物医学的发展，为解决临床医学和预防医学的一些重大难题提供了基础，并帮助许多发达国家完成了第一次卫生革命的任务，[7,10] 随着后工业时代的现代文明社会的发展，经济社会的快速转型决定了健康风险因素的快速转型，疾病谱已经发生了重大变化，心脑血管病、肿瘤、糖尿病和意外伤害为代表的慢性非传染性疾病已经成为人类健康的主要威胁，尤其快速地表现出慢性疾病发病的“井喷现象”，成为疾病谱和死因谱的绝对主角。这些疾病的主要致病因素不是单纯的生物病原体，而是生物、心理和社会因素综合作用的结果，特别是社会因素、心理因素和行为生活方式对慢性非传染性疾病的发生和发展有着决定性的影响。人们迎来了“生物—心理—社会医学模式”（bio-psycho-social medical model，从生物、心理和社会等方面来观察、分析、思考以及处理健康和疾病相关问题的医学观和方法论）的三维健康观及其向多维健康观的不断发展。[7]（见图 2）

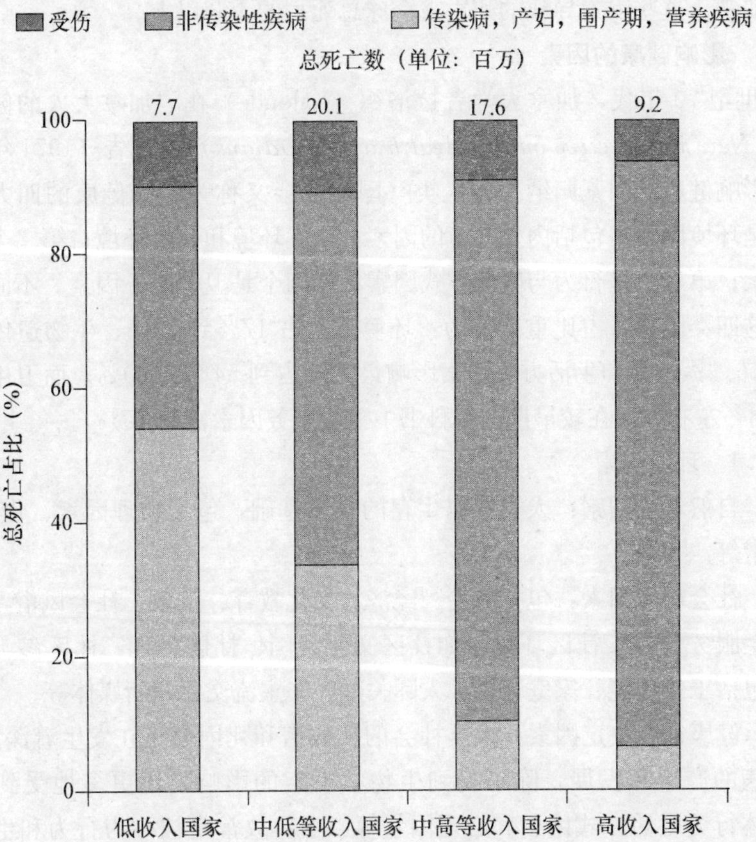

图 2　世界不同收入地区死亡人数及其构成（Jamison et al.，《柳叶刀》杂志 2013）

2.3　生物—心理—社会医学模式

WHO 在其成立时的宪章（1948 年）中提出三维健康的定义：“健康不仅仅是没有疾病或虚弱，而是生理、心理和社会适应的完满状态。”这一定义揭开了“生物—心理—社会医学模式”的序幕。随着人类对健康本身的认识不断深入和提高，生物—心理—社会医学模式并不是否定生物遗传因素对健康的影响，而是更准确地认识和肯定了生物学因素，并使得预防医学、公共卫生和健康教育等成为越来越重要的促进人类健康的学科。

WHO《2002年世界卫生报告概要》中指出：影响全世界的十大疾病风险因素是：①低体重；②不安全性行为；③吸烟；④酗酒；⑤不安全的水、卫生设施和卫生习惯；⑥与固体燃料有关的室内空气污染；⑦高血压；⑧高胆固醇；⑨肥胖；⑩缺铁。这些因素导致的死亡占全球总死亡的1/3以上。

2.4 影响健康的因素

20世纪70年代，加拿大学者拉洛德（Lalonde）在“加拿大人的健康新视角”（*A New Perspective on the Health of Canadians*）的报告（1974年）中提出，把影响健康的因素归纳为四大类（国际社会又称为影响健康的四大因素）：第一个是环境因素，包括内外环境的因素，自然环境和社会环境；第二个是生物遗传因素；第三个是行为与生活方式因素；第四个是卫生服务因素。不同的研究者报告这四类因素所占比重数值为：环境因素占17%到22%；生物遗传因素占15%到16%；行为和生活方式因素影响最大，占到54%到60%；而卫生服务因素仅占8%左右（而在较早期的教科书中卫生服务因素占到15%）。

2.4.1 环境因素

（1）自然环境因素：人类赖以生存的物质基础，包括物理因素、化学因素、生物因素等。

（2）社会环境因素：包括政治、经济、文化教育、宗教、社会风俗习惯、道德、卫生服务设施、社区环境（如社区文化氛围、社区管理、社区参与）等因素，也包括工作环境、家庭环境、人际关系、非主流文化及新媒体等。

（3）健康社会决定因素：人类社会的疾病谱和死因谱正在发生着深刻改变，很多疾病的产生和发展，除了受到生物学因素的影响，还更多地受到环境因素、个体行为生活方式因素和心理因素等影响，故常常被称为行为和生活方式病或社会病。这些社会原因导致的疾病及健康问题的大量涌现，促使人们认识到必须重视产生疾病和死亡的心理、社会环境因素。2005年WHO建立了“健康社会决定因素委员会（Commission on Social Determinants of Health，CSDH）”，致力于影响国民健康的社会因素方面的工作，并在2008年CSDH报告中提出和确立了健康的社会决定因素的概念框架（如图3所示）和行动领域。[10,11]

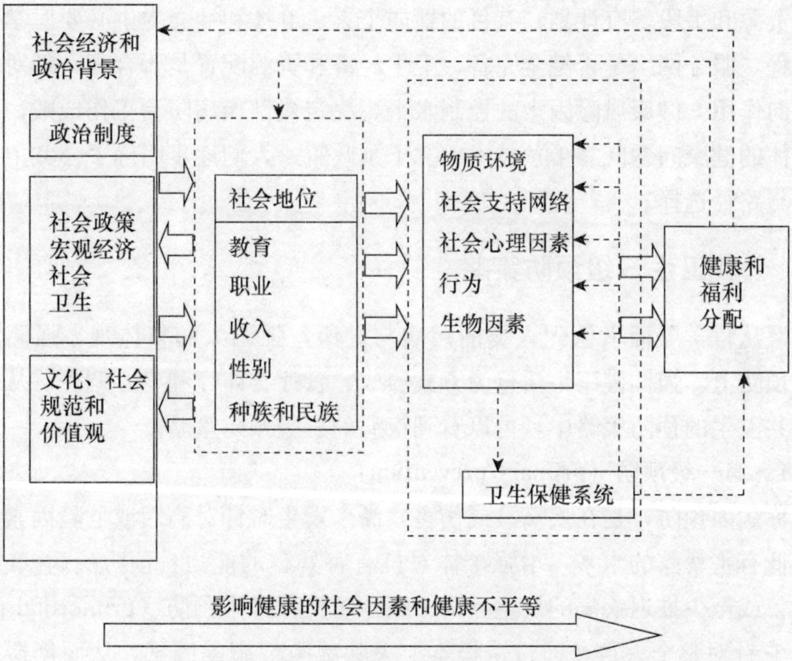

图 3　WHO 健康的社会决定因素概念框架

来源：郭岩，2009。

人们在与健康风险因素的对抗中，不断认识到“政治和经济是广义的医学”，并体现在“健康中国”行动与实践的“健康融万策”工作中。

2.4.2　生物遗传与心理因素

包括病原微生物、遗传、生长发育、衰老等。20 世纪初，人们将病原微生物引起的传染病和感染性疾病称为生物性致病因素。现在许多慢性病的发生包含有一定的遗传因素，如高血压、代谢综合征、高度近视、某些肿瘤和精神疾患等，亦属于生物性致病因素范畴。

2.4.3　行为与生活方式因素

人们自身的不良行为和生活方式给个人、家庭、人群乃至社会公众的健康带来直接或间接的危害，并具有潜伏期长、特异性差、协同作用强、易变性大、广泛存在于日常生活中等特点，并在慢性病的健康风险因素中占据首位。

2.4.4　卫生服务因素

卫生服务指医疗卫生机构和卫生专业人员，为防治疾病，增进健康，运用各种卫生资源和手段，有计划、有目的地向个人、群体和社会提供必要医学服务的活动过程。服务网络是否健全完备，卫生经济和资源配置是否合理，都对人群健康有双向作用。健康风险因素的控制水平，决定慢性疾病防治工作成败，人群个体和群体的健康问题既靠干预技术更靠干预政策，人们逐步明确了公共卫生发展的方向与路径选择。

3 公共卫生三级预防策略

中医从哲学层面上认识人类的疾病与健康，强调人的整体观，强调预防为主。在预防上，强调健康生活行为方式养成、食疗、体疗和身心调养。从预防医学、公共卫生的预防策略中，可以看到疾病的三级预防策略。

3.1 第一级预防（primary prevention）

又称病因预防，是在疾病（或伤害）尚未发生时针对病因或危险因素采取措施，降低有害暴露的水平，增强个体对抗有害暴露的能力，预防疾病（或伤害）的发生，或至少推迟疾病的发生。第一级预防又称根本预防（primordial prevention），它针对整个人群，通过从根本上去除威胁健康的因素，从而创造一个健康的环境，进而消除疾病的威胁。它包括健康促进与健康保护，前者通过创造促进健康的环境使人们避免或减少对致病因子的暴露，改变机体易感性，保护健康人免于发病。它包括健康教育、自我保健、环境保护和监测、优生优育、卫生立法等。后者是对有明确病因（危险因素）或具备特异预防手段的疾病所采取的措施。它包括免疫接种、职业防护、补充微量元素等。

3.2 第二级预防（secondary prevention ）

又称“三早”预防，即早发现、早诊断、早治疗，是在疾病早期，症状体征尚未表现出来或难以觉察时，通过及早发现并诊断疾病，及时给予适当的治疗，有更大的机会实现治愈；或者如果疾病无法治愈，可以通过治疗阻止疾病发展到更严重的阶段或至少减缓发展进程，减少对更复杂的治疗措施的需要。它包括普查、筛查和定期健康检查等。

3.3 第三级预防（tertiary prevention ）

又称临床预防或疾病管理（disease management），发生在疾病的症状体征明显表现出来之后。早期，通过适当的治疗缓解症状，预防疾病进一步恶化，预防急性事件的发生和复发，预防并发症和残疾的发生。到了疾病晚期，通过早期发现和管理并发症，对已经发生的残疾进行康复治疗，最大限度地恢复个体的机体功能和社会功能，提高生活质量，延长寿命。

从上述三级预防策略中不难看出，第一级预防是最积极、最有效的，健康教育与健康促进就在第一级预防中占有了非常独特而且不可替代的位置。

4 健康教育与健康促进的基本概念

WHO 原总干事长中岛宏博士曾经说过："我们必须认识到世界上大多重大的保健问题和过早死亡，是能够通过人道的行为和低廉的费用来预防的。我们拥有知识和技术，但它们必须转化为社区群众的有效行为。"

WHO 在 2002 年世界卫生报告中，将改善人们的行为作为当前减少疾病风险的最重要策略之一。而改善人们健康相关行为的任务主要由健康教育来承担。

4.1 影响健康行为的三类因素

4.1.1 倾向因素

先于行为，又被称为动因因素或前置因素，是指产生某种行为的动机、愿望，或是诱发某行为的因素。包括目标人群的卫生保健知识、健康价值观、对健康相关行为的态度、对疾病易感性和严重性的信念，也包括个人技能。

4.1.2 促成因素

又称实现因素，是指促使某种行为动机或愿望得以实现的因素，即实现某行为所必需的技术和资源。包括目标人群实现促进健康行为所需要的政策环境、条件、医疗费用、服务、技术等方面。

4.1.3 强化因素

又称加强因素，是激励行为维持、发展或减弱的因素。主要来自社会支持、同伴影响和领导、亲属以及保健人员的劝告，也包括人们对行为后果的心理和躯体感受。

4.2 健康教育基本概念

健康教育是通过信息传播和行为干预，帮助个人和群体掌握卫生保健知识，树立健康观念，自愿采纳有利于健康行为、生活方式的教育活动与过程。其目的是消除或减轻影响健康的危险因素，预防疾病，促进健康和提高生活质量。换而言之，健康教育是以传播、教育、干预为手段，以帮助个体和群体改变不健康行为和建立健康行为为目标，以促进健康为目的所进行的系列活动及其过程。

4.3 健康教育的意义

4.3.1 健康教育是人类与疾病做斗争的客观需要

经济社会的快速转型决定了健康风险因素的快速转型，行为生活方式疾病的发病迅猛上升，人们才陡然发现医护人员面对这些慢性病，显得束手无策，准备不足。手里既无特效药，又无生物疫苗，所以才出现临床上的医护人员常说的一句话："金眼科，银外科，窝窝囊囊是内科。"为什么医护人员面对行为生活方式疾病会感到窝囊呢？因为已经不像过去眼科医生手术摘除白内障使患者重见光明，外科医生切除肿瘤让病患起死回生，内科医生面对大叶性肺炎、细菌性痢疾这些病，大夫手里还有一些抗生素等特效药，常常药到病除。而慢性病医护人员既没有特效药可以治疗，也没有生物疫苗可以预防，常常只能对症处理。正如20世纪初美国名医特鲁多（E. L. Trudeau）的墓志铭上写的这么几句话："偶尔治愈，经常缓解，总是安慰。"（To cure sometimes，to relieve often，to comfort always.）

但是最初的总是安慰，却最终发展成为医生手里除手术刀和药物外第三件克敌制胜的有用武器——语言。语言就是指心理咨询指导和健康教育，这是全世界专家公认的可有效应对行为生活方式疾病的社会疫苗。

常言道：一把钥匙开一把锁。行为与生活方式疾病这把锁怎么开呢？行为与生活方式的本质是社会文化。因此，要想赢得与行为生活方式疾病做斗争这场战役，不仅需要拿起医学科学的武器，还必须要学会拿起、掌握和运用人文艺术的武器。健康教育、健康促进及健康管理正是运用科学与艺术来应对健康风险因素的有效武器（见表4[7]）。

表4 三次卫生革命的应对任务与解决对策

卫生革命	应对任务	解决对策
第一次	传染病、寄生虫病和孕产妇死亡	疫苗、抗生素、消杀灭方法、新法接生
第二次	心脑血管疾病等慢性病	健康教育、自我保健
第三次	促进健康寿命，提高生活质量	健康促进、健康管理

4.3.2 健康教育是人们提高健康水平的无限愿望与有限资源的矛盾产物

从社会医学的角度看，患者、家属及所有健康相关人群和他们所拥有的一切人力、财力、物质资源，都是宝贵的社会健康资源。而生活中的健康决策往往并不是由政府官员、医护人员做出的，医护人员制定的各类治疗方案，充其量都属于健康建议的范畴。真正做出健康决策的是患者自己或家属或其健康相关人群。健康教育的意义就在于可以积极引导病患、家属及健康相关者们，参与到涉及每一个人自身或亲人的健康防治活动的决策中来，学习和认识健康风险因素及其影响健康的规律特点，学会尽可能客观地平衡无限健康愿望与有限医疗资源之间的矛盾，并做出相对明智的健康决策。这将有助于提高各种疾病防控治疗的知晓率、依从性（管理率）和防治效果。

4.3.3　健康教育是医学科学发展的必然结果

健康教育是一门研究保健知识传播技术及针对不健康行为的教育和干预方法，通过改变不健康行为和建立健康行为来促进健康的一门科学。

社会在不断发展变化，人的社会化是伴随人一生的长期过程。社会学家一般把人的一生的社会化分为早期社会化（儿童、青少年期）、继续社会化（中年、老年期）和再社会化几个阶段。人类学家从文化角度把社会化看成文化延续与传承的过程，认为社会化的实质是社会文化的内化。

健康教育既是卫生工作一个领域也是一种有效干预方法，在社区心脑血管疾病、糖尿病、肿瘤筛查与防控，在防控艾滋病、结核病、减盐、计划免疫接种等领域均发挥独到作用，取得显著效果，被公认为“社会疫苗”。

4.4　健康教育的工作内容、目标及特点

4.4.1　健康教育的工作内容

传播与健康相关的信息（卫生保健知识、新闻、政策、法规等）；对个体和群体目标人群进行健康观、价值观的认知教育以及保健技能培训；针对不健康行为进行干预。

4.4.2　健康教育的工作目标

健康教育工作以行为改变为目标。

4.4.3　健康教育的工作特点

健康教育的传播活动注重双向交流及对行为的影响；以行为改变为目标；注重计划的设计；设计注重健康问题诊断、传播策略、干预方法和评价；评价注重行为目标；讲究科学性与艺术性；健康教育工作的有领域而又无领域性。

4.5　健康促进基本概念

WHO曾经给健康促进（health promotion）做如下定义：“健康促进是促进人们维护和提高他们自身健康的过程，是协调人类与他们环境之间的战略，规定个人与社会对健康各自所负有的责任。”著名的美国健康教育学家劳伦斯·格林指出："健康促进是指一切能促使行为和生活条件，向有益于健康的方向改变的教育与环境支持的综合体。"其中环境指社会、政治、经济和自然环境，而支持指政策、立法、财政、组织、社会发展等各个系统。换而言之，健康促进是指运用行政和组织手段协调社会各相关部门、社区、家庭和个人使其履行各自对健康的职责、共同维护和促进健康的一种社会行动和社会战略。

4.6 健康促进的工作内容、目标及特点

4.6.1 健康促进的工作内容

开展社会动员，协调相关部门；促进制定有利于健康的公共政策，促进创建支持性社会环境；增强基层的服务能力；支持个人的健康技能发展和健康保护活动；调整卫生服务方向。

4.6.2 健康促进的工作目标

健康促进工作以建立广泛的社会联盟并履行对健康的责任为目标。

4.6.3 健康促进的工作特点

以行政（组织）关系为主要的工作机制；以倡导履行社会责任、建立合作关系和联盟为主要工作方法；以社会性健康问题为着眼点。

4.7 健康促进三大基本策略

健康促进策略指的是为达到计划目标所采取的战略措施。策略不是固定不变的，不同的人群所面临不同健康风险因素，确定不同的干预计划目标，就有不同的干预策略。因此，制定策略的工作，就被人看作一项难度较高的"健康促进的艺术"。健康促进有三大基本策略：

（1）倡导（advocacy）：倡导是一种有组织的个体及社会的联合行动。为了创造有利于健康的社会、经济、文化和环境条件，要倡导建立促进健康的公共政策，即提供政策支持，开发领导，争取获得政治承诺；倡导社会对各项健康举措的认同，激发社会对健康的关注以及群众的参与意识。

（2）赋权或赋能（empowerment）：健康是基本人权，健康促进的重点在于实施健康方面的平等，促使人们最充分地发挥各自的健康潜能，参与到涉及其利益相关的社区、家庭和个人自身的健康决策活动中来，并发挥建设性的积极作用。

（3）协调（mediation）：健康影响因素非常复杂多样，涉及众多领域。因此，健康促进涉及包括卫生部门在内的多个政府部门、行业机构、组织、团体、社区、家庭和个人。在改善和保护健康的健康促进活动中，需要把这些利益相关的各类资源协调起来，拧成一股绳，形成步调一致的统一的战略联盟，才能有效

干预健康风险，实现的共同健康目标。

4.8 健康促进的核心策略——社会动员

多年前，联合国儿童基金会（United Nations International Children Emergency Fund，UNICEF）从健康促进的含义和行动策略中进一步提出“社会动员”（social mobilization）是健康促进的核心策略。它包括以下 4 个层次和手段：

（1）领导层动员；

（2）促进社区、家庭和个人参与的动员；

（3）发动非政府组织的动员；

（4）利用专业人员的动员。

4.9 健康促进的 5 个优先活动领域（《渥太华宣言》Ottawa Charter for Health Promotion，1986[5,6]）

（1）建立促进健康的公共政策：健康促进的含义明显超出卫生保健的范畴，它提示人们，政治是广义的医学。因此要想更有效地促进健康，需要各部门、各级政府和组织的决策者都要把健康问题提到议事日程上。就像“健康中国行动”一样，做到“健康融万策”，向慢性病发起总攻。

（2）创造健康支持环境：健康促进需要多部门联合而形成疾病防控的统一战线，为人们创造安全的、有利于健康的生活和工作的环境。

（3）加强社区行动的能力：确定健康问题和需求是社区能力建设最佳的起点，社区群众的参与是社区行动的核心，对社区、家庭和个人的赋权即获得控制那些影响自身健康的有关决策和行动的能力则是关键。

（4）发展个人技能：目标对象某些健康行为的建立需要有相应的保健技能才能实现。通过提供健康信息，教育并帮助人们提高做出健康选择的技能（如垃圾分类的环保技能、测量血压的技能、测量血糖的技能、测量体温的技能、戒烟技能、减盐技能等），来支持个人和社会的发展，能够更好地控制自己的健康和环境，不断地从生活中掌握应知应会的健康知识，可有效应对人生各阶段可能出现的健康问题。

（5）调整卫生服务方向：“只治不防，越治越忙”，卫生部门不应仅限于提供临床治疗服务，而应该将卫生工作的重点向预防疾病的大健康大卫生转变。这也是“健康中国行动”的宗旨。

4.10 健康教育和健康促进的相关学科

健康教育和健康促进的相关学科包括预防医学、社会医学、行为科学、教育学、心理学、传播学、社会市场学。

4.11 健康教育和健康促进在社会人群卫生保健中作用和地位

(1) 控制慢性非传染性疾病要依靠健康教育和健康促进。通过改变人们不健康的生活方式可以有效地预防和控制慢性病。

(2) 健康教育和健康促进是预防和控制某些传染病的有力武器。

(3) 在应对突发公共卫生事件中必须运用健康促进策略。

(4) 健康教育能够帮助控制医疗费用上涨。

(5) 健康教育能够满足群众对精神卫生和心理健康保健服务的需求。

(6) 其他："健康教育是卫生工作的基础"；"健康教育是最主动、最积极的预防"；"健康教育是公民素质教育的重要内容"；"健康教育和健康促进是解决当代主要公共健康问题的重要手段"；等等。

5 健康教育与健康促进干预策略及主要步骤简介

5.1 健康风险的健康教育干预策略[5,6,12,13]

面对健康风险与疾病的挑战，人们应该如何去正确应对和解决呢？

首先，是要发现问题，即发现健康风险因素。军事术语就是摸敌情，孙子兵法说得好：知己知彼，百战不殆。其次，对健康风险资料进行整理分类分析，即确定其属性是生物遗传因素还是自然社会环境因素、社会精神因素、医疗服务因素及行为生活方式因素等。其三，就是要对健康风险因素分等级，即高危、中危、低危和无危。其四，确定健康风险的诸多因素中哪些可以干预，哪些不可干预。其五，确定健康风险的干预策略，也就确定作战方案，即干预的主攻方向，自然就会侧重在可以改变的高危因素方面。俗话说：兵来将挡，水来土掩。知道了自身的健康风险，就会想办法找问题原因，找解决对策、方法措施与手段，健康风险因素不同，解决策略与措施方法也就有所不同。

健康教育与健康促进干预策略体现的是对目标人群健康风险进行干预的战略思想，基于健康教育与健康促进的理念，影响人们行为生活方式的因素可以归纳为人们的认知与技能、他人的理解与支持、客观环境（条件）与政策等三大类。

事实上在需求评估阶段，也需要依照这样的分类进行对倾向因素、促成因素、强化因素以及政策、环境的分析。因此，健康教育与健康促进干预的策略也从这三个方面考虑。健康教育与健康促进干预的策略是在策略指导下的具体干预活动，也是策略的具体体现。健康教育与健康促进干预策略和措施的提出，有赖于需求评估阶段发现的问题，存在哪方面的问题，就需要制定相应的策略和措施。

5.2 干预策略设计（计划设计）的基本程序

（1）联合国儿童基金会（UNICEF）提出的计划设计步骤为：问题与政策分析；形势分析；目标人群分析；制定目标；确定教育策略；材料制作与预试验；人员培训；活动与日程管理；监测与评价。

共有 9 个步骤，其中前 3 个步骤为计划前研究阶段，中心任务是评估需求（即摸敌情）；后 6 个步骤为计划活动研究，中心任务是确定干预对策。

（2）格林模式（PRECEDE-PROCEED 模式）。20 世纪 80 年代末，美国著名健康教育学家劳伦斯·格林主创的 PRECEDE 模式引入中国，极大地、突破性地推动了我国的健康教育工作。随着健康教育和健康促进的发展，格林教授又将其进一步扩展和完善形成了 PRECEDE-PROCEED 模式（见图 4[4,5]）。

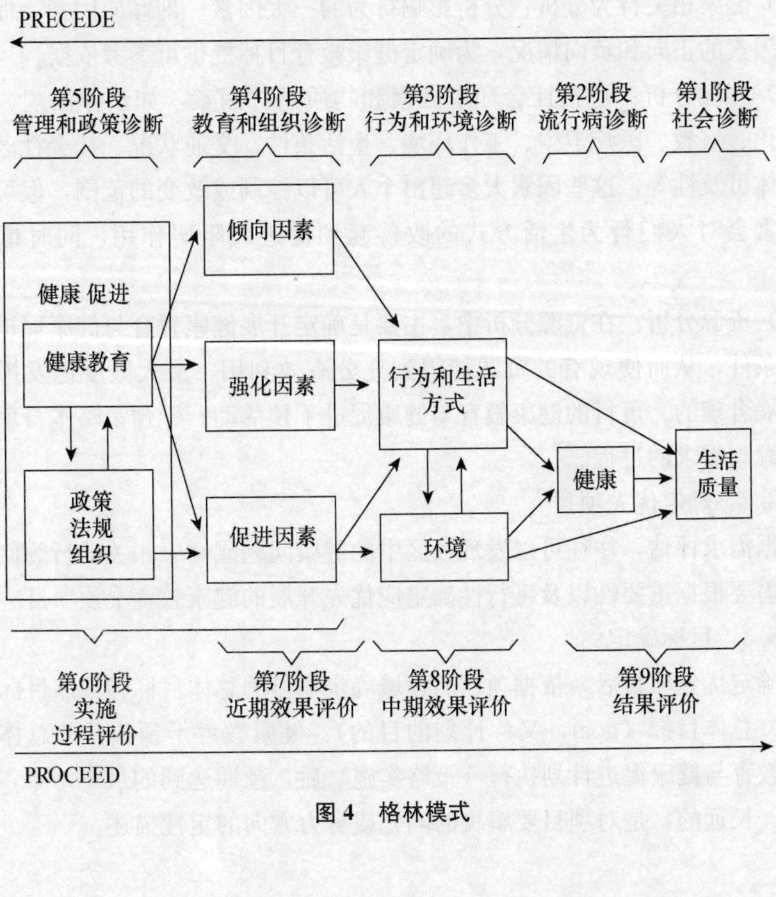

图 4 格林模式

该模式有两个明显的特点：其一是先问“为什么”要进行干预项目，然后再问“如何去进行”该项目，避免以主观猜测去代替一系列的需求诊断；其二是考虑了影响健康的多重因素，即行为与环境的多元社会因素。

该模式为健康教育计划实施及评价提供一个连续的步骤，PRECEDE 着重应用于诊断，即需求评估，内容包括：社会诊断、流行病诊断、行为和环境诊断、教育和组织诊断，以及管理和政策诊断。PROCEED 模式侧重在实施过程与评价过程，内容包括：实施过程评价、近期和中期评价和结果评价。

5.3 干预策略（计划）的制定

5.3.1 社区需求评估

（1）疾病流行情况分析：目的在于确定当地某病（健康风险因素）的流行情况，以及给社会、经济发展和人民生活造成的影响，为确定健康教育目标提供可参考依据。

（2）健康相关行为分析：分析影响行为的三大因素，即倾向因素、促成因素和强化因素的正向和负向情况，为确定健康教育目标提供可参考依据。

（3）环境分析：包括社会环境因素和物质条件因素，如法律法规、社会经济、文化、宗教、医疗卫生、工作环境、生活条件、交通状况、社会社区风俗习惯、媒体可及性等，这些因素大多超出个人可以控制或改变的范围，但可以作为促成因素会对人们行为生活方式的改善起到促进或阻碍作用，同时也会影响健康。

（4）资源分析：在资源分析中，主要是确定开展健康教育与健康促进项目的资源与条件，从而使现有的资源能得到充分有效利用，最大限度地发挥资源优势，开展合理的、可行的健康教育与健康促进干预活动。干预策略本身就是一个平衡资源与需求的过程。

5.3.2 确定优先项目

根据需求评估，往往可以发现社区中的健康问题或健康相关的行为问题并不单一，需要根据重要性以及可行性确定应优先开展的健康教育干预项目。

5.3.3 目标确定

在确定优先项目后，依据项目的领域确定项目的总体目标和具体目标。

（1）总体目标（goal，又称计划的目的）：健康教育干预项目的总体目标是指健康教育与健康促进计划执行（策略实施）后，预期达到的最终结果，通常是宏观的、长远的，是对项目要解决的问题或努力方向的定性描述。

（2）具体目标（objective，又称计划的目标）：健康教育项目的具体目标是对总体目标的进一步诠释和描述，用以解释和说明计划总目标的具体内涵，如教育目标、行为目标和健康目标。因此，健康教育计划的具体目标需要包含具体的、量化的、可测量的指标，也可归纳为 SMART，即具体的（special）、可测量的（measurable）、可实现的（achievable）、可信的（reliable），以及有时间性的（time bound）。或可以回答：Who 对谁？What 实现什么变化？When 在多长时间内实现这种变化？Where 在什么范围内实现这种变化？How much 变化程度多大？

5.4 干预策略与实施

分析并确定为了实现健康教育干预具体目标和总体目标而应该实施的干预策略和活动。

（1）确定目标人群：项目中需要干预的人群，依据干预对象在项目中的作用，可以分为不同类型，即一级目标人群、二级目标人群和三级目标人群。

（2）健康教育干预内容：是指通过健康教育诊断，确定要干预的目标人群中哪些行为需要改变，而影响这些行为形成的倾向因素、促成因素和强化因素又是什么，需要传播哪些信息内容和倡导哪些行为等。

（3）健康教育干预策略

在现实工作中，制定健康教育与健康促进干预策略，不是策略与活动多多益善，而是要根据需要、资源，选择有针对性的、最为可行的干预策略和措施。另一方面，制定健康教育与健康促进干预的策略和措施，还需要考虑目标人群的特点，如文化程度、交通状况、当地的风俗习惯、宗教信仰以及可以利用的健康教育资源等，根据实际情况加以选择和运用。

教育策略：教育策略的核心是教育人们形成有益于健康的认知和技能，从影响健康的因素角度讲，既作用于倾向因素，也作用于强化因素。教育可以影响目标人群的内因，如人们的认识、态度、观念、技能等，促使目标人群倾向因素的改变，更倾向于采纳健康行为。与此同时，教育也可以倡导先进的理念，促使整个人群、社会关注健康问题，支持健康行为。

政策策略：包括从两个方面作用于干预目标人群的健康行为：其一，政策可以支持并促使这些行为得以实现；其二，政策策略还可以通过影响资源配置和环境改善，从而促进健康行为乃至提高健康水平。

环境策略：改变社会环境和物质环境，努力使环境得到改善。包括对健康的倡导，如工作机构、机场或车站为哺乳妇女和婴幼儿童提供哺乳室和儿童游乐场。环境策略的作用是影响行为的促成因素，即物质环境、条件，从而使人们采纳健康行为的意愿得以实现。

资源策略：动员、筹集、分配、利用社区中各种有形和无形的资源、途径和方法。

5.5 制定干预策略计划实施的督导与评价方案（略）

参考文献

[1] 胡盛寿，国家心血管病中心. 中国心血管病报告 2015 [R]. 北京：中国大百科全书出版社，2016.

[2] 陈君石，黄建始. 健康管理师 [M]. 北京：中国协和医科大学出版社，2007.

[3] 王培玉. 健康管理学 [M]. 北京：北京大学医学出版社，2012.

[4] 梁浩材，宁柏棠. 现代文明背后的阴影——文化与健康 [M]. 沈阳：辽宁大学出版社，1991.

[5] 吕姿之. 健康教育与健康促进 [M]. 北京：北京医科大学出版社，2002.

[6] 马骁. 健康教育学 [M]. 北京：人民卫生出版社，2012.

[7] 傅华. 预防医学 [M]. 北京：人民卫生出版社，2004.

[8] 国家卫生健康委员会编. 2019 中国卫生健康统计年鉴 [M]. 北京：中国协和医科大学出版社，2019.

[9] 张拓红. 社会医学 [M]. 北京：北京大学医学出版社，2010.

[10] 李鲁. 社会医学 [M]. 北京：人民卫生出版社，2000.

[11] 段广才. 卫生学概论 [M]. 北京：人民卫生出版社，2012.

[12] 钮文异. 健康教育指导分册（常见慢性病社区综合防治管理手册）[M]. 北京：人民卫生出版社，2007.

[13] 钮文异，侯培森. 乡村卫生人员健康教育手册 [M]. 北京：北京大学医学出版社，2009.

论医学人文素质教育中青年教师的自我发展与提升

邓　勇

（北京中医药大学人文学院　北京　100029）

摘　要：在提倡加强高等医学院校学生综合素质教育的时代背景下，医学学科教育与医学人文素质教育理应处于同等重要的地位。然而，当前某些高等医学院校忽视了对学生的医学人文素质教育，作为教学主力军的青年教师知识结构单一，过于专业化，教学过程中人文素质教育的意识和能力有待提高，学术科研中人文素质意识和能力有所下降，针对这些现象，亟须从增强人文素质意识，提高教学品格，强化科研人文精神等角度来发展与提升自身医学人文素质，从而推动医学人文素质教育的良性发展。

关键词：医学人文素质　教育　青年教师　发展　提升

人文素质是指经过后天教育和社会环境的影响，由知识、能力、观念、情感、意志、道德、价值取向等各种因素结合而成的、以“人性”为核心的内在品质，表现为一个人的人格、气质、修养。[1] 青年教师人文素质，是指青年教师自身所储备的人文社会科学的基本知识素养以及其在整个精神世界里所折射出来的兴趣、爱好、品格和修养等。青年教师在医学人文素质教育中，只有自身具备了较高的人文素质，才可以真正做到“学高为师，德高为范”，无愧于“人类灵魂的工程师”这一称号，才有资格和能力去指导和帮助学生，培养学生正确的价值观、人生观和世界观。在注重综合素质教育的今天，提高高等医学院校青年教师自身的人文素质显得尤为迫切和重要。

1 青年教师提高医学人文素质的必要性

著名的苏联教育家苏霍姆林斯基在《给教师的建议》中指出："请你记住，你不仅是自己学科的教员，而且是学生的教育者，生活的导师和道德的引路人！"[2] 青年教师与青年学生年龄接近，学习经历相似，故对大学生的人格发展和世界观的形成尤其具有重要的导向作用。正所谓，"身教重于言教"，就培养医学生人文素质而言，青年教师不仅应凭借自身扎实的专业知识授人以术，更要凭借自身行动和人格魅力在课堂内外来教育和引导学生的成长和发展。可以直言，医学院校青年教师自身的人文素质如何，直接决定了其教育内容是否能被医学生认同和内化。而且，医学人文素质教育与医学学科教育具有同等重要的地位，发挥着举足轻重的作用，应当"两手都要抓，两手都要硬。"2010 年教育部高等学校文化素质教育指导委员会在"纪念文化素质教育开展十五周年"的会议上指出"应深化素质教育，促进人文素质教育与学科教育的融合"。[3] 学科教育与人文素质教育酷似雄鹰展翅飞翔时不可或缺的两翼，在提倡医学生综合素质教育的时代背景下，更应重视两者的相互融合，这种融合不是两张皮式的"结合"，而是"你中有我、我中有你"，水乳交融式的"融合"。因此，必须高度重视和加强青年医学教师人文素质的培养，发挥青年教师的模范带头作用，通过在整个医学教育全过程中将医学人文素质教育与专业课教育有机结合起来，在教学实践和学术科研过程中教育、引导和熏陶学生，从而让医学生在牢固掌握医学理论知识与专业技能时，感受和领略博大精深的医学人文精神，进而将医学生的人文素质教育推向更高、更深层次。

2 当前青年教师在医学人文素质教育和科研过程中存在的主要问题

2.1 青年教师的知识结构单一，过于专业化

以某校教师为调研对象的调查统计显示："学生普遍认为，在当今医学教育中，青年教师本身的人文素质较差。学生中认为'本校青年教师队伍整体文化素质状况好'的学生比例仅为 5.86%，认为'目前加强青年教师文化素质很有必要'的学生比例高达 89.37%。"[4] 由此可见，由于深受文理分科教育体制、"重理轻文"思想观念等因素的影响，导致我国目前很多医学院校的青年教师素质常处于一个尴尬的境地：学医的青年教师人文知识欠缺，学文的青年教师医学知识浅薄。也就是说，一方面，对于医学专业青年教师而言，其专业理论知识基础扎

实，专业技能水平娴熟，但他们对诸如医学史、医学哲学、医学伦理、社会医学、医学美学、医患沟通、医学法学和卫生管理等有关人文社会科学知识的储备却明显不足，多数缺乏医学知识与人文社科知识渗透的知识结构。近年来某些高等医学院校“近亲繁殖”现象比较普遍，留校任教的青年教师由于一直身处医学单科性院校，缺乏综合性大学的人文熏陶，加之自身人文知识储备不丰富，又在教学过程中不主动积极进行“充电”，久而久之造成自身知识结构单一，培养出的学生也深受影响，专而不全。殊不知“文化底蕴不足的教师永远成不了‘大师’，成不了教育家，充其量只能算一个乏味的‘教书匠’，缺少学识魅力。”[5] 另一方面，对于从事人文社会科学教学的青年教师而言，大多数又欠缺医学专业知识，自身又未进行自学，导致他们在讲授诸如医学法学、医学哲学等复合型课程时，常常遇到不了解医学专业术语或基本医学和药学原理的问题，有班门弄斧之嫌，无形中造成医学生认为该老师非科班出身，无法胜任该课程教学任务，也最终影响到该门课程的教学质量和效果。总而言之，当前青年教师的知识结构单一，过于专业化，缺乏应有的人文社科知识储备的现象还较为普遍，并将在一定时期内长期存在。

2.2　青年教师在教学过程中进行人文素质教育的意识和能力有待提高

调查还发现：“学生认为总体上专业课教师在课堂上融入人文教育内容不够。选择‘做得很好’的仅占 2.75%，选择‘做得较好的’只占 18.04%，而选择‘做得一般’的占 65.88%，选择‘没有做到’的占 13.33%。”[5] 当前，在基础医学理论教学过程中，某些青年教师更多地是以病人的疾病为中心，疾病被看作细胞或分子结构和功能的异常，病人被当作因身体某一部位损伤或功能失常需要“修理和更换零件的生命机器”，青年教师往往更多注重的是要求学生在最短的时间内分析病因，用最有效的诊疗方法来“修理机器”。在临床医学实践教学过程中，某些青年教师更多依赖和使用的是实验室、化验室或影像室的检测结果，而忽视通过人文关怀的方式来聆听病人的陈述和体会病人的感受；更多地重视器械医疗或药物治疗，而忽视病人的心理疏导或治疗问题。此外，日益更新的医学诊疗技术也需要医生花大量时间在实验室和机房，而诊断治疗的机械化、自动化和信息化使青年教师和医学生愈发远离病人。《古今医统》中“望、闻、问、切”的精髓，已被某些青年教师抛入九霄云外，医患之间所需的友好沟通愈发减少，整个教学和诊疗过程中呈现出“技术至上论”的现象，有关“医学乃仁爱之术”的人文关怀教育变得尤为淡化和没落，导致人的医学变成了病的医学，医学教育变成了针对病的教育。正是由于某些青年教师过多地重视对医学生的“授业”，而忽视医学人文精神的“传道”，导致缺乏社会经验的青年医学生走上工作岗位后，经不住各种权力、金钱和名誉等的诱惑，做出一些诸如“不送红包不好好治”“漫天开出高价药物”“病人体内藏纱布数年”等严重违背医师职业道德和准则的行为。正所谓“才不近仙者不可为医”，精湛的医术和高尚的医德两者不可或缺。而当前青年教师的人文素质及其在课堂教学上融入人文教育的意识和能力的现状还的确不容乐观。

2.3 青年教师在学术科研中人文素质意识和能力有所下降

当前，由于学术科研体制和机制欠合理，加之受职称评审唯论文和课题至上这一“指挥棒”的影响，导致许多青年教师在学术科研过程中急功近利，学风浮躁，学术道德缺失，纷纷怀揣着功利主义思想。“在学术研究上，热衷于从事能够在短时间内带来较大市场价值的学科和项目，而对深入探索自然和人类奥秘的基础研究和该基础研究涉及的诸如医学伦理和医学法律问题等缺乏热情。”[5] 特别是某些从事诊疗技术和药物开发的青年教师，为了在该领域占据领先地位或获得相应专利技术，固守自己的“一亩三分地”，缺乏应有的开拓精神、责任心和公德心，对某些诊疗技术是否会带来某些副作用不进行长期细致的临床试验和跟踪改进，对某些治疗方法是否会引发伦理、道德和法律问题不进行深入思考，对某些新开发的药物是否会带来不良反应不进行认真合理的鉴定。此外，某些青年教师精力不够集中，定力不足，小有成就便追名逐利，频频竞争各种行政岗位，“官瘾”十足，频繁参加各种社会公关活动，费尽心机申报各种课题项目，甚至到营利性机构赚取“外快”，真正用在医学学术研究、指导学生科研、加强对学生人文素质教育上的时间和精力反而不够。由此可见，当前某些青年教师基于各种名利诱惑，导致其学术科研价值观扭曲，学术精神消融，人文关怀缺失，而这种不良现象的日益呈现又亟待我们深思和解决。

3 青年教师提升自身医学人文素质教育水平的主要策略

“医乃仁术”。“医学之父”希波克拉底曾称“医术是一切技术中最美和最高尚的”。医学院校青年教师也理应是“仁爱之士”，应在医学人文教育中培养医学生形成一种“发自骨子里对生命的尊重感”，应具备无私、有爱、高尚、判断力强、知识丰富和不迷信权威等优秀品质。总的来说，当前青年教师亟须高度重视医学人文素质的学习和实践，苦练内功，精通专业，旁涉他业，不断充电，创新教学方法，增强医学人文素质教育的实效性，在学术科研中把持医学人文素质最基本的底线，为医学人文素质教育的向前发展发挥添砖加瓦的作用。笔者认为，青年教师在医学人文素质教育中提高自身医学人文素质和教育水平主要可以从以下几个方面着手。

3.1 提高对医学人文素质教育重要性的认识

1978年4月22日，邓小平在全国教育工作会议的讲话中指出："一个学校能不能为社会主义建设培养合格人才，培养德智体全面发展，有社会主义觉悟的，有文化的劳动者，关键在教师。""青年教师综合素质和医学生培养质量也存在着密不可分的辩证关系。医学人文素质教育的直接实施者是教师，教师的言传身教对学生发生着潜移默化的作用，要提高受教育者的综合素质，高校教师的素质必须加强，唯有高素质的教师才能培养出高素质的人才。"[6] 然而，调查显示："当前在医学院校青年教师队伍中，42.7%表示更关心学科建设，33.6%表示更关心个人业务水平的提高，只有23.6%表示更关心自身人文素质。"[4] 由此可见，医学院校青年教师对于加强自身人文素质教育重要性的认识还有待提高。"现代社会证明，单一的工具理性人格并不能形成真正健全的人格模式，只能造成机械化大生产下的'单面人'，只会造成人的全面性、丰富性的极度萎缩。"[7] 因此，青年教师既要具备扎实的专业理论功底和精湛的专业技术，更要具备丰富和深厚的人文素质知识。特别是应主动学习医学人文知识，通过"内省""感悟""慎独"等方式来增强认识和进行自我体验，形成一种崇尚医学人文素质学习和教育的良好氛围。革除以往"重专业，轻人文""掌握丰富的人文科学知识只是一种摆设"的错误观念，将医学人文素质与自身专业发展有机结合起来，从而主动、针对性和系统地学习医学人文社科知识，提高自己的医学人文素质水平。具体而言，青年教师应当自觉地重点学习以下知识：①基础人文知识，如哲学、历史、文学、艺术、传统文化宗教、道德、法律等知识，尤其要加强传统文化、哲学和美学知识素质的培养；②医学人文知识与素质，如医学史、医学哲学、社会医学、医学伦理、医患沟通、医学美学、医学法学、卫生管理等，这些医学人文知识中蕴含着丰富的医学人文精神；③教育学知识与技巧，如教育学理论、教育学基本方法、教育心理学和课堂教学技巧等，它们都蕴含了丰富的人文精神与技能。"打铁还需自身硬"，青年教师只有强化内功，广泛涉猎各人文社科知识，方能在医学人文素质教育中侃侃而谈，如数家珍，做一名令医学生佩服的前行者。

3.2 不断提高教学品格，在课堂中展示医学人文知识素养

塑造良好的教学品格，既要求教师具备饱满的教学情怀（比如对教学工作充满激情，具有较高的教学责任感等）和丰富的教学智慧，又要求教师应坚持求真和求善的教学品质。其中，科学的精髓在于求真，人文的灵魂在于求善，求真与求善的完美结合是优秀教育的历史使命和最终追求。具体而言，青年教师在医学人文素质教育中可以从以下方面着手：①在教学目标上，青年教师的教学应侧重强调“以患者为中心，以学生为主题”，将医学人文素质教育整合到医学基础知识的传授和医疗技术的实践中去，实现医术与德术并驾齐驱；②在教学内容安排上，可以结合当前医学领域的热点社会问题，根据所学的医学人文知识，引导医学生积极思考和探索，教会医学生如何对这些问题进行调查、分析和解决。比如，探讨新的生物技术的发展或医药产品的研发销售，将会带来哪些社会、伦理和法律问题？如何有效协调好各种利益冲突？如何协调和平衡其所能带来的各种利弊结果？③在教学形式上，应采取灵活的教学方式和手段。主要包括但不限于课堂讲授、讨论、学术研讨、课外阅读、写论文等多种方式。可以考虑采用“以案例为先导、以问题为基础的教学形式”的问题式教学方法（problem-based learning，简称“PBL”），从而以学生为主体，教师主要起到引导、讲解和启发的作用，使学生的主体意识在医学人文素质教育中得到最大限度的发挥，让学生行使更多的“参与权”和“选择权”。以《医患沟通学》的临床教学为例，青年教师可以采取开放和互动的教学方法，通过介绍和分析因医患欠沟通造成暴力伤医的案例，传授有关医患沟通、医患关系协调、医患纠纷化解等医学人文素质理论知识，并让学生通过问卷调研、收集文献材料，分组讨论和辩论等方式，全面了解和分析暴力伤医的现状、原因，进而坚持以“情理法”相结合的方针提出具体的解决对策。此外，“鉴于《医患沟通学》是一门人文理论与医学实践需要密切结合的学科，对于许多沟通不利、人文关怀缺失的临床实例不适合还原到临床去体会的，可以根据教学活动的需要，将课程临床教学选在会议室进行，甄选正反面的案例，采取情景模拟、角色扮演、重点指导的带教方法，不仅教学内容丰富、有助于医学生思考和畅所欲言，还可以规避因教学而引发医患纠纷的隐患”。[8] 最后，在医学哲学、医学伦理学和医学法学等的教学中，青年教师还可以采取“邀请多种角色如医生、患者、学生和其他非医疗专业人员如律师、作家、演员、政治家等一起讨论的方式，使医学生在社会实际情景中锻炼，让其切身感受医学人文素质的深厚底蕴，从而在潜移默化中提高其医学人文素质”。[9]

3.3 青年教师在学术科研中，应自觉弘扬医学人文精神和素质

第一，要形成良好的学术科研风貌，树立正确的学术科研目标。医药卫生学是一门经世济民，一切以人的生命和健康为中心的重要学科。因此，青年教师在学术科研中，理应秉持求真务实、细致严谨的精神，去从事各项学术科研工作。尤其应当懂得保持自身的学术纯洁性，懂得尊重学术本体的价值，不为外界各种功利思想所困，做到“真正做学问，做真正的学位”，从自身的学术兴趣出发，从本学科的未来发展和前途出发，从治疗病人身心疾病和维护病人身心健康出发，来确定自己学术研究方向和选择各种研究课题。第二，在医学学术科研中，应注重医学人文知识和理念的嵌入。比如，青年教师在研究某一疾病的诊疗方法时，既要深入分析引发该疾病的根本病因，又要论证治疗该疾病的各项方案，对各项治疗方案进行综合评价和科学论证。不能单纯为了尽快消除某一疾病，而实施“头痛医头，脚痛医脚”的治疗方案，既要做到治疗效果的最佳性，又要顾及该治疗方法对病人所带来的身心健康问题，特别是病人的心理问题。再如，青年教师在研究某一临床药物时，应全面分析各种药物组成元素的配伍情况，药剂使用量的分配情况，使用该药物的实际药效情况，患者服用该药物会产生何种副作用，使用该药物是否会引发某些社会、伦理和法律问题等，这些都应在实验和研究中，进行全方位的分析论证和权衡处理。第三，青年教师在培养医学生进行学术科研的过程中，应以身作则，秉持科学、严谨和务实的科研精神，对以下行为说“不”：①忽视隐性医学理论基础研究，而一味追求显性临床应用医学研究；②为了获得短期诊疗效果和经济效益，而忽视基本的伦理道德和违背法律底线；③为了急功近利申报各种课题，实施“放羊式”管理，而转交给学生去进行“应付式”研究；④为了赶课题进度，不去深入实验调研，而进行“拍脑袋”主观臆断；⑤为了显示科研实际效益，而进行数据造假，欺上瞒下；⑥为了增加论文的录稿概率，而不遵守学术论文发表规则，进行一稿多投；⑦为了省心省事，急于求成，而抄袭剽窃他人已有科研成果。总而言之，“大学青年教师作为学术领域的一支重要队伍，在学术研究的过程中，要不断地提升自己的人文素养，发扬人文精神，应以自身高尚的人品和严谨的科研精神来培育医学生的科研品格，引导医学生的成长与发展，从而为塑造大学校园里良好的学术氛围，为大学校园学术繁荣的景象创造良好的条件和基础”。[10]

参考文献

[1] 王贵勤. 医学院校的人文素质教育研究 [D]. 重庆：西南大学，2009.

[2] 苏霍姆林斯基. 给教师的建议 [M]. 北京：教育科学出版社，1980.

[3] 凤凰网教育频道. 高校文化素质教育开展 15 周年纪念大会在京举行 [EB/OL]. [2010-11-19]. http://edu.ifeng.com/news/detail_2010_11/29/3260873_0.shtml.

[4] 李曦，朱勋春，隆莉，等. 我校基础课教师文化素质状况调查分析及思考 [J]. 医学教育探索，2005，4 (2)：91-93.

[5] 刘胜花，米新英，李亚婕，等. 加强高校教师人文素养的探究 [J]. 北华航天工业学院学报，2008，18 (2)：39-42.

[6] 刘晓玲，王茜. 对医学人文教育的思考 [J]. 理论月刊，2004 (6)：124.

[7] 李林. 高校教师人文素养的现状及思考 [J]. 西南民族学院学报（哲学社会科学版），2000 (12)：163-164.

[8] 吉训明. 从医学人文教育缺乏的角度看临床教师的责任 [J]. 中国医院，2010 (6)：77.

[9] 殷小平，苏博，刘鉴汶，等. 国外医学人文教育课程计划的特点及启示 [J]. 中国医学伦理学，2002，15 (6)：25-26，29.

[10] 李辉. 人文精神的人文解读与回归 [J]. 高等工程教育研究，2004 (1)：27-30.

刍议道德健康与养生

李传俊

（国家卫生健康委员会干部培训中心　北京　100024）

摘　要：本文从生命文化角度探讨道德健康与养生的关系。首先，引用世界卫生组织 1989 年重新定义的健康概念，把道德健康纳入健康范畴。然后，提出道德健康与养生两者密不可分，相互作用，而道德健康是健康的最高层次和境界。最后，引据科研成果与数据阐述健康与养生应“以道德为本”的理念，其结论是德以润身、仁者长寿。

关键词：道德健康　养生　境界　研究　倡导

健康与养生是生命文化研究的重要内容。人们一提到健康总是从健壮、健美或能充分发挥自己的潜能，具有生命的活力的角度加以理解和关注；一提到养生也总是从锻炼体质、颐养天年的角度付诸实践。如果站在生命文化高度探讨与研究健康与养生，我们就会发现另一视野——道德健康与道德养生，道德健康是健康的最高层次和境界，道德健康是平衡健康的第一要素；而道德健康与道德养生两者密不可分，相互作用，互为影响。因此，健康与养生应“以道德为本”，这是值得我们认真研究的一个课题。

1　世界卫生组织关于健康的新概念

1948 年世界卫生组织提出：“健康不仅是没有病和不虚弱，而且是身体、心理、社会功能三方面的完好状态。”1989 年世界卫生组织重新定义健康概念：

“一个人在身体健康、心理健康、社会适应健康和道德健康四个方面皆健全。”

由此可知，健康不仅仅是指躯体健康，还包括心理、社会适应、道德品质的健康，这几个方面是相互依存、相互促进、有机结合的。当人体在这几个方面同时健全，才算得上真正的健康。把道德修养纳入健康的范畴，因为道德修养决定着人的思维方式，而思维方式又决定着人的行为准则。

通过大量的史料和实例论证，我们发现健康的这四个要素实际上是健康的四个层次，而且它们之间的关系是依次递进的：

（1）躯体的生理健康是基础。

（2）心理对生理有很大的影响和作用。

（3）人在一定的社会环境里生活，这就有一个社会适应的问题，要搞好人际关系，人际关系好就会促进心理健康。

（4）道德修养高的人，就容易处理好人际关系，社会适应就会处于一种完满的状态，有益于心理健康和生理健康。

可见，道德健康是健康的最高层次和境界，道德健康是平衡健康的第一要素，因此，健康与养生应“以道德为本”。

现实生活中可以看到：道德健康的人可以活成百岁老人，道德健康的企业可以办成百年老店，道德健康的学校可以办成百年名校，道德健康的社会可以构建百年盛世。

2 道德健康概述

2.1 道德健康概念

“道”，既是指人在自然界及社会生活中待人处世应当遵循的一定规律、规则、规范等，也是指社会政治生活和做人的最高准则。“德”是指个人的品德和思想情操。可以说，道德是人类所应当遵守的所有自然、社会、家庭、人生的规律的统称。

道德的本质特点是“人本、负责、自律、利他、利远、利整体”。其一人本，道德作为德性善行是以人为本的；其二负责，责任就是义，就是必须去做善行；其三自律，道德作为德性智慧主要是约束自己的言行，严己宽人；其四利他，道德作为社会思维和行为准则，要求一事当前要“先人后己”；其五利远，道德作为远见不屑于眼前利益，以奉献精神保护长远利益；其六利整体，道德作为德性品质和智慧，强调个人利益寓于群体发展之中，崇尚先国后家、先集体后个人。

健康道德是调整人与人、人与自然、人与环境以及人与社会之间的关系，使之适应人类健康需要的行为准则和规范的总和。具体地说，道德健康是指健康者不以损害他人的利益来满足自己的需要，具有辨别真与伪、善与恶、美与丑、荣与辱等是非观念，能按照社会行为的规范准则来约束自己及支配自己的思想和行为。

2.2　道德健康的标准

道德健康的标准是"仁爱"。"仁爱"可以从十个方面理解：

(1) 对待自己要严于律己、自尊自爱、养生惜身；

(2) 对待父母要尊老、敬老、孝顺；

(3) 对待夫妻要平等、相亲、相爱；

(4) 对待子女要严格、慈爱、栽培；

(5) 对待兄弟姐妹要关心、互敬、互爱；

(6) 对待他人要谦让、友好、友爱；

(7) 对待物品要爱惜、维护、节俭；

(8) 对待工作要爱岗敬业、忠于职守、任劳任怨；

(9) 对待国家民族要忠贞、爱国、自信；

(10) 对待自然万物要顺应自然、亲和万物、珍爱生命、生态平衡。

"仁爱"是传统道德的精髓，也是道德健康的核心和标准。

2.3　道德健康的内容

道德健康内涵丰富，主要内容包括：

(1) 个人品德健康。个人品德建设是社会道德建设的基础，也是道德健康的基础。个人品德是个人的道德认识、道德情感、道德意志、道德信念和道德行为等因素构成的，它决定和影响着个人行为的出发点和归宿。我国在社会主义道德建设中，对个人品德健康要求是：热爱国家、热爱人民、正直善良、刻苦勤奋、恪尽职守、自强自立……

(2) 职业道德健康。人们从事不同职业就蕴含不同职业道德及特点，而职业道德的特点就决定了职业道德健康包括企业道德健康、公务员道德健康、医务人员道德健康、新闻工作者道德健康、体育工作者道德健康、科技人员道德健康等。如公务员道德健康包括心胸开阔，襟怀坦白；务真求实，坚持真理；奉献社会，淡泊功名；谦逊谨慎，与人为善；公正公平，不忧不惧；坚守情操，自信而行。其他就不一一赘述了。

（3）婚姻家庭道德健康。我国婚姻家庭的社会主义性质和基本功能，奠定了婚姻关系应以爱情和义务的统一为道德基础，也决定了婚姻家庭道德健康的内容。主要包括夫妻人格平等、互敬互爱，有互相抚养义务等；对双方老人有赡养义务，要尊老、敬老等；对子女有爱抚和教育的责任，有责任为国家培养合格的接班人和劳动者等。

（4）社会公共道德健康。我们只有一个地球，是人类赖以生存、生活、繁衍的场所；社会是一个大家庭，要和平相处、相互尊重、相互照顾，维护正常的公共生活准则。这就决定了社会公共道德健康是爱人民、保护生命；爱地球、保护环境；爱生活、维护安全；爱社会、构建和谐等。

3 道德健康与养生的科学研究

3.1 道德健康与养生的关系

现代医学理论和社会生活实践早已证明：善良的品格、坦荡的胸怀、美好的感情，以及对于人类和大自然的热爱之情可以促进人体大脑中的啡肽类物质的产生与分泌水平处于最佳状态，可以使大脑皮层中枢和丘脑支配各种激素分泌，分泌出人体各器官和组织所需要的最佳量的激素即血清素（5-羟色胺）、多巴胺和后叶催产素（又称爱情激素）等快乐激素，此时人体进入一种放松模式，是最佳的养生状态。心情越愉悦、平静，人体激素就会越趋于平衡；激素越平衡，心情就会越愉悦、平静，使人们精神饱满、肢体轻松，益于养生。反之，有悖于文明社会道德准则的人，其思维方式和日常行为总是“灰色”的，这样必然引起神经中枢、内分泌系统的功能失调，干扰人体各器官组织正常的生理代谢过程，削弱免疫系统的防御能力，不宜于养生，最终还会伤害身体。

3.2 美国心理学家杰尔曼的研究成果

美国心理学家杰尔曼和他的学生从1927年开始对加利福尼亚州各中学865名男生和672名女生，每隔5至10年反复进行详细的心理测试，到1998年，这些被测试的学生中有一半男生和1/3女生在世。通过对死亡者的心理特征与其寿命的对照研究，那些从少年时代就表现出性格诚实、遵守信用及责任心强的人，比之于不够自觉、不够踏实的同龄人要多活近4年。其长寿原因包括：

（1）与人为善，处于公心。道德良好的人具有与人为善的品性，他们遇事常为他人着想，很少为自己的名利与别人相争，办事出于公心，尊重别人。他们也会受到周围人的尊敬，人际关系良好，心情舒畅。在这样的氛围中生活，大脑平静而有序地支配着人体的各种生理功能，始终处于良性的运转中，身心处于健康状态。

而道德不好的人则常常心怀敌意，他们对谁都信不过、处处设防，人际关系不融洽，且报复心理严重，整天总是在紧张气氛中度日。这种人极易血压升高，进而发展成高血压病、心脑血管病缠身，又怎么能长寿呢?

(2) 助人为乐，宁静处事。道德好的人遇事出于公心，淡泊名利、宁静处世，能够助人为乐，他们的朋友遍天下。现代医学研究证明，当人体处于平静快乐的心境时，免疫功能增强，疾病也就失去了生长的土壤。

而道德不好的人遇事出于私心，心胸狭窄、嫉妒心强，为了一点私利不择手段、斤斤计较；为了一点小事也要与人争吵、恶性竞争，还寻找机会报复。这种紧张心情是诱发高血压、心脑血管病的危险因素。

(3) 心胸坦荡，光明磊落。道德好的人对人对事都能胸襟开阔、光明磊落，故无忧无虑、无患无求，处于淡泊宁静的良好心态生活。这种人吃得好、睡得香，免疫功能健全，自然健康长寿。

而道德不好的人心胸狭窄，为了一己私利而挖空心思、寻机整人，其后又做贼心虚，整日处于内疚、焦虑中，这种无形的心理压力和负担，使大脑皮质处于高度紧张状态，导致生理功能失调，发展下去可诱发精神疾病和各种疾病。

3.3 “百岁定律”的启示

2009 年诺贝尔生理学奖得主伊丽莎白·布莱克本等总结出的长寿之道是：人要活百岁，合理膳食占 25%，其他占 25%，而心理平衡的作用占到了 50%。各国长寿地区的人种、气候、食物、习俗各不相同，有的甚至与健康之道相反，如有的老人嗜烟酒，喜肥肉，但有一点却是相同的，即道德健康，长寿者都乐观开朗、心地善良、为人随和。

北京东方生命研究院研究员汪大洲及其团队曾收集了 1000 多位百岁老人的资料。资料收集工作做得非常认真，许多数据都经过反复多方订正，以求准确。研究团队感到有些名人没有活到 100 岁，活到了八九十岁，其养生保健的故事和事迹也是非常精彩的，也列在其中。所谓“高龄名人”必须符合以下两个条件：其一，年龄在 85 岁以上；其二，是名人，如政治家、名作家、名演员、名学者、名教授……把这 1000 多位百岁老人的养生经验一条一条地罗列出来，进行研究，寻找规律性的东西，称为“百岁定律”（或“长寿定律”）。研究发现所有的百岁老人只有的这两个共同点：①没有一个百岁老人是“鼠肚鸡肠”的；②没有一个百岁老人是“懒惰”的。

“百岁定律”揭示了长寿秘密：道德健康，即性格开朗、心态平和；乐观向上、勤劳好动。

4 倡导道德养生

道德健康与道德养生紧密相连，相辅相成的。倡导道德养生要从五个方面下功夫：

（1）修良好品行。修良好品行，就要解脱自我，摆脱名利的缰绳，从私字的束缚中解脱出来，处处以党的事业和人民的利益为重，“勿见利而忘义，勿以义小而不为”，因而受到社会和他人的认同和赞誉，心情舒畅，促进身心健康，是最佳的养生。

（2）修心胸宽阔。修心胸宽阔，就要庄重自持、与人为善、大度潇洒、襟怀坦白，有如大海能纳百川，恪守“己欲立而立人，己欲达而达人”，德者不妒，不与他人争名逐利，心情坦荡自如、身心协调，有益身心健康和养生。

（3）修人际关系。修人际关系，就要学会为他人着想、体贴他人，并善于同人沟通、交流，关系融洽、心情舒畅、思维敏捷；好人缘者讨人喜欢、受人尊重，因而常有温馨感、甜蜜感，有助于大脑产生脑啡肽，这种天然的镇静剂能消除紧张感，增强免疫力，益于养生。

（4）修良好心态。修良好心态，就要学会不断创新、进取，创新生乐、助人为乐、进取有乐、知足常乐。尤其是“助人为乐”，“予人玫瑰，手有余香”，在助人中获得别人的感激甚至热爱，这种满怀温暖和美感的“外在道德评价”能使人的内心生机盎然、养生有加。

（5）修潜心养生。修潜心养生，就要学习和汲取优秀中华传统文化的营养，探讨生命奥秘、养生修性。从孔子到明代养生家吕坤和清代养生家郑官应都倡导“仁者寿”。孔子说“大德必得其寿”，提出“以德助寿”的养生观；吕坤说“仁可长寿，德可延年，养德尤养生之第一要也”；郑官应专著《中外卫生要旨》中说：“常观天下之人，凡气之温和者寿，质之慈良者寿，量之宽宏者寿，言之简默者寿。盖四者皆仁之端也，故曰仁者寿。”

综合以上可以得出结论：德以润身，仁者长寿。

现代心身医学理论认为，人是由大脑皮层统率的完善的生物体，因此，心理因素对人的健康有着极其重要的作用。道德感是人的一种社会性高级情感，自我道德感的满足，社会适应的完善，缓解了情感矛盾，减少了心理冲突，并通过大脑皮层，又给生理机制带来良性影响，从而有益于人的健康与养生。

第二部分

不同视角的健康解读

儒家视野下的健康照护：以基因治疗与增强为例

周琬琳

（福建医科大学人文学院　福州　350108）

摘　要： 按照世界卫生组织1989年赋予“健康”的定义，从个体的角度检视，健康一词不仅包含身体上的病痛缺乏，同时涵盖个体心理适应及社会适应等面向。因此，一套整全的健康照护观点不能仅从身体病理的单点切入，应同时能因应个体在心理及社会层面的需求进而增强心理及社会适应。目前关于“健康照护观”可以丹尼尔斯为主要代表人物，然而，丹尼尔斯仅从身体病理的角度切入，有涉及心理层面的部分也使用“疾病”概念进行处理，社会层面直接分割交由制度政策把关，此种方式具有可操作性并且确实能达到一定的成效。这种对于健康照护的管理方式可以说是从全人类宏观的角度来检视，具有相当的公义性质。然而，如果从个体的角度来检视整全的健康照护如何可能，必须要能够回归到个体作为主体自身，如何能自我促进身、心及社会健康。本文将从儒家生命伦理学中“各尽其性分原则”及“参赞天道原则”切入，论证儒家不仅能融摄丹尼尔斯健康照护观点在宏观公义的层面，同时也能提出个体作为主体之健康照护与促进如何可能的因应进路。

关键词： 儒家生命伦理学　健康照护　各尽其性分原则　参赞天道原则

1　丹尼尔斯健康照护理论[1]

1.1　健康照护权利的道德理据

健康照护作为一种普遍权利，不论是作为法律权利或是道德权利，都必须基于一道德要求的基础上，来证成该权利的合理性。作为一种普遍权利的健康照护权，需要一套能够普遍化规范权利范围与限制的公义理论作为证成的理据，丹尼尔斯认为罗尔斯契约式的公义论是作为普遍健康照护权利的最佳理据。相较于其他的公义理论，如功效主义、自由主义等，罗尔斯的公义论更适当地展示普遍权利的范围及限制何在。下文将探讨丹尼尔斯为何选择罗尔斯的公义论而不是其他公义理论作为健康照护权利的道德基础。

一个公义的社会要求必须将所拥有的资源公平地分配合理的份额给所有参与该社会的成员，包含医疗资源。健康照护权利就是要保障每个成员都能获得合理份额的医疗资源的权利。丹尼尔斯认为罗尔斯的公义论不但可以作为健康照护权利普遍化的道德理据，并且可以给出该权利的范围及限制，避免资源无底洞的发生。根据罗尔斯的公平均等机会原则，社会必须将工作与职位开放给所有人，然而，开放给所有人的机会受限于两件事：[2] 第一，它受限于社会机运的影响，例如财富、收入、教育等分配，都会影响到机会的公平。第二，它受限于自然的偶因，最根本的自然偶因就是健康与否。因为没有健康，即物种功能不能正常运作，会让天赋与才能无法充分展现。健康照护的目的就是要使每个人都能成为正常的竞争者，让每个人在机会上都是平等的。

如何使人们成为一个正常的竞争者，必须要能排除疾病，因此，对于界定"疾病"为何就会影响到健康照护权利的范围。以下本文将探讨"疾病"的概念与权利范围的关系。

疾病（disease），在一般的认知下是一负面的用法，大多用于生理的疼痛或不适，也用于心理或精神的某种不正常反应。现代西方对于健康或疾病的界定，主要是以身体各种功能的能力或能力的丧失作为判准。而丹尼尔斯在他的健康照护理论中所采用的疾病概念是根据波亚斯（Christopher Boorse）所提出界定作为判准。[3] 波亚斯的诠释背后所根据的是一种目的论的观点，认为万物存在都有它的目的性，物种的各种感官功能存在也有它的目的，例如耳朵是用来听声音、鼻子用来呼吸等，简单来说，波亚斯主要是以健康作为物种正常运作功能的能力，即物种具有参考指针意义的运作功能为标准的能力。而疾病则是一种干涉或是破坏正常运作功能的情况。换句话说，疾病就是偏离物种正常功能运作。这种对疾病的界定，是一种就生物医学的观点所做的判准，是一中性的概念。

这种以生物医学观点来界定疾病也引起许多争议，两个主要的质疑是：[4]

第一，偏离物种正常功能的概念太过理想化且太狭窄，例如有关心理、精神上的不舒适。此外，世界健康组织（WHO）对于健康的定义包含生理的、心理的、社会的健康，这种只关心生物功能的界定似乎太过狭窄。第二，疾病应该包含偏离社会标准，不只是偏离物种功能。关于这两个质疑，丹尼尔斯提出因应：针对第一个质疑，丹尼尔斯指出心理精神上的疾病也是偏离物种正常功能的一种，表示患有精神疾病的人在精神控制上是与正常人的精神控制有偏离的。如果只是个人心理感受的不舒适，可能是由于个人偏好或是社会价值观所致，不在公义要求要补偿的范围之内。关于WHO的定义，丹尼尔斯认为对此有质疑的人其实是混淆了健康与幸福的概念。WHO所定义的健康是一广义的界定，它关心的是一个人的良好状态应该包含哪些层面，是一种如何才能算是幸福的意义。然而，这里所指的健康，并不涵盖身心状态的完满，公义也无法保证身心皆要健康，所以有此质疑的人是对于幸福与健康的概念有所混淆的。对于第二个质疑，丹尼尔斯认为有许多被社会认为是疾病的，其实不必然是一种疾病，它可能牵涉到每个社会不同的文化价值观，但并不是健康照护权利必须去承担的，例如手淫，在某些社会被认为是一种疾病，但是另一些社会认为是很正常生理的行为。这种采用生物医学的观点来作为判准就是为了避免社会价值观的判断。

此外，如果以功利主义作为该权利的道德理据，当另一个资源的净效能高于医疗资源时，功利主义不会选择将资源使用在医疗上，然而，我们不会也不能接受社会没有对成员的健康有任何保障，所以功利主义并不能普遍化地保障健康照护权利。而自由主义反对以任何形式剥夺个人的财产权，并不会同意一个普遍化的健康照护权利，因为它将剥夺个人对于自己健康需求的权利，也剥夺了个人行使仁慈的权利。

首先，以功利主义的观点，它会同意医疗资源所带来的健康可以使人有不只身体上且心理层面的精神生活有更高的效益，甚至扩大考虑效益的范围，当人们处于健康状态时，工作效率的提升也会对整体社会带来正效益。但是健康照护的权利如果是以效益来考虑，显然不能有所保证。丹尼尔斯提到：[4]

> 如果资源投资在其他地方可以产生较多的净福祉，功利主义不会支持投资资源在健康照护上，然而，很多人相信，即使只是效益的损失，社会仍然有道德义务支持健康照护的需要。例如人们相信某些昂贵而有效的医疗，即使没有成本效益（cost beneficial）仍然应该提供，是此，基于功利主义是无

法得到辩护的。同样地，很多长期照护的形式，特别是那些无法再对社会有贡献的人，在功效上也无法得到辩护，然而，我们坚持建康照护系统有义务提供这样的服务。

如丹尼尔斯所言，我们的道德直觉也不能接受对于那些对社会整体而言是负效益的人不提供医疗资源。因此，功利主义不能也不适合作为健康照护权利的普遍化道德理据。

其次，就自由主义的观点，自由主义认为财产的基本权利，包含个人资产的权利，如才能和技术等。社会不能强迫个人提供必需的资产或才能，这是违背他们的基本权利。丹尼尔斯提到：[4]

自由主义一般认可“不完全”的仁慈义务，而且这项义务包含自我决定的自由。它可以用不同的方式执行，人们拒绝没有仁慈的权利，而且不反对别种仁慈的方式。

在这个意义之下，自由主义认为将健康照护作为一种权利，将会剥夺人们行使仁慈的权利，换句话说，自由主义认为健康照护应该根据每个人自由的选取去决定将财产用于哪些医疗需求上，而那些无能力负担所需要的医疗费用的人，没有权利去要求其他人提供帮助，提供帮助是一种个人仁慈的表现，社会不应该剥夺个人表现仁慈的权利。在这个意义之下，虽然自由主义并不否认提供健康照护的需要，但是这不应该是一种权利而是出自仁慈。因此，健康照护作为一种权利，在根本上是与自由主义持不同立场的。此外，极端自由主义甚至会认为社会不但不能强迫个人的意愿将资产用于自己不需要的医疗支出，且认为社会不能强迫个人必须为那些负担不起医疗费用的人负担费用，总而言之，大部分的自由主义反对任何财产权的削弱。

1.2　健康照护的层级

丹尼尔斯将健康照护服务分为四个层级，这些层级在公义的涵盖范围之下有一种次序性，公义要求健康照护至少要先满足前面层级的健康照护。此四个层级的界定则是以“正常运作功能”作为分层的根据，依照偏离正常运作功能的程度以及有效治疗的程度区分为以下四个层级：[4]

（1）预防。健康照护制度假定了最大化可能偏离物种正常功能的情况，并且根据这些假定制定出适合的预防措施。包含提供环境卫生、个人医疗预防服务、职业安全、食物和药物保护、营养、教育等可以促进健康生活的措施。

(2) 修补。由于不是所有偏离正常运作功能的疾病都是可以被事先预防的，因此健康照护制度必须提供给予个人医药和康复的服务，用以帮助修补恢复到正常运作功能。

(3) 补偿。并非所有的疾病都是可以治愈的，必须要提供延伸的医药和社会支持的服务，使其尽可能接近正常运作功能，例如长期慢性病人、肢体残障者等。

(4) 社会福利。有些严重疾病和临终病人，此部分已经不是公义可以保障的范围，给予有关的医药和社会服务并不能使他们接近正常功能运作，他们需要的不只是公义的健康照护制度，还需要更多，例如社会福利或是仁爱原则等。

第一层级的健康照护提供了预防偏离正常功能的服务，“预防胜于治疗”的观念不只考虑到所需耗费的社会成本问题，也可以避免因疾病而带来的痛苦。提供安全卫生适合居住的环境给所有参与该社会的成员是必须的也是基本的。第二层级主要是针对低程度偏离正常功能的疾病所提供的健康照护服务。所谓低程度意指还可以通过医疗行为而使其恢复到正常运作功能者。在有效医疗可以达到的范围之内，提供健康照护服务是使人可以达到正常竞争者的典范要素，也是达致机会平等的资格，社会基于公义要求必须要提供。第三层级主要是以补偿为主，由于并不是所有偏离物种正常功能的疾病都能够通过医疗而完全恢复到正常状态，特别是针对有肢体残障者，即使提供医疗也无法修补残缺的肢体，此外，患有长期慢性病的患者，即使给予医疗也不能使之完全恢复。对于这类患者，虽然无法帮助完全恢复正常运作功能，但是提供补偿性的健康照护，可以有效地拉近偏离的程度，让患者不至于无法参与竞争。前三个层级主要以物种正常运作功能与机会平等的关系作为分层的根据，第四层级的健康照护服务就不只是一种社会公义问题，而是社会福利所要考虑提供的。

第四层级的健康照护服务涉及健康照护的合理有效性。丹尼尔斯指出：“我们强烈宣称的健康照护，是有效地降低疾病和残障的影响，促进正常功能，必须保护可以开放给我们的机会范围。”[4] 这意味着如果医疗不能有效地促进正常功能的恢复已达到平等的机会，那么将不是公义应该负责的范围。此外，社会公义也不应该负担人们期望遇到奇迹的机会所付出的昂贵社会成本。事实上，资源的有限性也限制了某些医疗服务的范围。在这个意义之下，第四层级的健康照护服务，不是公义所能够涵盖的，此层级已经超出公义的要求之外，必须诉诸其他如仁爱原则等，应该需要更多的社会关心与社会福利去处理它。

有人可能会对第四层级不被包含在公义的要求范围之内有所质疑，认为丹尼尔斯只照顾到第三层级的人，但是真正弱于最不利状态的人可能是第四层级的人，只是因为进行再多医疗服务也无法使它恢复正常功能就不给予健康照护服务，似乎是与道德直觉相违背的，特别是针对那些年老对于社会没有贡献的人，至少他们年轻的时候也是有所贡献的。

有这种质疑的人其实是混淆了社会公义与社会福利的范围。一个简单的区分是：社会公义赋予人们一种权利去要求社会必须提供某些服务，而社会福利是社会对于所有参与其中的成员有义务要提供某些服务。虽然第四层级已经是超出社会公义所要涵盖的范围，但是并不表示社会将不提供任何所需要的健康照护服务给这些人。换句话说，虽然在健康照护的层级上有次序性，但并不表示社会整体资源进行分配的时候必须要先满足前三个层级才可以提供第四层级所需要的照护服务，表示社会进行资源分配时可以同时分配医疗资源在社会公义与社会福利上。

这四个层级涵盖了一个人一生中所有可能需要的健康照护，如果该国家资源允许，最理想的状态是四种层级的健康照护都能满足，实际能够满足各层级的程度则要看各个国家的状况而定。

基本上，丹尼尔斯的健康照护观点可以说是罗尔斯正义论的扩充延伸，是从个人的角度来思考个体作为健康照护对象的医疗资源如何分配才是公义的。世界卫生组织组织法[5] 言明："健康不仅为疾病或羸弱之消除，而系身体、精神与社会之完全健康状态。"根据丹尼尔斯的分级，医疗照护服务主要是以个体生理上的疾病能否被预防、消除或弥补作为分级的界线，其中，个人心理（精神）健康的层面可能被包含在某种身体机能的不正常功能概念之下，被视为一种"疾病"，社会层面也只关注在政策制定及社会成本等单行面向，并没有就个体身为主体如何与社会透过互动来达到健康的面向。事实上，丹尼尔斯的建构健康照护理论也是政策制定导向，需兼具可操作性及社会成本等考虑。然而，健康照护服务作为从生物—心理—社会模式的转换及开展，应包含身体健康、心理健康、社会适应能力和道德健康等四个面向，不宜过度简化心理健康、社会适应及道德健康等层面。儒家生命伦理学中对于健康照护的观点正好可以涵盖身体健康并且补充心理（精神）及社会、道德层面的健康。

2　儒家的健康照护观[1]

2.1　经典依据

儒家的健康照护观是儒家生命伦理观中最主要的关怀面向，由不忍人之心作为道德根源导出的道德原则和道德行为所建构出理想的道德世界，这个理想的道德世界可以从《礼运·大同》篇中见得：

> 大道之行也，天下为公，选贤与能，讲信修睦。故人不独亲其亲，不独子其子，使老有所终，壮有所用，幼有所长，鳏、寡、孤、独、废疾者皆有所养，男有分，女有归。货恶其弃于地也，不必藏于己；力恶其不出于身也，不必为己。是故谋闭而不兴，盗窃乱贼而不作，故外户而不闭，是谓大同。

《礼运·大同》篇所建构的理想世界，是一个充满公义的社会，不但使每个人都能在人生的每个阶段得到适当的照顾，并且人与人之间充满信任、仁爱与关怀。可以说是儒家所建构对于公义社会的理想典范，以现代的用语来说，就是达致一个人良好状态（well-being）的理想境界。其中“故人不独亲其亲，不独子其子，使老有所终，壮有所用，幼有所长，鳏、寡、孤、独、废疾者皆有所养，男有分，女有归”，更是直接地表达出儒家对于健康照护的关心及重视。此段文献指出，一个理想的公义社会应该要能够达到如此：每个人不只爱自己的父母亲，对于别人父母亲也能够当成自己的父母亲那样尊敬对待，对于别人的小孩也能够当成自己的小孩那样照护爱护，使每个老年人都能获得需要的照护，可以颐养天年，使每个成年人都能发挥自己的才能与天赋，不受到不相干的因素妨碍，使每个孩子都能得到充分足够的关爱和照顾，可以顺利发育成长，不会受到不相干的因素而阻碍他的生长，对于那些妻子过世的鳏夫、丈夫去世的寡妇、双亲不在身边的孤儿、没有结婚的独身者以及身心受到伤害的残疾者，一个公义的社会都应该要有提供照顾的责任与义务。

这个理想的大同世界的道德性是根据是“各尽其性分原则”所导出的，“性分”是儒家计算公义与否的单位，如同功利主义是以“功效”作为计算公义与否的单位一样，是否能够充尽每个人的性分成为公义社会的主要计算单位。除此之外，性分该如何计算也是儒家公义主张必须要响应的问题。以大同世界为例，“老有所终，壮有所用，幼有所长”显示“性分”在人生阶段的意义上所表示的是使每个人在每个阶段都能够得到适合于该阶段的发展与照顾。“性分”不仅是指每个人的天赋才能，也是一种每个人在道德上应该要有所开展的要求，在儒家，道德根源于每个人的不忍人之心，具有普遍性，因此，性分要求每个人都能够且需要充分发挥自己的道德本心，在这个意义上，“货恶其弃于地也，不必藏于己；力恶其不出于身也，不必为己。是故谋闭而不兴，盗窃乱贼而不作，故外户而不闭”也显示出各尽其性分的表现。此外，公义的社会要能够帮助所有参与该社会的成员能够不受不相干因素的影响而能充分发挥自己的性分，因此，社会必须提供一个良好的制度去促进整个社会的和谐，《礼运·大同》篇首句“大道之行也，天下为公，选贤与能，讲信修睦”，点出一个公义社会必须要有以人民福祉为主的政府来带领社会迈向大同世界。

儒家显然不同于西方传统，以机会平等作为健康照护服务的道德根据，健康照护也不只限于使达到正常运作功能，更进一步考虑到人生每个阶段都能充分得到发展与照顾，即使得每个人的性分都能够获得充分的发展，可以引《中庸》的一段文献作为说明：

> 唯天下至诚为能尽其性，能尽其性则能尽人之性，能尽人之性则能尽物之性，能尽物之性则可以赞天地之化育，可以赞天地之化育则可以与天地参矣。（第二十二章）

这种由尽己性、尽人性乃至于尽天地万物之性的成我成物的要求，使自己、他人与天地万物都能充分地发挥自身的性分与禀赋，就是儒家的“参赞天道原则”与“各尽其性分原则”。李瑞全论道：

> 尽己性人性物性即是让天地万物各遂其性，各适其情，即是参赞天道，反之，参赞天道即是在于使自己、他人和天地万物都能得到充分的生长发展，得以各尽其性分。[6]

儒家对于健康照护的看法和观点，由此导出。下一节主要讨论各尽其性分原则的内涵，并且根据此原则检视健康照护服务的范围与限制为何。

2.2 各尽其性分原则

各尽其性分原则是儒家有别于西方各种道德原则的特色，它受到儒家对于道德根源的影响，加上中国文化特有的天道观作为背景，建构出一个有别于西方将公义以“机会”或“能力”或“功效”作为计算公义的单位，主要就个体与环境的关系作为考虑，“性分”作为衡量公义与否的判准，不仅考虑到人本身，更体现了中国传统对于天地人三者关系的联系与贯通。“性分”是天地万物的天赋或使命，也是人与天地万物的和谐共处，生生不息的成长发展。李瑞全更进一步说明各尽其性分原则的内涵：

> 尊重个体之自主自律即使其性分得以开展，使人与物都能充分发挥即对人与物的仁爱和不伤害，此亦即公平地平视自己与他人和他物。这一原则使个人与物均能依其性分来发展或被衡量，也正是公义原则的一个重要面相。[6]

李瑞全将这种天地万物都能依其性分来发展称作“各尽其性分原则”：[6]

> 每个人或物所禀受的性分得不到发挥开展，总是一种不幸。仁心于此自有所不能安，故必有一道德要求：使每一人每一物都得以尽其性，此即是各尽其性分原则。

根据各尽其性分原则，儒家对于健康照护服务有更多于丹尼尔斯对于健康照护权利所能要求的服务范围。以丹尼尔斯所区分的四层健康照护服务层级来说，丹尼尔斯认为健康照护权利只能要求到前三个层级，即预防、恢复、补偿，第四层级的健康照护服务，例如癌末患者等，已经不是提供医疗或是补助工具可以帮助回到或是接近正常运作功能，这是超出公义所能够处理的范围之外，需要由社会福利或是仁爱原则去帮助这些人获得适当的照护。需要注意的是，虽然丹尼尔斯认为根据健康照护权利，公义只能保障到前三层的健康照护服务，但是并不表示丹尼尔斯对于那些处在第四层级的人们是漠不关心或是置之不理的，只不过那些服务不是健康照护权利所能够要求的范围，另一方面也是对权利的一种限制，避免权利的无限延伸。儒家在对于丹尼尔斯的界定与分判大致上是不反对的，只是对儒家而言，健康照护权利应该不只限于前三层级的服务，第四层级的服务也应该是公义必须要涵盖的。

丹尼尔斯对于四层健康照护的界定主要是以是否达到正常运作功能作为分层的根据，也是对疾病的界定。原则上儒家并不反对这种对疾病的界定，以生物医学的观点的确是可以客观且中性地分判，避免受到社会价值观所影响，落入文化相对主义，然而，儒家认为这样的界定还是不够的，应该要考虑到人生每个阶段所会遇到的问题，不仅是健康与否，心理层面所感到的合理的缺憾也应该是公义应该关心的问题。《礼运·大同》篇中所说“鳏、寡、孤、独、废疾者皆有所养”即是在表达此种意含。除了偏离正常运作功能的废疾者之外，鳏、寡、孤、独四种人也是公义应该要照顾到的对象，因为至少就中国传统以来重视家庭关系而言，这四种人的生命是有缺憾的。此外，“性分”的不能够充分发展也是一种缺憾，以第四层级来论，儒家认为公义应该要能够提供适当的照顾，才能达到“老有所终”的要求，老有所终不只要求提供老年人有适当的医疗照护，一直到生命的尽头，也必须要提供安葬的服务，尊重死去的生命。对于重症患者或是癌末患者，公义要求要提供舒适的环境，让患者可以安详地等待接受死亡，例如提供安宁病房等。

对儒家来说，健康照护权利不只是人们有道德上的权利可以去要求社会提供所需要合理的医疗照护，儒家认为公义的社会就有责任和义务必须提供所有参与该社会的成员可以提供的照护，不是由个人的权利去要求而来的。换句话说，儒家对于社会公义所应该包含的健康照护服务是涵盖丹尼尔斯所界定的四个健康照护层级的。

有人可能会质疑儒家以充尽“性分”作为公义的计算单位，没有考虑到资源的有限性，也会造成社会成本的大量消耗，因为社会如果真要能够满足达到每个人的性分要求，不仅会排挤到其他社会政策的资源取得，也会让个人无限上纲自己的性分，并且，如何分判一个人的性分为何？社会需要帮助达到的程度为何？也都是令人质疑的问题。关于这些问题，儒家是可以有所回应的。各尽其性分并不会造成个人性分的无限上纲，因为各尽其性分的道德要求是在人的能力之内可以达到的范围，并非人的能力之外的事。也就是说，个人和社会对于充尽性分发展，还是要视相关社会条件来调整能够帮助达到何种程度，这也符合康德指出道德的义务并不包含超出人的能力之外的要求的义务原理。[6]

2.3　参赞天地化育原则

儒家对于机会平等的概念并没有直接的论述或主张，但是对于如何分配资源却有一个更高的道德原则。在儒家，认为人在道德实践上必然通达于天道，且不限于人类自身，此可由《中庸》的一段论述来说明：

> 唯天下至诚为能尽其性，能尽其性则能尽人之性，能尽人之性则能尽物之性，能尽物之性则可以赞天地之化育，可以赞天地之化育则可以与天地参矣。（第二十二章）

这种由尽己性、尽人性乃至于尽天地万物之性的成我成物精神，李瑞全称为“参赞天道原则”：[6]

虽然这是说达至至诚的人，即圣人，方可达到尽己性、尽人性和尽物性（实则圣人的有限生命亦不能无所遗憾），但是，这表示我们的道德自我要求也要往这一方向发展。这种成己成物的要求，即是人类通过道德行为所指向的一种表现，即如同天道之使天地“四时生焉，百物生焉”，促进生生之德的更充分表现。

虽然天道有生生之德，但是能有其化育不完善之处，此为一种“缺憾”。而这种缺憾是人力可以加以弥补的，且应该这么做。在此，“缺憾”一词所蕴含的，并不只是一种“疾病”，不论是采用以健康为主的相对性概念，或是将痛苦也考虑进去的疾病概念。以基因治疗为例，根据这个观点，儒家对于基因治疗是持赞成的态度。因为基因治疗至少是针对“疾病”这一概念，而儒家所说的“缺憾”，是将“疾病”包含在内的。所谓“缺憾”，还包括一些不符合“疾病”标准，但是的确会带给当事人伤害的状况，例如兔唇，在现行的医疗保健中，已将唇腭裂视为一种疾病，而视修补兔唇为一种美容手术，只给予部分的补助。然而，就儒家来说，兔唇是天道之化育不完善的地方，依据参赞天道的原则，我们有义务去修补这个缺憾。

3 结论

儒家的健康照护观可以说是理想的大同世界的体现，即公义社会的体现。通过“鳏、寡、孤、独、废疾者皆有所养”所含蕴的不仅是社会制度政策层面，用来支持大同世界背后的道德基础——各尽其性分原则不仅能涵盖身体上的缺憾，这些缺憾同时也蕴含心理层面的意义，从而使得儒家的健康照护观可以更整全地涵盖身体、心理及社会的健康。此外，参赞天道原则主张可以通过人为干预的方式来弥补身心上的缺憾是可以得到道德支持的，因而能达到道德健康。因此，我们有理由相信儒家的健康照护观从宏观的角度来看，可以涵盖丹尼尔斯健康照护理论所要服务的对象——作为生物的个体以及被化约成生物的个体心理，还能从个体作为主体自身的角度切入，达到自我促进身、心及社会健康。

参考文献

[1]周琬琳. 健康照护与基因干预：从丹尼尔斯到儒家[D]. 台湾中央大学. 2007.

[2]Beauchamp T L, Walters L eds. Contemporary Issues in Bioethics 6th ed. [M]. Belmont, CA: Wadsworth Publishing, 2003: 48-49.

[3]李瑞全，蔡笃坚. 基因治疗与伦理、法律、社会意涵论文选集[M]. 台北：唐山出版. 2003：37-40.

[4]Daniels N. Just Health Care [M]. Cambridge : Cambridge University Press，1985：28-30.

[5]本组织法是由 1946 年 6 月 19 日至 7 月 22 日在纽约召开的国际卫生会议通过，并于 1948 年 4 月 7 日生效。参见世界卫生组织[EB/OL]. [2019-8-26]. http://apps.who.int/gb/bd/c/c_bd48.html.

[6]李瑞全. 儒家生命伦理学[M]. 台北：鹅湖. 2000：63-66.

全民健康视阈下公民的健康行为研究
——以先贤孔子为范例

杨同卫[1,2]，苏永刚[1,2]

(1 山东大学　济南　250012；2 山东省医学伦理学学会医患沟通分会　济南　250012)

摘　要：“健康行为”意为“促进健康的行为”，即个体或团体在客观上有利于自身和他人健康的行为。推进全民健康生活方式行动，塑造自主自律的健康行为是健康中国建设的重要方面。文章以先贤孔子为范例总结概括出健康行为的六个方面：将身有节、喜怒以时、心态从容、避险慎疾、乐以忘忧、动以养生。

关键词：健康行为　全民健康　孔子　生活方式

1　引论

2016 年 8 月，习近平总书记在全国卫生与健康大会上提出：要把人民健康放在优先发展的战略地位，加快推进健康中国建设，努力全方位、全周期保障人民健康。习近平强调，推进健康中国建设要以普及健康生活、优化健康服务、完善健康保障、建设健康环境、发展健康产业为重点。习近平还提出，要倡导健康文明的生活方式，树立大卫生、大健康的观念。

中共中央、国务院印发的《“健康中国 2030”规划纲要》指出：推进全民健康生活方式行动，塑造自主自律的健康行为，这包括引导合理膳食、开展控烟限酒、促进心理健康和减少不安全性行为和毒品危害。

人的行为是人类为了维持个体的生存和种族的延续，在适应不断变化的复杂环境时所做的反应，是人体在大脑支配下任何能观察到的某一个或一个以上器官的活动，其表现是运动性的，也有思维性的，是心理现象的一种反映，并受心理现象的控制。[1]

健康行为最早由 Kasl 等于 1966 年提出，他认为健康行为是个体为了预防疾病或早期发现疾病而采取的行为。[2] Kasl 提出的健康行为理论很快得到学界认可，众多学者从各自专业背景和研究专长出发，对上述定义进行阐释、补充与修订，形成众多关于健康行为的定义，其中具有代表性的有：Rice 认为，健康行为是个体为了预防疾病、保持自身健康所采取的积极行动，包括改变危险生活方式、减少或消除健康危险行为、采取积极的健康行为以及遵从医生指导等行为。[3] Duff 认为，健康行为是由有意识的健康行为和在日常生活中无意识的但有益于健康的行为组成。[4] Pender 等认为，健康行为是指个体为维持健康或促进健康，达到自我满足、自我实现而采取的包括健康责任、运动和锻炼、人际关系、压力应对、自我实现、营养六个方面的行为。[5] 国内学者一般把“健康行为”界定为“促进健康的行为”，即个体或团体在客观上有利于自身和他人健康的行为。[6,7]

至于健康行为的内容和表现，可以概括为生理行为、心理行为和社会适应行为。[8] 胡亚飞、潘新锋、吴贞颐等构建的上海市居民健康行为监测指标体系包括基本健康行为、预警行为、卫生服务利用行为和避开环境危害行为四个一级指标。[9]

从目前的研究看，国内外对健康行为的研究集中于健康行为监测指标体系的构建、居民健康行为调查、某种健康行为的干预。目前，对于健康行为的系统、综合性研究尚不多见。本研究以中国先贤孔子为范例，梳理、归纳、总结其健康行为，以期为公民健康行为提供样本，为健康教育和健康促进提供范例，为公民健康生活方式的养成提供参照。

2 孔子的健康行为

子曰：“志于道，据于德，依于仁，游于艺。”（《论语·述而》）“志于道”就是要确立生命的目标，“据于德”就是要找准做事的依据，“依于仁”就是要理顺待人的态度，“游于艺”就是要寻求内心的丰盈。这四个方面是孔子精神追求与生活处世的准则，是健康幸福的保证。

子曰：“吾十有五而志于学，三十而立，四十而不惑，五十而知天命，六十而耳顺，七十而从心所欲不逾矩。”（《论语·为政》）这是孔子对自己人生历程的描述，是对健康生活的总结，对人生境界的概括。

孔子一方面具有“士不可以不弘毅，任重而道远”（《论语·泰伯》）和“知其不可为而为之”（《论语·宪问》）的执着与进取精神，另一方面也向往“暮春者，春服既成；冠者五六人，童子六七人，浴乎沂，风乎舞雩，咏而归”（《论语·先进》）的惬意与自足生活。孔子是后人崇拜敬仰的人物，被誉为千古第一圣人。孔子留给后世的财富不仅是其治国理念、道德理想，还有其既仁且智的健康行为与至善至美的人格典范。

2.1　将身有节

孔子赞同“智士仁人，将身有节，动静以义，喜怒以时，无害其性，虽得寿焉，不亦可乎”（《孔子家语·五仪》）。将身有节，意即养生要有节制，主要内容包括生活起居要有规律，饮食要有节制，安逸和劳碌都不能过度。在这方面孔子是身体力行的，如《论语·乡党》记载：“当暑，袗絺绤，必表而出之。……亵裘长，短右袂。必有寝衣，长一身有半。狐貉之厚以居。”这是孔子关于穿衣的行为规范。衣服是人们抵御外来疾病侵袭和保持清洁卫生的外围防线，制作衣服的主旨是防止外伤和防暑保暖，原则是轻、柔、宽、可。穿着要整洁、舒适，切忌紧裹身体。古人认为“衣取适体，即养生之妙药”。孔子的衣着是合乎这些要求的。

“……鱼馁而肉败，不食。色恶，不食。臭恶，不食。失饪，不食。不时，不食。……肉虽多，不使胜食气。唯酒无量，不及乱。……不撤姜食，不多食。”这是孔子关于饮食的行为规范。中医认为饮食不洁不鲜、不定时、暴食偏食，都可能引起疾病。“按时节量”顺应了自然生理节律的需求，是饮食养生的基本原则之一。“按时节量”可以使肠胃作息适度，使免疫力增强。姜的主要成分是姜油酮等芳香性挥发油脂，有加速血液循环和解表散寒的作用。酒是柄双刃剑，少量饮酒是健康之友，因为这样可以扩张血管，促进血液循环，过量饮酒则是多种疾病的罪魁祸首，因为这样会使人发胖还会伤肝，导致心血管疾病发作。孔子的餐饮有节，是符合这些标准的。

“食不语，寝不言。”“寝不尸，居不客。”“升车，必正立，执绥。车中，不内顾，不疾言，不亲指。”这是孔子关于寝处起居的行为规范。

2.2　喜怒以时

子曰：“《关雎》乐而不淫，哀而不伤。”（《论语·八佾》）孔子主张喜怒以时，即善于控制自己的感情，“喜”和“怒”都要恰合时宜，不随意狂饮，不动辄暴怒。如“闻过则喜”就是“喜得时宜”，“幸灾乐祸”就是“乐不得时宜”；“若不可教，而后怒之”就是“怒得时宜”，“一朝之忿，妄其身，以及其亲”就是“怒不得时宜”。

《礼记·曲礼》中也有记载：“敖不可长，欲不可从，志不可满，乐不可极。”《礼记·中庸》曰：“喜怒哀乐之未发谓之中，发而皆中节谓之和。”这些都强调了为人处事要懂得节制，人的七情的调养，不可太过，亦不可不及，而是贵在致“中和”。

“喜怒以时”，不但饱含着诚恳和关爱，而且充满着愉悦和满足，能够养德养身，有延年益寿之效。“喜怒不以时”，喜则为所欲为，怒则不顾一切，“以少犯众，以弱侮强，忿怒不类，动不量力”，必当死而非其命。

2.3 心态从容

“子温而厉，威而不猛，恭而安”（《论语·述而》）意即孔子温和而又庄重，有自然的威严而并不凶狠，永远是那样安详而恭敬的神态。这是孔子的弟子们对孔子“心态从容”的描述与评价。

心态从容的人，神泰意舒，做事认真谨慎、镇静沉着、成竹在胸、不急不躁、轻重分明、先后有序。这样“临事而惧”“好谋而成”才能顺天应时，取得“谈笑间樯橹灰飞烟灭”的效果。“子畏于匡”是孔子一生中遭遇的几件险事之一。当时匡人以兵围孔子，事态很严重、很危险。在这种危难情况下，孔子一不祷告求神，二不无视后果地去激化矛盾，而是脸色不变，弦歌不辍。他慰勉弟子：“天之未丧斯文也，匡人其如予何?”孔子以他的宁静、从容和自信，把危难化解了。[10]

孔子主张“毋意、毋必、毋固、毋我”（《论语·子罕》），如果能按“毋意、毋必、毋固、毋我”的原则随时警策自己，就可以随时清理内心的污染、迷惑，保持从容的心态，进入空灵洒脱的“依于仁、游于艺”的自在境界。

2.4 避险慎疾

孟子曰：“莫非命也，顺受其正；是故知命者不立乎岩墙之下。尽其道而死者，正命也；桎梏死者，非正命也。”（《孟子·尽心上》）君子要远离危险的地方。这包括两方面：一是防患于未然，预先觉察潜在的危险，并采取防范措施；二是一旦发现自己处于危险境地，要及时离开。

孔子的弟子子路要去卫国做大司马，可是卫国国君无力，太子无德，国内权利交错。孔子不赞成子路去，就说：“危邦不入，乱邦不居，天下有道则入，无道则隐。”子路说他有信心治理好卫国。孔子便说：“防祸于先而不致于后伤情。知而慎行，君子不立于危墙之下，焉可等闲视之。”

《论语·述而》记载：“子之所慎：齐、战、疾。”“齐”通“斋”，指的是“斋戒”。孔子对斋戒、战争、疾病抱着谨慎的态度，平时非常小心注意。孔子把这三件事并列在一起，是因为这三件事都和人类的安全密切相关，如果处理不好，人类就会受到伤害。《论语·乡党篇》载：“康子馈药，拜而受之。曰：丘未达，不敢尝。”孔子对不了解药性的药物不随便服用。孔子曾向弟子们指出君子有三戒的“慎疾”告诫：“少之时，血气未定，戒之在色；及其壮也，血气方刚，戒之在斗；及其老也，血气既衰，戒之在得。”（《论语·季氏》）这是孔子根据人体的生理规律提出的养生法则，指出在一生的各个时期，人们都应当注重节制，有所“戒”，并且在不同的年龄阶段，注重节制的主要方面是不同的。

2.5 乐以忘忧

叶公问孔子于子路，子路不对。子曰：“女奚不曰，其为人也，发愤忘食，乐以忘忧，不知老之将至云尔。”（《论语·述而》）这里孔子自述其心态，“发愤忘食，乐以忘忧”，连自己老了都觉察不出来。孔子从读书学习和各种活动中体味到无穷乐趣，是典型的现实主义和乐观主义者，他不为身旁的琐事而烦恼，表现出积极向上的精神面貌。

孔子讲究养生，并不是单纯追求生理上的健康和长寿，相对而言，他更加注重品德修养与精神涵养。孔子曰：“益者三乐，损者三乐。乐节礼乐，乐道人之善，乐多贤友，益矣。乐骄乐，乐佚游，乐晏乐，损矣。”（《论语·季氏》）仁者唾弃的是那种恃尊自恣、出入不节、沉溺于宴饮的自损于身心的快乐，仁者追求的是那种建筑在仁德之上的促和谐、利团结、助上进的于身心有益的快乐。

孔子十分注重内心的调和，保持快乐的心境。子曰：“君子坦荡荡，小人长戚戚。”“饭蔬食饮水，曲肱而枕之，乐亦在其中矣。”（《论语·述而》）这些都显示了孔子乐观向上的健康心理。据《史记·孔子世家》载，孔子在陈、蔡被困时，弟子们大都病卧不起，唯年高六十三岁的孔子仍安然无恙，依旧“讲诵，弦歌不止”。孔子一生志在以周公之道治国平天下，栖栖惶惶地周游列国，却不被时人重视，其心情自然不太如意，然而孔子仍享年七十有余，究其实，是由于有豁达、坦荡的胸襟。[11]

2.6 动以养生

孔子不但精通诗、礼、乐，而且是射猎、钓鱼、驾车及登山游水等运动的爱好者。运动是孔子得以长寿的另一秘诀。

《论语·述而》载："子钓而不纲，弋不射宿。"讲述孔子不用带多钩的长绳钓鱼、不射猎停止在巢中的鸟的良好习惯。《礼记·射义》载："孔子射于矍相之圃，盖观者如堵。"可见其射术的精湛。《论语·子罕》载孔子风趣地对弟子说："吾何执？执御乎，执射乎，吾执御矣。"认为自己在驾车、射猎等运动中前者更精通些。

"智者乐水，仁者乐山。"孔子本人就是乐山乐水的智仁之人。《论语·子罕篇》载："子在川上，曰：逝者如斯夫，不舍昼夜。"阐发了临水的感受。《孟子·尽心上》记载："孔子登东山而小鲁，登泰山而小天下。"抒发了登山的豪情。

运动能使身体得到锻炼，有助于增强身体各个器官的功能，改善各个系统的运转状况，能增强体质，提高抗病能力。运动的过程也有利于精神的放松和心情的舒畅，这对于养生是很有益处的。[12]

3 总结与讨论

后人盛赞孔子"天不生仲尼，万古如长夜"（朱熹《朱子语类》卷九十三），"高山仰止，景行行止。虽不能至，然心向往之"（司马迁《史记·孔子世家》）。仅仅就健康养生而言，在当时条件下，孔子得以寿终七十三岁，其健康行为具有极高的参照意义与示范价值。

本文根据《论语》等文本对孔子行为的记述对孔子的健康行为归纳总结为六个主要方面：将身有节、喜怒以时、心态从容、避险慎疾、乐以忘忧、动以养生。其中，将身有节、动以养生是生理方面的健康行为，喜怒以时、心态从容是心理方面的健康行为，避险慎疾、乐以忘忧是社会方面的健康行为。从另一个角度来看，将身有节、动以养生是坚持人与自然的和谐共生，心态从容是保持良好的情绪，喜怒以时是构建良好的人际关系，避险慎疾、乐以忘忧是培养健康的人格。

总而言之，孔子的健康观主张的是从身体到精神、从自我到社会的综合修养，是将人与自然、人与社会联系起来，并不是单纯地追求个体的长寿，体现了一种积极的、扩张的、经世的人生态度，这些思想都完全反映了儒家思想的实质。[13] 在加快推进健康中国建设，努力全方位、全周期保障人民健康的新时代，孔子的健康行为有着重要的启发意义和借鉴价值。

参考文献

［1］魏金恺．现代儿童心理行为疾病［M］．北京：人民军医出版社，2002：2.

［2］Kasl S V，Cobb S. Health behavior，illness behavior，and sick role behavior［J］. Arch Environ Health，1966，12（2）：246-266.

［3］Rice P L. 健康心理学［M］．胡佩诚，译．北京：中国轻工业出版社，2000：7.

［4］Duff M E. Primary prevention behaviors：The female headed，one-parent family［J］. Res Nurs Health，1986，9（2）：115-122

［5］Pender N J，Walker S N，Sechrist K R，et al. Predicting health-promoting lifestyles in the workplace［J］. Nurs Res，1990，39（6）：326-332.

［6］马骁．健康教育学［M］．北京：人民卫生出版社，2012：1.

［7］田向阳，程玉兰．健康教育与健康促进基本理论与实践［M］．北京：人民卫生出版社，2016：4.

［8］魏晓敏，胡亚飞，刘惠琳，等．健康行为及其测量研究［J］．健康教育与健康促进，2018，13（1）：3-8.

［9］胡亚飞，潘新锋，吴贞颐，等．上海市居民健康行为监测指标体系构建［J］．健康教育与健康促进，2018，13（1）：11-15.

［10］杨同卫．浅论"仁者寿"［C］．山东省医学伦理学学会第六届学术年会文集，2008.

［11］刘纪兴，贾海燕．论孔子健身养生思想［J］．军事体育进修学院学报，2005，24（10）：1-4.

［12］马翠莲．孔子的养生思想及其精神追求［J］．成都师范学院学报，2015，31（3）：62-66.

［13］陈鹏生，周明．浅谈先秦时期养生理论的分类和内涵［J］．体育科技文献通报，2009（4）：98-99.

解脱道佛教的身心健康

李明书

(1 山东省医学伦理学学会医患沟通分会　济南　250012；2 山东大学　济南　250012)

摘　要：佛教以四《阿含经》为主的解脱道系统，重视身心的意义与关系，进而以各种实践方法，锻炼身心应对疾病，增加承受痛苦的能力，可作为今日健康观念的参考，亦有助于了解解脱道佛教关于身心健康的定义与内涵。本文即从《阿含经》中的记载，整理佛教在身心健康方面的观点，提供国人在思考与实践方面的参考。

关键词：解脱道　佛教　身心　健康　身心健康

1　前言

随着时代的发展，人类的饮食、生活等方面越趋便利，但伴随而来的身心健康问题也越趋增加与复杂，并未随着科技、文明的进步而减少。相较于今日，古时候并无高超的医疗技术治疗疾病，古人却自有一套应对病痛、增强身心健康的方法，或可作为今日的借镜。中国传统的儒、道、佛三家之中，以佛教对于身心锻炼的思想材料与记录最为丰富，许多内容甚至可以不借由信仰的方式，提供每个人作为增进身心健康的参考。是故本文将从佛教经典中，整理关于身心健康的文本，论述佛教对于身心健康的见解，除了凸显佛教有别于其他人文思想的观点之外，亦可作为今人实践上的思想依据。由于佛教系统庞大繁多，难以以一篇论文囊括整个佛教关于身心健康的观点，故本文仅集中于解脱道佛教的经典进行论陈，以下先就“解脱道佛教”与“身心健康”概念进行界说与厘清。

2 概念界说与厘清：“解脱道佛教”与“身心健康”

本文的主要概念为“解脱道佛教”与“身心健康”。“解脱道佛教”乃是区别于“菩提道佛教”（又称大乘佛教、菩萨道佛教）而言。诚如前述，佛教系统庞大繁多，经论浩瀚如海，各部经典各有其所探讨的主旨，在佛教思想史的发展中又有其所要响应与反思的哲学问题，故难以以一篇论文概括整个佛教关于某一论题的观点。而对于佛教系统概略的区分，可分为“解脱道”与“菩提道”两种。解脱道亦即以解脱而成就“阿罗汉”为目标，解脱的境界为“涅槃”，亦从一切的痛苦、烦恼中解脱而出，不再受生死轮回；主要的经典为汉译本的《杂阿含经》《中阿含经》《长阿含经》《增壹阿含经》等四部《阿含经》，以及巴利文本的《长部》《中部》《相应部》《增支部》《小部》等五部《尼柯耶经》。菩提道则包含四《阿含经》以外的各部经论，诸如《妙法莲华经》《大方广佛华严经》《大般若波罗蜜多经》等。佛教传到中国之后，在中国盛行的佛教宗派也几乎是依据菩提道经典思想而展开。菩提道经典内容与主旨虽有差异，但实践目标是教导众生成就“菩萨摩诃萨”（“菩萨”）乃至“佛”的境界。

虽然佛教可大致区分为解脱道与菩提道系统，但这种区分方法是立基于经典的思想主旨。既然皆是属于佛教的内容，则整体而言，不论是解脱道或菩提道，皆可视为通往成佛的道路，因为菩萨与佛的境界是以阿罗汉为基础而往上升进的，在《妙法莲华经》中即有“声闻乘”、“辟支佛乘”与“佛乘”等三乘归于一乘之说。[1] 然而，在一篇论文中若要整体地把握佛教的身心健康观点，将容易流于泛论或不聚焦，[2] 因为解脱道与菩提道对于身心的锻炼方法有着明显的差异。而释昭慧虽已曾提出原始佛教保持身心健康的观点，并以《阿含经》与《佛说佛医经》为依据，然而采用原始佛教的概念，具有将佛教观点置于佛教史脉络的倾向，将使这样的观点难以具有普遍性的意义。[3] 是故本文使用解脱道佛教，即试图理性地证成，这样的身心健康意义虽是古人实践的成果，但只要今人具备同样的身心条件，这样的思想即具有参考的价值。解脱道的身心健康观点与一般人的生命和生活状态较为接近，这方面容后再述；菩提道则涉及较为复杂而难解的故事形态与理论机制，例如男女身相的转变。故本文仅以解脱道佛教为范围，整理一般人在身心健康上可供参考的思想依据。

一般而言，构成人体或其他生命体的条件，可区分为“身”“心”两大部分，至于身心的内容为何，不同的文化、思想有着不同的定义，基本上一致的是身（body）指的是物质式的身体，而心（mind）则是指的心理上的情感、意识、思考等方面的表现。“身心健康”即指在身心两方面达到的无病痛、舒适、协调等类似的状态。依据世界卫生组织的健康定义：“健康不仅为疾病或羸弱之消除，而系体格、精神与社会之完全健康状态。”[4] 由此定义可以看出，健康所指的不只是个人身心而已，还包括个人与社会（他人）之间的相处。着眼于现今大多数人的生活已难以离群索居，切断与任何社会机制、法律、群体、他人的关系，因此在定义上超出个人身心的范围。参照其他人文思想或文化对于身心健康的定义，将不难发现，并非所有人文思想或文化皆是强调个人与社会之间的联系，如解脱道佛教的思想，即是以个人的身心健康为范围，《阿含经》记载个人修行实践的过程，鲜少涉及个人与社会之间应保持何种关系，才是健康的状况。

解脱道佛教之所以抱持这样的观点，除了其本身的思想特性之外，亦是基于如果每个人的身心皆可以维持健康的状态，亦即不为身心疾病所苦，可自行处理任何的疼痛，完全不需求助他人，则不会造成他人与社会的任何负担，亦可达到世界卫生组织的健康意义。以今日的生活条件观之，这种类似于“老死不相往来”的状态自是难以达成，但作为一种思想系统的理想意义，其实是难以对其进行否证的，只是在理解解脱道佛教的身心健康意义之外，尚须评估今日的生活环境，提升个人在身心方面的锻炼，以减少他人与社会的负担，始能提升整个社会的健康程度。这一节除了个别解释解脱道佛教与身心健康的意义，也带出解脱道佛教如何看待身心健康，下一节即深入说明解脱道佛教对于身心的解释与关系。

3 解脱道佛教的身心意义与关系

整体而言，佛教对于身心的解释相当一致，只是解脱道的经典特别重视对于身心的观察，进而透过修行而解脱。《杂阿含经》多次提及生命体是由“色蕴”（物质之积聚）、“受蕴”（感受之积聚）、“想蕴”（概念认定之积聚）、“行蕴”（情意之积聚）与“识蕴”（分别式认知之积聚）等“五蕴”所构成，色蕴即是身体，受蕴乃至识蕴即是心理方面的各种表现。在“名色”合称时，“名”指的是心，而色指的是身。佛教对于心的讨论特别丰富与深入，是故有些学者认为佛教明显重视心，而将身视为不洁、终将朽坏的躯壳，只有心才能够真正地解脱而不受身的限制，因此多着重于讨论心理方面的健康。[5] 依本文而言，佛教确实将物质式的肉身视为应该超越的对象，并且认为身体终将朽坏，不应由于身体所带来的美好感受，就沉溺于享乐的环境中，但并不因此而偏废对于身的重视，而是正视身体的所有情况，在详尽地观察之后，期能避免或解消因身体所带来的痛苦。[6]

进一步解开五蕴的构成即更可明显地看出解脱道佛教对于身心两方面的重视。先就色蕴而言，《中阿含经·第75经》记载："若有色者，彼一切四大及四大造。"[7]《杂阿含经·第61经》亦言："所有色，彼一切四大，及四大所造色，是名为色受阴。"[8] 佛教认为地、水、火、风等"四大"为构成所有物质身体的基本元素，而四大亦有相对应的属性，参照《大宝积经》来看："所谓地为坚性、水为湿性、火为热性、风为动性。"[9] 四大依序表现的是具有密度、黏度、温度与速度等四种特性的身体部分。[10] 依据《杂阿含经》，身体的构造称之为"三十六物"，分别是发、毛、爪、齿、尘垢、流涎、皮、肉、白骨、筋、脉、心、肝、肺、脾、肾、肠、肚、生藏、熟藏、胞、泪、汗、涕、沫、肪、脂、髓、痰、癊、脓、血、脑、汁、屎与溺等三十六项体内构造。[11] 这些知识也许难以符合今日的科学标准，但是却反映出解脱道佛教对于身体的重视，在当时的观察能力所及，尽可能解开身体的构成要素。

受、想、行、识等四蕴除了总称感受、概念认定、情意、分别式认知之外，亦有再细分的内容。以受蕴指称所有感受的积聚，可表现为"苦受"、"乐受"与"不苦不乐受"（"苦受"，意指无聊的感受）三类。受、想、行、识蕴又可个别或交错地表现在眼、耳、鼻、舌、身、意等"六根"（感官），例如眼睛、耳朵的苦乐感受之别。身心之间的交互作用的活动，形成解脱道佛教的知觉与认知系统。前述的六根又称为"六内入处"，六根所对应、捕捉的对象为色、声、香、味、触、法等"六境"（感官对象），又称为"六外入处"，六内入处与六外入处合称为"十二处"。知觉与认知运作的过程则是以六根面对六境时所产生分别认知，称之为眼、耳、鼻、舌、身、意等"六识"。六根、六境与六识总称为"十八界"。[12]

借由五蕴、十二处、十八界所建构出的身心与知觉系统，不仅只是静态地说明身心的内容，更是动态地呈现出身心的构成，是各种器官与心理活动不断交错运作的结果。基于解脱道佛教对于身心的认知，以及导向解脱的目标，在身体必然经时空环境影响而衰老、朽坏的情况下，解脱道对于身体所采取的态度，除了饮食、情欲的节制和运动的锻炼之外，即是从心理上培养远离身体的观念与态度，才能减轻乃至于避免被身体的病痛所苦。在《杂阿含经》中常以"生厌、离欲、灭尽"表示，意指对于会产生病痛的身体，生起厌倦、远离的态度，进而达到完全不受病痛的干扰，意志可以时时时刻保持坚定而集中的状态。[13] 是故若要将这样的身心关系以轻重表示，则可说解脱道佛教在认知与锻炼上，对于身心一并重视，但须认识到身体终将朽坏（不健康）的情况，故仅能在心理上达到绝对的健康状态。

随时皆能不受病痛所苦，即是解脱道佛教认为的健康状态，这与一般认为的治疗疾病或没有病痛，或如世界卫生组织所说的“疾病或羸弱之消除”和“体格、精神与社会之完全健康状态”有着明显的差别。虽然今日的医疗技术已能治愈许多伤病，但是仍有不少良药须待研发，并非人人皆可负担医疗费用，并且人总是难以承担死前的痛苦。如能参考解脱道佛教的观点，即可增加自身承担疼痛的能力，在医疗资源不能减轻个人痛苦的情况下，即可锻炼自己的身心，增强健康的效果。至于如何锻炼，将在下一节申论。

4 达成身心健康的实践方法

解脱道佛教的实践方法非常多样且具体，因其主要教授的对象为尚未开始与正要开始依照佛法而实践的人，以及已有一定程度而正朝向解脱的修行者。如同一般人接受儒家思想之初，以仁、义、礼、智规范自身，必定有着许多不适应、冲突的情形，就佛教而言亦是如此。故在解脱道的经典记载各式各样的方法，以应对实践过程所产生的各种问题与不适应。

在实践方法上，可分成态度、原则与各种项目加以考察。就何谓健康的态度而言，如果将达成健康所要对治的对象视为疾病，则在《杂阿含经·第 389 经》中记载最好的医师，亦即所谓的“大医王”。不论是帮助他人或自行对治疾病，皆需具备以下四种条件：

> 有四法成就，名曰大医王者，所应王之具、王之分。何等为四？一者善知病，二者善知病源，三者善知病对治，四者善知治病已，当来更不动发。
>
> 云何名良医善知病？谓良医善知如是如是种种病，是名良医善知病。云何良医善知病源？谓良医善知此病因风起、癖阴起、涎唾起、众冷起、因现事起、时节起，是名良医善知病源。云何良医善知病对治？谓良医善知种种病，应涂药、应吐、应下、应灌鼻、应熏、应取汗。如是种种对治，是名良医善知对治。云何良医善知治病已，于未来世永不动发？谓良医善治种种病，令究竟除，于未来世永不复起，是名良医善知治病，更不动发。[14]

由此可知，对于解脱道佛教而言，真正的医疗不只是善于了解各种疾病，而且能够追究到疾病的根源，进而提出精准的治疗方法。医疗的结果也不只是一般意义上的健康而已，而是要使人不在产生同样的疾病，才能达到解脱的目标。借此即可对应上述所说，身体上的衰老、朽坏是必然的，今日再先进的医疗技术也不能保证任何疾病永无复发的可能，是故最能达到健康的方法，除了尽力而深入地将身上的疾病治好之外，须更进一步在心上锻炼得更为坚强，才能不畏惧疾病，减少痛苦的影响。

在对治身心问题的原则上，解脱道佛教认为许多痛苦的产生，不论是对身心的看法，或是人之所以在世间出生，是由于“十二因缘”的“无明”（无知）所致，皆是源自错误的观念所造成。有鉴于此，观念的调整即是对待身心的主要原则。从身心的组合而言，一般人往往将身心看成是固定、快乐、独立、自我的，因此想要永远维持固定的状态，殊不知这种状态永远不可能达成。故《杂阿含经·第1经》即记载：

> 当观色无常。如是观者，则为正观。正观者，则生厌离；厌离者，喜贪尽；喜贪尽者，说心解脱。
>
> 如是观受、想、行、识无常。如是观者，则为正观。正观者，则生厌离；厌离者，喜贪尽；喜贪尽者，说心解脱。……如观无常，苦、空、非我亦复如是。[15]

依据这则经文，应以不是固定不变的（“无常”）、痛苦的（“苦”）、多种条件构成的（“空”）、不是自我的（“非我”）等四种原则观看五蕴，才是正确的观察方法。[16] 因为如此，才会对于产生疾病的身心及其所带来的病痛，产生厌恶而想要离去的态度，而非不断地追求永远不可能达成的固定状态，以为身心上的快乐可以永久维持，忽略身心之中复杂的构成条件相互影响，以及对于自我而不可改变的认定。

这确实有别于一般的观念，至于何以观无常、苦、空、非我即能达到如此的效果，则需要配合个人实践才能证明。以佛教经典作为一种实践经验的记载而言，或可视为实践成功的经验分享，至于是否依此而行，则视个人自由选择而定。

从“十二因缘”的观察而言，因佛教特有的轮回系统，认为人若不透过修行而解脱，将不断到世间投胎。而每一辈子经历的过程，共有“无明”“行”“识”

"名色""六入处""触""受""爱""取""有""生""老·病·死·忧·悲·恼苦"（"老·死"）等十二个环节。对于十二因缘的正确观念，即是认知每一个因缘产生的来源，进而从根本处不再产生，则后续的生老病死等痛苦也一并解消。如《杂阿含经·第590经》所言：

> 于十二因缘逆、顺观察，所谓是事有故是事有，是事起故是事起，谓缘无明行，缘行识，缘识名色，缘名色六入处，缘六入处触，缘触受，缘受爱，缘爱取，缘取有，缘有生，缘生老、死、忧、悲、恼苦，如是纯大苦聚集；如是无明灭则行灭，行灭则识灭，识灭则名色灭，名色灭则六入处灭，六入处灭则触灭，触灭则受灭，受灭则爱灭，爱灭则取灭，取灭则有灭，有灭则生灭，生灭则老、死、忧、悲、恼苦灭，如是纯大苦聚灭。[17]

以顺、逆两种进路观察十二因缘，亦即从原因顺推结果，以及从结果逆推原因。前者如观察因何而头痛，后者则如设想疾病或外力伤害可导致头痛。而每一个人在一生中会经历的遭遇不尽相同，故在十二因缘的经历也将因个人情况而定。此处主要在于把握健康或疾病的状态，必有其原因所导致，观察前后的因果关系，有助于对治疾病，达到解脱的境界。（"纯大苦聚灭"）

既有对待身心的态度与原则，借此落实而下的具体实践项目更是多样。解脱道关于身心的锻炼方法，有"止观""安那般那念"（"数息观"），以及"四念处"（"四念住"）、"四正勤"（"四正断"）、"四如意足"（"四神足"）、"五根""五力"、"七觉支（"七觉分""七菩提分"）与"八正道（"八圣道"）等"三十七道品"（"三十七菩提分法"），各个项目各有其所要对治的身心问题。由于内容繁多，难以一一论陈，故以下仅举安那般那念与七觉支为例说明，并指出关于实践上须延伸思考的问题。

安那般那念意指借由专注地计数呼吸的出入息，而培养专注力。修习安那般那念，可使人不攀缘于感官方面的享受，身心亦较不容易疲劳。如《杂阿含经·814经》所言：

> 当修安那般那念！修安那般那念多修习已，身不疲倦，眼亦不患乐，随顺观住乐，觉知不染着乐。云何修安那般那念，身不疲倦，眼亦不患乐，随观住乐，觉知不染着乐？是比丘依止聚落，……乃至观灭出息时，如灭出息学，是名修安那般那念，身不疲倦，眼亦不患乐，随观住乐，觉知不染着乐。如是修安那般那念者，得大果、大福利。是比丘欲求离欲、恶不善法，

有觉有观，离生喜乐，初禅具足住。[18]

依据以上的记载，可以推想而知，尤其现今社会诸多的声光享受，导致许多人的视觉与听觉受损，并且需要更多更强的刺激才能满足。在这种不断增加的追求过程中，不论是身体的伤害，还是心理上因不够满足而产生的空虚感，皆是对于生命体的伤害。是故如能培养专注力于呼吸上，减少感官享受的追求，则因此而产生的伤害也随之减低或解消。

七觉支指七种用以觉悟世间道理而开发智慧的方法，依序为（一）念觉支，心中明白，常念于禅定与智慧。（二）择法觉支，依智慧能选择真法，舍弃虚伪法。（三）精进觉支，精励于正法而不懈。（四）喜觉支，得正法而喜悦。（五）轻安觉支，又作猗觉支，指身心轻快安稳。（六）定觉支，入禅定而心不散乱。（七）舍觉支，心无偏颇，不执着而保持平衡。[19]《杂阿含经》记载七觉支明确要对治的是“贪欲盖”“瞋恚盖”“睡眠盖”“掉悔盖”“疑盖”等“五盖”（“五障”），亦即因为贪欲、瞋恨、嗜睡昏沉、烦恼躁动、优柔寡断等五种遮蔽修行实践的烦恼。如经中所言：

有五障、五盖，烦恼于心，能羸智慧，障阂之分，非明、非正觉，不转趣涅盘。何等为五？谓贪欲盖、瞋恚盖、睡眠盖、掉悔盖、疑盖。如此五盖，为覆为盖，烦恼于心，令智慧羸，为障阂分，非明、非等觉，不转趣涅盘。若七觉支，非覆非盖，不恼于心，增长智能，为明、为正觉，转趣涅盘。何等为七？谓念觉支等……如上说，乃至舍觉支。如此七觉支，非翳非盖，不恼于心，增长智能，为明、为正觉，转趣涅盘。[20]

七觉支与五盖的对治关系，在许多方面可以推论而知。例如锻炼定觉支，因培养专注的定力，则贪欲、昏沉等相关的情况即可随之减轻甚或消除。然而，此处遗留的问题在于数字上的对应，亦即七觉支与五盖之间究竟是否为明确的对应关系，[21] 在解脱道相关经典中未详述，是故或可留待个人实践的经验以进行更为科学的验证。

以身心健康的态度、原则，以及以上所举的方法为例，可以再次看出解脱道佛教对于身心健康的重视，并且皆是着重于个人的身心锻炼与观念调整，不须假手医药、器材的辅助，即可通过古人的成功经验，作为今人参考的依据。由于篇幅之故，难以一一论陈，借由上述即可初步认识解脱道佛教的实践方法，再以此延伸到其他方法的运用。

5 实践目标与身心健康

从第一节界说解脱道佛教，以及上引实践方法的几则经文已可明确看出，解脱道佛教的所有实践方法，所要导向的目标皆是解脱，也就是不再受任何伤害、疾病的痛苦所捆绑、束缚，而从生死轮回中解脱而出。对于解脱道佛教而言，解脱并非一世可及，故在达成之前，将经历几个不同的次第，称之为“四双八士”（“四双八辈”“四向四果”），亦即“向须陀洹”（“须陀洹向”“预流向”）、“须陀洹果”（“预流果”）、“向斯陀含”（“斯陀含向”“一来向”）、“斯陀含果”（“一来果”）、“向阿那含”（“阿那含向”“不还向”）、“阿那含果”（“不还果”）、“阿罗汉向”与“阿罗汉果”。如下经文所载：

> 圣弟子念于僧法，善向、正向、直向、等向，修随顺行，谓向须陀洹、得须陀洹果，向斯陀含、得斯陀含，向阿那含、得阿那含，向阿罗汉、得阿罗汉，如是四双八士，是名世尊弟子僧戒具足、定具足、慧具足、解脱具足、解脱知见具足，供养、恭敬、礼拜处，世间无上福田。[22]

上述的“向”为趣向、朝向的意思，“果”则指境界、果位。如预流向为朝向预流果位修行，预流果则为已达到“预流”的果位。预流果为解脱道初果，须受生七次才可成为阿罗汉；一来果则受生一次而可修成阿罗汉；不还果则是不须再受生即可修成阿罗汉；阿罗汉果即阿罗汉，亦即已达到解脱的境界。以解脱为目标，是解脱道佛教的身心健康观与其他思想相当明显的不同之处，也是佛教思想的特点之一。在此目标作为导向的条件下，各种方法即可自在切换，以应对不同时空环境下所产生的痛苦。

经由上述，本文在论述解脱道佛教的观点之外，几乎未涉及信仰的成分，理由在于笔者希望能从佛教思想中，提供实践上理性的参考价值。然而，这样的论述不能回避的问题，在于佛教的十二因缘、解脱的观念，皆须建立在佛教轮回的世界观之上才能成立。如同四双八士的次第，如果无轮回观为基础，则一般人几乎无解脱的可能。前述中虽亦提及轮回与解脱的观念，但本文在解释实践方法的内容时，不难发现所要对治的问题，主要仍是任何人在生活中皆会遇到的病痛，例如五盖，即便不导向解脱、不再轮回的目标，五盖都是人人常遇到的痛苦，则七觉支的运用，仿佛只是采取一般的锻炼方法，而未能与解脱道的目标紧密地结合。邓伟仁即指出现代主义在运用佛教禅修方法时，即出现这样的问题，亦即只重视禅修，却忽略禅修在佛教的意义下，是为了助成解脱而实践，并不只是一般的身心锻炼而已。如其所言：

> 强调“佛教禅修对身心疗愈的帮助”，容易让我们简单地把身心健康，特别是现代医学意义下的身心健康，当成目的，但对佛教修证传统而言，现代医学意义下的身心健康反而是修行的“方便”，其真正目的反而是认识我们在轮回中的身心的缺陷——duḥkha（苦），去除对身心分别执取的无明。[23]

现代医学抽出了佛教思想的特色与主轴，导致这些方法已经离开佛教的脉络与究竟的目标，甚至模糊了佛教与非佛教的实践方法。

本文以为，邓伟仁的反思确有其道理，尤其为维护佛教思想的特殊性与系统性，在立论基础、实践方法与目标导向等各个环节皆须兼顾，而不只是各种方法的陈列而已。如同儒家的道德修养，如果不置于成圣成贤的脉络下而进行，则仁、义、礼、智、信等皆只是一般的道德德目，无法凸显儒家提出这些概念的特点。虽是如此，但佛教对于因缘的重视，正可使其方法合理地应用于各种不同程度的对象，而不应将仅实践单一修行方法时，即视为脱离了佛教教人解脱的目的。举例而言，如果有一个人不能充分理解佛教整个身心、因缘、解脱的机制，但身心却承受某些甚至极大的痛苦，而“三十七道品”中的某些方法适足以解决其痛苦，则依据佛教的立场，应是会提供适合的方法，使其先解决痛苦，再进而引导其认识佛教思想系统，导向佛教意义的解脱。如若这个人在解决痛苦之后，无法再学习佛教深入的内容，则亦不妨碍其增加多一点解脱的可能。就此而论，解脱道实践方法的运用，在理想上，是以达成解脱为目标；但为了帮助更多人，使更多人得以接受而言，只要在实践过程确实可以解决部分的痛苦，则亦值得尝试实践，且不应将此行为视为缺陷或背离佛教思想，只是当下有所不足而已。若接受这样的观点，则解脱道佛教达成身心健康的实践方法，不论是否基于轮回机制，皆可合理、自在地选择以运用。

6 结语

本文依据《阿含经》，并且整理若干当前的研究成果，进而聚焦于解脱道佛教的身心健康观，凸显解脱道佛教思想的独特之处，亦避免只是泛泛而论。经研究发现，解脱道佛教在认知与实践上对于身心皆相当重视，只是在面对身体终将朽坏而不可逆的情况下，强调心理方面的锻炼，以应对衰老、死亡所带来的痛苦。通过五蕴、十二处、十八界的身心与知觉系统之建构，以及止观、安那般那念、三十七道品等实践方法的运用，有助于解决身心的病痛，达成健康的状态。究竟而言，需在佛教脉络下达到解脱一切痛苦的境界，才是解脱道佛教认为最好的、最高级的健康。然而，对于一般人而言，即便不能达到这样的要求，亦可运用适当的方法以对治病痛，提供所有人在实践上的参考。

[本文是程恭让教授主持2018年度国家社科基金重点项目“中国化视角下的佛典汉译与诠释研究”（编号18AZJ002）的中期研究成果之一。]

参考文献

[1] [姚秦] 鸠摩罗什，译. 妙法莲华经·卷第三·化城喻品第七 [M]. CBETA，T.9，no.262，p.26a.

[2] 杨曾文. 佛教与健康人生 [C]. 中国福山首届药师佛与健康文化论坛论文集. 山东：中国福山首届药师佛与健康文化论坛，2013：66-70；冯小林. 佛教的生命健康观刍议 [J]. 医学与哲学，2013，468：40-41.

[3] 释昭慧. 原始佛教对身心保健与疾患防护的看法——以《阿含经》与《佛说佛医经》为主 [J]. 西南民族大学学报（人文社会科学版），2010，5：92-97.

[4] 世界卫生组织：https://www.who.int/zh/news-room/fact-sheets/detail/mental-health-strengthening-our-response.

[5] 李红亚. 从心理学角度探讨佛教文化与心理健康 [J]. 东方教育，2014，1：231，233；廖乐根. 佛教因果观与心理健康 [J]. 宗教心理学，2018：128-136；释昭慧. 原始佛教对身心保健与疾患防护的看法——以《阿含经》与《佛说佛医经》为主 [J]. 西南民族大学学报（人文社会科学版），2010，5：97.

[6] 熊江宁，赵威维. 中医哲学与佛教医学“身心观”刍议 [J]. 中国文化研究，2018，2：18-26.

[7] [东晋] 瞿昙僧伽提婆，译. 中阿含经·第75经 [M]. CBETA，T.1，no.26，p.524b.

[8][11][12][13][14][15][17][18][20][22][刘宋] 求那跋陀罗，译. 杂阿含经·第61经 [M]. CBETA，T.2，no.99，p.15c；杂阿含经·第1165经 [M]. p.311a；杂阿含经·第68经 [M]. p. 18a；杂阿含经·第28经 [M]. p.6a；杂阿含经·第389经 [M]. p.105a；杂阿含经·第1经 [M]. p.1a；杂阿含经·第590经 [M]. p.156c-157a；杂阿含经·第814经 [M]. p.209a-b；杂阿含经·第707经 [M]. p. 189c；杂阿含经·第550经 [M]. p.143c

［9］［唐］菩提流志，译. 大宝积经·佛为阿难说处胎会第十三［M］. CBETA，T. 11，no. 311，p. 322c.

［10］释性广. 论身念处“四威仪”养生法——以“风界”特性改善姿势性疼痛之应用为例［J］. 玄奘佛学研究，2019，31：193-223.

［16］李明书. 以“五蕴”的观看作为探索生命的一条道路：以《杂阿含经》为依据［C］. 遇见生命里的彩虹. 台中：亚洲大学通识教育中心，2015：2-19.

［19］星云大师. 佛光电子大辞典［EB/OL］. 高雄：佛光山文教基金会，2007：125. Https://www. fgs. org. tw/fgs_book/fgs_drser. aspx.

［21］李明书. 论心之所向——《论语》与《杂阿含经》比较研究［M］. 武汉：华中科技大学出版社，2019：80.

［23］邓伟仁. 一个佛教现代主义的审视：佛教禅修与身心疗愈［J］. 玄奘佛学研究，2018，30：28.

《伤寒杂病论》中的健康理念

仲风行[1,2]

（1 北京东方生命文化研究院　北京　102209；2 中国中医科学院　北京　100700）

摘　要：张仲景于《伤寒杂病论》各篇中，阐释了独具中医特色的健康理念，这些理念简便易廉，又贴近临床实际，系统总结提炼并科普其理念，于构建“健康中国 2030”的中医方案颇有借鉴价值。

关键词：健康风险　健康中国　张仲景　中医养生

《“健康中国 2030”规划纲要》提出：“大健康”观要以促进健康为中心，预防为主，减少疾病发生，共建共享，自主自律，全民健康。[1] 中医药作为我国独有的卫生资源、文化资源，其独有的天人一体观、量身定制的辨证论治思想、“治未病”思想以及临床经验，恰恰满足了《纲要》要求，[2] 符合人民迫切需求的“生物心理社会”医学模式，因此，深度挖掘其中的健康理念，对实现党的十八届五中全会做出的“推进健康中国建设”战略决策具有重大意义。

医圣张仲景（公元 150—219 年）生活的年代距今约 1800 年，其著述的《伤寒杂病论》开辨证论治之先河，是中医重要的思想基础，在 21 世纪的今天，在临床上仍具有重要指导价值。[3] 历代于其中的方药治法研究颇多，而相比而言，对其健康理念、健康知识的研究总结较少，距离引起民众足够重视，进而内化成健康意识，外显为健康能力尚有距离，本文谨对张仲景的健康理念做一提炼总结，不当之处，祈请斧正。

1　防范健康风险，须亲自参与，全面了解

无病时，即要对健康知识有全面的了解，“留神医药，精究方术”对医学常识、药物以及其他治疗手段关注学习，以在“邪风之气”“非常之疾”发生时，依靠平时健康知识的积累早做诊断预防，更要防止误治失治，诉诸信仰、迷信，“钦望巫祝，告穷归天”，抑或将治疗权托付给“按寸不及尺，握手不及足”，不认真检查，草草诊断的“凡医”，[4] 这样做，健康风险极大，甚至危及生命。张仲景以自己家族由于没有有效防范健康风险，而夭亡三分之二的惨痛教训，告诫后人健康风险防范举足轻重的意义。而在今天，虽然医疗环境相较过去得到了很大改善，但每千人中常住人口执业（助理）医师数尚不足 2.5 人，[5] 相对紧张的医疗资源迫使诊断环节时间压缩，工作超负荷的现象仍然存在，“按寸不及尺，握手不及足”的现象仍不得不存在。[6]

同时，张仲景还强调将健康责任委付他人的风险：

由于“凡医”缺乏对健康、疾病的整体把握，“相对斯需，便处汤药”，根据病人现在的症状或需求随意用药，或者“各承家技，终始顺旧”，固守传统，没有广泛学习以致见识有限，不能跟随疾病谱的变化而量身定制调整方案，因而通过交付他人很难达到治病防病的目的。

此外，纵观《伤寒论》条文，共有症状 36 种：恶寒、恶风、能食、不能食、烦躁、懊侬、发热、小便利、小便不利、谵语、振栗、无汗、自汗、小便色白、发黄、头眩、不大便、发狂、头痛、下利、厥逆、心悸、衄血、便脓血、瘀血、胸胁满、咽痛、心下满、口渴、结胸、腹满、呕吐、痞、少腹满、哕、奔豚。其中，自觉症状占三分之二以上，有的症状在未发作时不能通过医疗手段检测，有的症状不容易引起医患双方的重视，长此以往便会“养虎为患”，甚至贻误病情，只有患者本人提高健康意识，才能够及时发现、早做处理。

综上所述，健康风险防范的第一责任人也是最重要的责任者是患者本人。

2　防范健康风险，应明确风险性质，防微杜渐

张仲景提出，在健康风险防范中，应当明确病因，全面关注。如关注反常气候以及虚邪贼风，全面关注身体的方方面面，包括“不令邪风干忤经络”，同时关注“经络”“四肢九窍”的通畅度，提高防范健康风险的警觉性，“适中经络，未流传脏腑，即医治之”，稍见不适如“四肢才觉重滞”便要采取种种办法加紧

调理，不令诸如“金刃、虫兽”等外在伤害伤及自身，同时注意“服食”“房室”的节制和规律。[4]

明确上述规则后，张仲景更进一步提出具体的解决办法：不但意识上要有“养慎”的准备，知识上同样要有深入的了解。

首先，在意识上要爱惜身体，以保身长全为要务，不但要“无犯王法、禽兽灾伤”避免因违法乱纪而受刑罚，飞禽走兽伤害肢体而遭受的有形伤害，还要关注生活起居当中的隐形损耗，因为日常生活中的“过度”行为，也会伤害自身健康，所以要“房室勿令竭乏”，“服食节其冷、热、苦、酸、辛、甘，不遗形体有衰”，饮食的温度、味道过度偏嗜都会影响健康，要让“病则无由入其腠理”，全面杜绝疾病产生的原因。

其次，为了精准地防范威胁健康的因素，在《伤寒论》中更提出在不同节气中，不同时间需要观察、规避的不同种类的虚邪贼风；在身体出现不适症状时，应具有以果推因的能力，对于各类危害健康因素，应有定性判断能力。根据中邪部位，分清中邪性质的“清、浊、大、小”。根据疾病表现例如发病时间、脉象变化，以及“风中于前，寒中于暮，湿伤于下，雾伤于上，风令脉浮，寒令脉急，雾伤皮腠，湿流关节，食伤脾胃，极寒伤经，极热伤络”等危害健康因素本身的性质如“从口入者”“极寒”“极热”“脉浮”“脉急”，判断危害健康因素属于“风、寒、湿、雾、热、食”中的哪一种。[4]

在明确了风险性质后，应当及时采取措施，防止风险“逐日浅深”，进一步扩大。

张仲景观察到，普通人（尤其是女人和孩子）有了轻微的不舒适，往往不懂得立刻处理，常常隐忍不治，希望疾病自己康复，却常常事与愿违，因此使得小恙转为慢性疾病；再等病情进一步发展后，又拖沓不治，或乱治，以至于终日为其所困。在《伤寒论》中，张仲景提出，自觉不适早发现，早分析，早治疗，在致病因素尚在皮肤腠理便及时医治，不需顾虑昼夜，觉病须臾，即宜便治，则“罕有不愈”，治愈的可能性极大；如果数日后再医治，则可能变为难治疾病。

在临床中，张仲景指出的“小病靠抗，大病靠拖”，舍本求末，不知“养慎”的现象依然广泛存在，上文中所提的简单诊断方法远没有成为健康常识，发挥及时检测的作用，而居民的健康知识、“养慎”意识，正是“健康中国建设”的基石，这既有赖于医务工作者对其中的医学知识进行科普，更有赖于全民学习共同参与。[7]

3 情志症状与身体健康状况密切相关

在《伤寒论》中，张仲景指出，躯体疾病可以导致情志症状，用药物治疗也可以促使情志症状痊愈，调理身体同样可以达到调整情志状态的目的。与此同时，心理情志症状也可以是身体疾病的先兆，心理情志症状的出现，往往暗示着疾病的发生发展状况；同样是心烦，在不同时机出现的心烦症状不能采用统一的治疗手段治疗，还需辨证论治。此外，情志反作用于身体后，身体脉象也会发生变化，更需要详加辨别。

在《伤寒论》所提及的36种条文中，烦躁、懊侬、谵语等属于情志类表现，分别按照病情轻重、发病特点以及病程病性提供了治疗参考方案。

如在第四条中，“颇欲吐，若躁烦，脉数急者，为传也”，烦躁这种情志症状，反映了疾病进一步的发展；在第24条中，通过针刺服药调理，缓解了“烦不解”的症状：“反烦，不解者，先刺风池、风府，却与桂枝汤则愈。”在第57条中，指出，烦本身也是身体疾病需要调整的先兆，需要采取对症治疗：“半日许复烦，脉浮数者，可更发汗。”

在《平脉法》章节中，也详细描写了不同情绪对身体、脉象、面色的影响，如在人心中有所恐惧害怕时，脉象则会“脉形如循丝，累累然”，脸色呈现“白脱色”，“人愧者，其脉何类”，“脉浮，而面色乍白乍赤”。此外，《金匮》中的条文记载：“妇人脏躁，喜悲伤欲哭，象如神灵所作，数欠伸，甘麦大枣汤主之。”[6] 这都反映了一种共识：情志疾患与身体健康密切相关，情志不畅可影响身体脉象。

张仲景的这些经验，为相关情志症状的治疗提供了宝贵的先例。据世界卫生组织对抑郁症的最新报告，每25个人当中就有1人以上患有抑郁症，[8] 抑郁症已成为导致世界残疾的主要原因，抑郁症目前在世界残疾性疾病中排名第四，预计到2020年将排名第二。世卫组织与哈佛大学的一项研究表明，抑郁症已经成为中国疾病负担的第二大病。若以伤残调整生命年（DALY）的减少作为疾病负担的指标（包括生命年的减少及有能力生命年的减少），在15－44岁年龄组，DALY减少最多的前10位疾病中，精神疾病占5项，依次为抑郁症、双相障碍、分裂症及酒/药物依赖；[9] 而烦躁等情志症状与上述精神疾病有密切联系，在临床中，因病致郁、因病致躁的现象广泛存在，而充分认识到情志症状与健康的多重关系，及早发现健康风险，对治愈疾病、防范健康风险具有重要意义。[10]

4　病有自愈，有不药而愈，切忌盲目治疗

人体本身有自我康复、祛邪外出的能力，在正气充足可抵御外邪的条件下，部分疾病可经过一段时间以后自然康复，例如《伤寒论》的 398 条文中，出现如下描述的都可视为自愈，即“愈”“自愈”“自止”“欲解”“欲愈”“自衄者愈”“汗出则解”“脓尽自愈”“损谷则愈”等大量自愈的现象。这些条文中，明确指出可“自愈”的条文以及包含自愈之义的条文分别有 42 条和 21 条，约占所有条文的六分之一，分析其中的自愈规律，对规避治疗当中产生的过度治疗以及毒副作用都有很好的参考价值。

与此同时，在文中也记录了大量的非口服药物辅助治疗的方法，例如“病热少愈，食肉则复，多食则遗，此其禁也”等条文所言，某些疾病症状反复的现象出现，通过减少进食可康复，采用针灸、针刺，热敷、艾灸，蜜煎导、猪胆汁导，加强护理等都有使得疾病转愈的案例；除此之外，更强调治疗要精当，中病即止，强调防止误治、过度治疗，多次出现“逆”治，即采取了与疾病向愈相反的治疗方式，而使得疾病加重或发生了变化。未经全面考察病程、病史以及患者所处的治疗阶段，“终始顺旧”“相对斯须，便处方药”带来的结果只能是延误、加重病情，给患者带来了新的健康风险。正如《灵枢》“寿夭刚柔”篇中的描述：“人之生也，有刚有柔，有弱有强，有短有长，有阴有阳”，《伤寒杂病论》也强调针对不同体质禀赋情况如“喘家、湿家、冒家、汗家、淋家、衄家、呕家、强人、羸人、尊荣人、平人”等采取不同的治疗手段，在不同情况下，处以逐层深入、量身定制的健康干预策略，从调整生活起居如减食、稍稍进水等到针刺穴位、蜜煎导法，再到由轻到重的不同处方。

系统对《伤寒论》以及中医典籍中的自愈现象总结梳理，探索治疗介入的恰当时机和限度，不但有利于降低疾病的康复成本以及医源性风险，更有利于节约公共医疗资源，提高医疗系统的效率。[11]

5　护持正气，五藏元真通畅是健康的关键

在《伤寒杂病论》中，“正气”作为自愈、康复的关键因素被反复提及，“若五藏元真通畅，人即安和”。正如《灵枢》“百病始生”篇中所言：“风雨寒热不得虚，邪不能独伤人。卒然逢疾风暴雨而不病者，盖无虚，故邪不能独伤人。”邪气伤人只是疾病发生的必要条件，只有在自身正气虚损的前提下，疾病才能够

发生。《伤寒论》97条详细地指出了这种逻辑关系：“血弱气尽，膜理开，邪气因入，与正气相搏，结于胁下。”当气血虚弱时，皮肤腠理的护卫保护作用便失去了作用，由此才导致了邪气的侵入，正邪交争，疾病发生。如果五藏元真通畅，正气充足，则纵使遭遇虚邪贼风也能常保健康无虞。

因此，护持正气则变成了养生护生、祛病防病的关键。张仲景提出了精神、避邪、保健、房室、饮食等各方面的注意事项，针对每项都有相对全面的论述，如饮食方面，既有温度方面的注意事项《金匮要略·果实菜谷禁忌》指出：“食热物，勿饮冷水”，又有时节、搭配、无味、病后注意等多方面，对于纠正时下“冰啤酒配麻辣小龙虾”“餐后必吃果盘”等流行搭配和只注重满足口腹之欲而忽略消化能力的错误饮食习惯仍有指导价值。[12]

正如张仲景所言“皮之不存毛将焉附”，人民健康作为幸福中国的头等大事，是一切繁荣的基础，而张仲景指出的上述健康理念，为“健康中国”的构建提供了系统的中医解决方案，即全民参与，民为主体，防微杜渐，治疗适度，梯级干预，养正为本，身心同调，专家解读，饮食起居，百姓落实。

参考文献

[1] 胡善联．“健康上海2030”规划纲要之我见［J］．卫生经济研究，2017（06）：3-6.

[2] 黄蓓．《中医中药中国行——中医药健康文化推进行动2018年活动方案》印发［J］．中医药管理杂志，2018，26（10）：140.

[3] 王德等．《康平本伤寒论》的临床价值探讨［J］．中国中医基础医学杂志，2018，24（12）：1661-1662，1793.

[4] 蔡德元．古本伤寒杂病论校评［M］．长沙：湖南科学技术出版社，1992.

[5] 秦江梅，林春梅，张丽芳，等．我国基层医疗卫生机构儿科资源及医疗服务能力现状研究［J］．中国全科医学，2019，22（13）：1511-1515.

[6] 张培勇，胡松林，胡雅玲．基于信息化的门诊流程优化应用实践［J］．医学信息，2019，32（16）：20-22.

[7] 仲风行．健康中国规划健康幸福［J］．中国卫生，2016（03）：68-69.

[8] 叶金竹．基于中医藏象整体观探讨抑郁症从心脾论治的理论和应用研究［D］，北京：北京中医药大学，2010：131.

[9] Reiner，R C，Olsen H E，Ikeda C T，et al．Diseases，injuries，and risk factors in child and adolescent health，1990 to 2017：findings from the global burden of diseases，injuries，and risk factors 2017 study［J］．JAMA Pediatr，2019，173（6）：p．e190337.

[10] 李红梅. 职业病患者生活质量、疾病负担及相关因素研究 [D]. 济南大学，2015：68.

[11] Brodersen J，柳芳超，刘珏，等. 过度诊断：什么是，什么不是 [J]. 中国医院院长，2018 (24)：23-24.

[12] Church K，Campbell D，Halliday V. Impact of hospitalisation of children on parental dietary habits：a qualitative study [J]. Arch Dis Child，2019，104 (10)：p. 967-971.

巴蜀茶文化与养生

于梅子

（电子科技大学医学院　成都　610054）

摘　要：巴蜀地区浓厚悠久的茶文化，对于巴蜀人民来说是一种集饮食、社交、休闲、食疗为一体的养生之道，对人们的身心健康及生活方式有着很大的影响。

关键词：巴蜀　茶文化　养生

茶，是中华民族的国粹。物华天宝的巴蜀是我国茶叶的故乡，也是茶文化的主要发祥地。在这里，茶的历史源远流长，有着多彩的表现方式和丰富的内涵底蕴。巴蜀人民将饮茶与文化、艺术、道德、社会礼俗等有机地结合在一起，而茶也给巴蜀人民带来物质上的享受和精神上的愉悦。巴蜀茶文化与养生互融共通，交织碰撞，既得以实现其实用价值，又凝聚着丰富的人文意义。可以说，茶文化是巴蜀文化的一个缩影。茶文化中的养生元素，以其独特的魅力，深深根植于巴蜀人民的生活之中，千百年来，滋养着这片沃土，演绎出了许多宝贵的内涵，值得细细品味。

1　巴蜀茶文化形成条件

1.1　优越的气候地理环境

茶树适合在温暖、潮湿、阴润的环境中生长。四川地处北纬 30 度附近，山川起伏，河流萦绕，气候适宜，无论气温、湿度、土壤都适宜种植茶树。巴蜀地区茶山众多，蒙顶山、峨眉山等独特的高山环境是优质的茶树生长的条件，四川是我国最早的茶叶种植、生产、买卖地区，川茶闻名全国，也是有史以来最早的自产自销的饮茶地区。《茶经》记载：四川有彭、绵、眉、邛、雅、泸、蜀、汉八州产茶区。[1] 《神农本草》记载：“茶树生益城山谷、山陵道旁，凌冬不死。”由此可见，巴蜀地区适宜的气候、优越的地理条件，为茶的种植和生长提供了得天独厚的自然条件。

千百年来，巴蜀地区作为川藏茶马古道的起点，是藏汉茶叶贸易的重要运输枢纽和交易中心。川茶源源不断地运往藏区，随之而来的是藏区的草药、肉干、皮草流通到内地，史称“茶马互市”。[2] 正是巴蜀地区优越的地理位置为茶文化在这片土地上的起源和发展提供了先天条件。

秦朝时期，蜀郡太守李冰主持修建都江堰水利工程，有效控制了岷江的水患，为巴蜀地区发达的农业奠定了基础，从此巴蜀“水旱从人，不知饥馑，时无荒年”。战国纵横家苏秦认为：“田肥美，民殷富，此所谓天府。”（《战国策·秦策一》）四川享有“天府之国”的美誉即由此得来。适宜的自然环境、优越的地理位置、发达的农业经济、富足的百姓生活，这些都是巴蜀茶文化诞生、发展和弘扬的重要基石。

1.2　丰富的茶资源

四川是全国主要产茶地区之一。茶叶是四川的主要特产，在四川农作物经济中占有重要地位，尤其是名优绿茶。全川现有产茶县 120 多个，年产近 30 万吨茶叶，茶产量占全国 10%。四川茶树品种丰富，省级以上的优良品种有 40 多个，在蒙顶山、古蔺、北川等区域都保留有上千年的古茶树及百年古茶树群。据史料记载，唐宋时期巴蜀茶叶产量在全国具有重要的地位。到了北宋时期，巴蜀地区的茶叶年产量最高已达到 3000 万斤。[3]

依托丰富优质的茶叶资源，通过历史的积淀和多年努力，巴蜀形成了涵盖中端、高端和大众化的川茶系列品牌产品，通过积极推进现代茶业基地建设，不断加大科技创新力度，成立茶叶研发中心，引进国内外先进技术和设备，培育川茶特色，打造川茶品牌，积极探索巴蜀茶叶种植、生产、贸易的发展新路。近年来，四川省积极提升茶产业、壮大茶经济、发展茶乡游，把川茶打造成为生态、绿色、健康、安全的大众知名消费品牌，茶业已经变成了一种快速发展的产业。

2 灿烂的巴蜀茶文化

巴蜀地区茶文化的兴盛古而有之，可考究的饮茶和茶贸易历史有3000多年。明代顾炎武在他的《日知录》中说："自秦人取蜀而后，始有茗饮之事。"可见，巴蜀人的饮茶习俗早在秦汉时期就已形成。[4] 西晋时期张载在《登成都白菟楼》诗中曾赞叹："芳茶冠六清，溢味播九区。"可见巴蜀地区不仅是我国茶文化的摇篮，巴蜀盛行的饮茶习俗已流传到南北各省。川茶在唐代就具有极高的地位和知名度。在四川的蒙顶山专辟"皇茶园"，蒙山茶被列入"贡茶"，白居易曾赋诗赞美蒙山茶云："琴里知闻唯绿水，茶中故旧是蒙山。"宋代川茶产量居当时全国之冠，巴蜀普通市民阶层也加入了饮茶大军，成为巴蜀地区茶客的主体。苏轼在《漱茶说》中说："除烦去腻，世不可缺茶。"可见茶已不再是皇亲国戚、高官显贵的专享，茶已流入了寻常百姓家，茶文化也渐渐融入了市井白丁的生活中。清代川茶的流通更加普遍，茶叶贸易大力推动了当时社会经济的发展和文化的交流，茶与人们的日常生活更加难舍难分。纵观历史，"蜀土茶称圣"的美誉来源于巴蜀天然的产茶环境、悠久的茶历史、丰富的茶资源和优良的茶品质，更重要的是这片土地孕育出茶文化底蕴，作为我国茶叶的发源地，巴蜀为中华茶文化的诞生、发展、传播和繁荣做出了光辉的贡献。[5]

巴蜀茶文化之所以底蕴厚重、韵味十足的另一个重要原因，在于茶文化与道教文化的融会贯通。巴蜀是中国道教文化最具有代表性的地区，拥有众多道教名山，而这些道教名山往往不仅深幽涵碧、结茅传道，还是得天独厚的茶叶产区，比如著名的道教发祥地青城山，被道教列为"第五洞天"，青城的"洞天贡茶"名冠天下。道教的饮食养生文化离不开茶，也赋予了茶深层次的精神内涵，道教茶道注重人与自然的和谐一体，崇尚自然、朴素与真美。与道教的融合不仅带动了巴蜀茶文化的发展，也为茶赋予了更丰富的内涵与神韵。

3 悠久的巴蜀养生文化

余秋雨先生说："问道青城山，拜水都江堰。"作为道教发源地的巴蜀，自古深受道家道法自然、饮食养生思想的影响，主张"天人合一"，十分重视养生。自古以来，巴蜀地区无论医者还是寻常百姓，都颇为重视养生之理，生活中也注重遵循和践行养生之道。川派中医养生颇具特色，思想独到，经验丰富，有大量养生医籍和经验流传于世，对巴蜀养生文化的形成及当地人的生活均有着深远的影响。[6]

《吕氏春秋·尽数》曰："轻水所，多秃与瘿人；重水所，多尰与躄人；甘水所，多好与美人；辛水所，多疽与痤人；苦水所，多尪与伛人。"可见，水土在很大程度上影响着人的体质和健康。巴蜀人们根据当地水土环境、物产资源和风俗习惯等因素，在饮食养生上有着独特的见解和诠释：巴蜀地区湿热阴潮、多雨水，少日照，为了温中散寒、除湿祛风，预防风湿性疾病，川人喜食辛香麻辣，善于运用各种花椒、辣椒、藤椒等重味调料烹饪食材，也正因如此，成就了川菜尚滋味、好辛香的口味特色。深谙养生之道的四川人，满足了重油重味的口舌之欲，不忘以日日啖茶的习惯惠及自身，借茶味甘、性凉、清热、解毒、去火的功效，达到性味中和，阴阳平衡的养生之道。在四川，饮茶的习惯深入人心，为巴蜀人们的饮食健康和延年益寿做出了积极贡献，不得不佩服巴蜀人们在饮食文化上的极高智慧。

4　茶对巴蜀养生之道的影响

4.1　茶是一种生活方式

李冰父子修建的都江堰泽被万代，让四川这片土地旱涝保收、安居乐业，呈现出一幅"民食稻鱼，无凶年忧，俗不愁苦"的富饶景象，也得名"天府之国"。在道家崇尚自然、朴真、清闲的养生文化熏陶，以及悠久的茶文化对巴蜀人们生活方式和思维模式的影响下，百姓秉承休闲自在、乐天知命的生活态度，知快守慢、张弛有度的生活节奏，形成了具有四川特色的"慢生活"。在这个过程中，茶文化已经融入了巴蜀人们的骨子里，逐渐便有"成都茶馆甲天下""一市居民半茶客"的饮茶盛况，无论是专门的茶馆或树荫下的坝坝茶铺，无论是高档餐厅或乡间农家乐，随处可见百姓在茶的陪伴下悠闲地边打麻将边摆龙门阵，参与其中的还有蜀地特有的变脸、掏耳朵、吃讲茶、皮影戏等，茶将人们由一个个独立的个体编织起来，形成重叠交错的社会网络，[7] 茶是重要的社会交往和情感交流渠道，茶在巴蜀人们生活中扮演着不可或缺的重要角色。

4.2　茶是一种食疗手段

由于茶叶的种类，以及茶叶种植产地的水质、气候、土壤不同，茶叶中的成分及含量多种多样，各不相同，但茶中所含的茶多酚、咖啡因等对人体的心血管系统、神经系统以及免疫系统具有良好的作用，不仅可以清凉降火、提神醒脑、帮助消化，长期饮茶还具有降三高、清肝明目、防止疲劳、增强免疫力、养颜抗衰等功效和作用。

4.2.1 延年益寿

茶叶在浸泡过程中释放出的儿茶素能够有效清除人体新陈代谢过程中产生的自由基，具有良好的抗氧化作用[8]，长期饮茶能够延年益寿的原因就在于通过饮茶获取抗氧化剂，提高身体自由基的清除率。四川彭山是著名的“长寿之乡”，百岁老人的比例高出全国平均水平 17 倍，而当地人都有饮茶的习惯，以茶养生的文化源远流长。彭山是川茶的主要产区，是世界茶文化的发源地，有着中国文字记载最早的茶叶市场——汉代“武阳茶肆”遗址，这也是“长寿之乡”的奥秘之一。

4.2.2 保护心血管

川人的饮食习惯偏“重口味”，川菜在烹饪过程中具有重油、重糖、重盐的特点，日常饮食中容易摄入较多的糖盐和脂类，这些都是胆固醇偏高、血液黏稠、动脉管腔狭窄、粥样硬化等发生的隐患，然而，全国慢性病普查结果显示，四川省心血管疾病患病率并不高，这应该得益于当地茶文化的熏陶和长期饮茶的习惯。茶叶中所含的一种重要成分——儿茶素，可以通过调节人体新陈代谢，改善体内胰岛素水平，降低血压和血脂，减少内皮活性氧的生成，缩小动脉粥样硬化斑块，从而降低心血管疾病的发病率[9]。

4.2.3 神经的改善

茶叶中含有的咖啡因具有消除自由基、促进消化、加快机体代谢的作用，能够使人精神振奋，注意力集中，大脑活跃清晰，感觉敏锐，记忆力增强，对于新陈代谢能力下降、体力不足的中老年人有着很好的保健功效，[10] 同时可以改善思维迟钝、反应缓慢、易疲倦等现象，也是长期伏案工作的青年人的佳饮。咖啡因具有两面性，如果短时间内摄入过多会使中枢神经过于兴奋，心跳加快。茶叶中含咖啡因成分不多，正常适量的摄入具有积极的效果，能够有效调节神经功能。

4.3 茶是精神家园

茶文化精髓中蕴含着品德、情怀与乐趣。“茶德”崇尚厚德载物的品性和海纳百川的胸襟，追求回归自然、虚怀若谷、俭朴谦逊、虚以去欲的心境；[11] “茶情”则以茶怡情，蕴含着安然喜乐、恬淡洒脱、随和平常，一缕茶香，心旷神怡，沟通着人与人之间的情感交流；“茶趣”即饮茶乐趣，佳茗、清泉、茶具、良辰、美景，都给人一种美的享受，知音相聚，品饮茗茶，雅俗共赏，令人“六腑皆芬芳”。

宽厚的茶文化精髓与巴蜀人的生活方式和心态相得益彰。“安逸”和“巴适”是四川人常用的口头语，这其中蕴含了平和的心态、乐观的性格、从容的态度，这与茶文化带给巴蜀人们宁静致远的心境分不开，茶使人明心见性、修身养性，在悠闲的品茗中生活节奏也自然而然地慢下来。蜀人爱茶，巴蜀茶文化的内涵早已超越了茶本身，成为人们重要的精神家园。

参考文献

［1］熊四智，杜莉．举箸醉杯思吾蜀——巴蜀饮食文化纵横［M］．成都：四川人民出版社，2001：28-89.

［2］向晓东．品味川茶历史 弘扬川茶文化［J］．四川档案，2017（5）：52-54.

［3］蒲应秋，王萍．唐宋时期四川地区的茶叶产量探析［J］．贵州大学，2017（5）：87-90.

［4］张学君．巴蜀香茗与茶文化［J］．文史杂志，2016（4）：61-64.

［5］段新友．川茶可持续发展对策研究［G］．中国茶叶学会学术年会论文集，2014：324-327.

［6］杜莉．天人相应观念下的四川饮食养生之道［J］．四川旅游学院学报，2014（1）：8-11.

［7］张铃．巴蜀地区茶馆文化中的传播现象探析［J］．新闻研究导刊，2019（01）：215-217.

［8］陈正函．茶冲泡方式与多酚、咖啡因及抗氧化活性研究［D］．天津：天津科技大学，2012.

［9］吕海鹏，张悦，林智．不同等级白茶的抗氧化活性及其主要品质化学成分分析［J］．食品科学，2016（7）1-18.

［10］韩明均．浅析茶对巴蜀中老年人养生保健作用［J］．养生保健指南，2017（11）：81，78.

［11］孙晶．茶文化视角下高校学生的心理健康教育路径研究［J］．茶与健康，2019（3）23-25.

儒家中道精神对现代人情绪管理的启示

雷爱民

（北京物资学院　北京　101149）

摘　要：儒家认为人的“七情”（喜、怒、忧、思、悲、恐、惊）的宣泄“太过”与“不及”都有问题，同时，“七情”太过与不及都被认为是导致身心疾病的重要原因。儒家对待情绪的态度是既要正常地接受人的各种情绪，又不要让情绪失控、走向极端。符合“中道精神”的情绪表达是最理想的。它既体现个人修养，又有益身心健康；它既蕴含人文精神，又具有医用价值。儒家从个人修养角度切入心理健康管理，其“中道精神”对现代人健康风险管理具有重要启示意义。

关键词：情绪　中道　心理健康　风险管理

随着现代社会工作、生活节奏加快，人们面对复杂环境时暴露出来的情绪问题日益严重。由各种不良情绪引发的各种生理、心理疾病日渐成为现代社会中人们面临的巨大的健康风险，尤其是极端情绪对人们的身心健康造成各种问题。今天我们所说的情绪，在中国传统儒家看来大致就是“喜、怒、忧、思、悲、恐、惊”，是为“七情”。情绪问题也叫情志问题。中国传统的“七情”管理是与中道精神相关的，七情的合理疏泄与正常表达，不光事关人们身心健康的维系问题，更是人们成为有德行的人（君子、圣贤）必须遵守的礼节条目。因此，符合儒家的中道精神，不光可以降低人们不良情绪带来的健康风险，还可以帮助人们成为一个有德行、有修养的人。

1 情绪与疾病

情绪，现代心理学认为它是“人对外界刺激所产生的心理反应（喜、怒、哀、惧和认知等反应）和附带的生理反应（行为和生理唤醒等反应）的综合表现”。[1] 面对特定处境和外界刺激时，如果人的反应“太过”或者“不足”，就会形成一种不良的情绪状态。大量实验表明：情绪作为心理社会因素的中介，它可以通过影响神经—内分泌—免疫网络系统导致心身疾病，在“压力状态之下，皮质醇分泌会增加以维持血压稳定和控制过度发炎，但是分泌过多的皮质醇对身体健康有害无益，会使生理系统发生紊乱”。[2] 也就是说，太过或不及的失控情绪是造成人们身心疾病的重要原因。

通常认为，情绪的生理机制是非常复杂的，它既有大脑皮层和皮层下神经过程的协同，也与中枢和外周的多种神经递质的变化有关，研究证明：某些外周分子水平的生理化学变化可以直接影响人的情绪变化，这方面的研究告诉我们：通过药物调节外周神经递质和激素代谢水平为调节控制情绪的方法提供了可能，也为预防内脏疾病带来的情绪问题提供了治疗指南。[3] 现代医学证明：情绪与人体器官之间存在着某种关联，在心身疾病的发病过程中，心理因素会影响躯体内脏器官，其影响的基本途径是通过情绪活动而实现的，情绪变化引起生理唤醒，导致一系列躯体变化，严重者会引起心身疾病，因此，情绪在心身疾病发生过程中具有中间枢纽作用。这种观点在中国传统医学中更是基本立场，在《黄帝内经》中，其《素问・阴阳应象大论》明确指出：“人有五脏化五气，以生喜怒悲忧恐。”《素问・举痛论》说：“百病生于气也。怒则气上，喜则气缓，悲则气消，恐则气下，惊则气乱，思则气结。”在《黄帝内经》看来，人的情绪或说情志是直接与脏器相关的，不同的情绪对应于特定的脏器。同时，相应的情绪又会影响到人体脏器之功能，《灵枢・口问》说：“悲哀恐忧则心动，心动则五脏六腑皆摇。”因此，无论是现代医学还是传统中医学，研究普遍认为人的情绪体验与人体脏腑功能之间有着某种关联。中国传统的“七情说”更是明确地把“喜、怒、忧、思、悲、恐、惊”七种情志变化与人的脏腑生理之间的功能关联起来，人们认为“七情”是五脏功能的生理表现，当七情表现太过或者持续时间过长，都可能导致脏腑功能失调，从而导致身心致病。《素问・阴阳应象大论》非常清楚地指出：“怒伤肝，喜伤心，思伤脾，悲伤肺，恐伤肾。”在中国传统医学看来，七情变化尤其是情绪表现太过、持续时间太久，情绪就会影响脏腑功能，从而导致心身疾病。关于情绪问题导致身心疾病，尤其是七情失控导致疾病的研究发现："七情致病出现率依次为怒>思>惊>忧>悲>恐>喜，其中怒占50%以上，临床调查发现，中医肝证候患者与情绪有关症状出现率为烦躁易怒占50.2%，抑郁占40%。关于'怒伤肝'的试验研究发现：在激怒状态下，怒伤动物模型的全血黏度、血浆黏度、血浆比黏度、血沉淀蛋白含量显著增高，扩大型血小板数量明显增加，血小板聚集率增高，血液存在明显的黏、稠、凝、聚倾向。"[1]除了愤怒情绪之外，即便是"喜悦"这种情绪，也可能由于其过度而导致严重后果，"范进中举"的故事虽然略显夸张，但是狂喜不止的确可能导致精神失常，喜悦一旦过度，就会对个人健康十分不利，有研究表明："年纪较大的个体如果积极情绪水平很高，容易增加死亡风险。Devins（1990）在调查肾病病人的幸福感时，就得出'如果病人太高兴，那么存活时间会变短'的结论。"[5]由此可见，情绪导致疾病，尤其是太过的情绪是疾病风险的重要源头，因此，哪怕是积极正面的情绪也不可太过，也依然有风险，人们要把情绪控制在适当的范围内。

2 情绪平和与中庸之道

情绪平和一直是中国传统儒家教人的重要内容，在传统儒家看来，人的喜、怒、哀、乐等情绪虽然是正常的，但是情绪必须符合"中道"地发泄出来。所谓中道，就是中庸之道，《中庸》一书开宗明义地指出："不偏之谓中，不易之谓庸；中者，天下之正道，庸者，天下之定理。"[3] 朱子在《中庸章句集注》中说："中者，不偏不倚，无过不及之名；庸，平常也。"[3]"中庸之道"被历代儒者认为是大中至正之道，而这个道理如若落实在个人的日常生活中，就是要为人处事"不偏不倚，无过、无不及"。往往，人们在日常生活中很难做到中庸，孔子就曾感慨道："君子中庸，小人反中庸，君子之中庸也，君子而时中；小人之中庸也，小人而无忌惮也。"[3] 对于"中庸"能否落实的问题，孔子有些悲观地说："中庸其至矣乎！民鲜能久矣！""道之不行也，我知之矣：知者过之，愚者不及也。道之不明也，我知之矣：贤者过之，不肖者不及也。"[3] 孔子对中庸之道推崇备至，但是他看到：人们在日常生活往往要么做得太过，要么显得不及，无论是愚者还是贤人，很多时候都很难做到中庸，也就是说，中道精神虽然平常，但是人们要做到却并不容易。可是，人为什么要符合中道，做到中庸呢？中国传统儒家认为：

人生而静，天之性也。感于物而动，性之欲也。物至知知，然后好恶形焉。好恶无节于内，知诱于外，不能反躬，天理灭矣。夫物之感人无穷，而人之好恶无节，则是物至而人化物也。人化物也者，灭天理而穷人欲者也。于是有悖逆诈伪之心，有淫泆作乱之事。是故强者胁弱，众者暴寡，知者诈愚，勇者苦怯，疾病不养，老幼孤独不得其所，此大乱之道也。是故先王之制礼乐，人为之节。衰麻哭泣，所以节丧纪也。钟鼓干戚，所以和安乐也。昏姻冠笄，所以别男女也。射乡食飨，所以正交接也。礼节民心，乐和民声，政以行之，刑以防之，礼、乐、刑、政，四达而不悖，则王道备矣。(《礼记·乐记》)

在中国传统儒家看来，人被外界刺激、受环境影响，往往会有好恶无节的倾向，好恶无节自然就会任意妄为，因此，个人需要节制自身的欲望。正是因为有了节制欲望的需要，所以圣人才有了“礼、乐、刑、政”的设置，以便教化万民。为了节制人的欲求，儒家把人的情绪纳入礼乐教化的范畴，所以人们才需要积极管理喜怒哀乐等个人情绪，其中，《中庸》明确指出：

喜怒哀乐之未发，谓之中；发而皆中节，谓之和；中也者，天下之大本也，和也者，天下之达道也。致中和，天地位焉，万物育焉。[3]

人的情绪是人性中自然带有的，但是人的喜、怒、哀、乐之情却不能任意发泄，而是要符合中庸之道，必须发而中节、符合礼义。只有当人的情绪发泄适当，无过、无不及时，人们最后才能达到身心和谐的状态。“和”的状态是极高的精神境界，“中和”状态甚至被认为是生成天地万物的前提条件。“中和”总是与人的喜怒哀乐的情感和欲望联系在一起的，如果人的喜怒哀乐处于“未发”状态，它们没有突破礼的限制，即都是合乎中道的，如果已发的喜怒哀乐也能够“发而皆中节”，那么它们也合乎作为人应该遵循的中道，故而称之为“中和”[4]。《中庸》提出人们可以在两个层面对情绪进行管理，即在“未发层面”和“已发层面”对人的情绪进行管理，如果两个层面、两个阶段的情绪都能被引向中道，那么人的情绪根本就不会成为一个问题。情绪在未发之时处于和谐状态，发出来时符合礼节要求，因此，情绪始终处在人的管控之中，人自然身心和谐、情绪平和。也就是说，在传统儒家看来，中庸之道既是对人们情绪管理的基本要求，又是对人、对事最佳状态的期许。儒家十分强调“中道”，他们总是将“中道”与人的内在“情、欲、心、性”联系起来，肯定“中道”是源于人的情感欲求之节制，亦是保持人内在心灵平和之需要。“中道”与“礼义”一样，既是为了满足人的情感欲求，同时也是为了节制人的情感欲求，不让它逾矩无度，因而中道是与道德相关的。也就是说，情绪问题除了事关人的身心健康之外，它还是个道德问题，这一点，古今中外的思想家大多有着相似的看法：“无论是孔子的中庸之道，还是亚里士多德的中道论，作为一种道德实现观，都与人性问题相关联，在他们看来，中道之所以可能，是因为它有德行做内在根据，或者说在人的德行之中已含蕴了中道的品格。”[5] 因此，中道精神是一种普遍的思维方式，其中蕴含着中西方哲学家对道德的共识。亚里士多德说：“节制是保持实践的智慧的一种德行。而节制就是指行事的适度或中庸而言，而适度或中庸又是由‘理性原理所规定的’，因此德行必定是适中的。”[6] 换句话说，中道精神一方面可以平和情绪，有益人的身心健康，另一方面它还是个人品性修养的道德原则，它能帮助人们成为一个有德行的人。

3　中庸之道对现代人情绪管理的启示

情绪平和是人身心健康的表现，人的“喜怒哀乐”等情绪表达符合中道精神，可以帮助人们管理情绪问题，减少不良情绪带来的健康风险。现代社会中，由于人的生活方式与工作性质的影响，不少人在情绪问题上难以自控，情绪过度的现象比较常见，过度喜悦、过度悲伤、过度恐惧等现象在人们身上时有看到，但是，今时不同往日，人们今天甚至不把情绪过度当成一个问题。然而，事实上情绪过度常常带来身心健康问题。“人与生俱来具有一定的情志表达能力，一定的情志表达对人的身心和谐具有正向的调节作用，若超过一定的限度，则会对身心造成伤害。”[7] 中国传统医家王冰认为“五志甚则自伤，过用病生”，沈金鳌说“七情之伤，发而过其节也”，情绪发泄太过往往导致身心疾病。因此，用科学方法引导人们情志“当发而发”“发而有节”，可以为我们的临床治疗和养生益生提供帮助，同时，合理管控情绪还是一种防患于未然的健康风险管理手段。人们在日常生活中必须对情绪进行管理，理性地表达个人情绪，即既不要让情绪太过，也不要过度压抑自己的情绪，而是要让情绪的表达符合中庸之道，达到中和状态，这是中道精神对我们的启示之一。

人的情绪合理表达不光事关个人身心健康问题，更事关个人品性修养问题，符合中道精神是一个更加理性、更有德行的人的特征。我们可以想象：一个喜怒哀乐等情绪无法控制的人有多么可怕，他高兴的时候、愤怒的时候、悲伤的时候、恐惧的时候等，都可能变成一个暴君似的人物，都可能对周围的人和事造成不可挽回的伤害和恶果。过度的情绪表达显然不是生活的常态，戏剧表演或演唱会似的生活不可能持久，没有多少人愿意跟情绪极度不稳定的人生活在一起，因为情绪的不时发作对于身边的人来说绝对是个灾难。因此，长久以来，无论古今中西，人类历史上著名的思想家们都主张要理性地克制和疏泄人的情绪，认为人不能为情绪左右，而不偏不倚、中正平和的状态是个人德行修养的重要表现。对于中国人而言，这个问题更是被高度重视，中国的圣贤之徒十分强调"中""中庸之道"，他们认为"中道"是宇宙人生的根本法则："'中'的思想在中国历史源远流长，成为中华民族人文精神的核心，也是中国哲学的精髓。《周易》倡导'中和'精神，儒家践行中庸之道，佛家崇尚以中观法，道家提倡守中致道，都从不同角度深刻地阐发了'中'的思想。万物皆有中，中是一切存在的根本属性，'中律'是宇宙万物运行的根本法则，中和是创新的灵魂。"[8] 中道精神，儒家认为是古今中外圣贤之士共同倡导的为人处世之法则，也是千百年来中国的圣君贤相治世安民之良方。《尚书·大禹谟》中就有"人心惟危，道心惟微，惟精惟一，允执厥中"的"执中"之论，这个论述后来成为中国传统儒家推崇备至的道统心法，即"十六字心传"，它对后世产生了巨大影响，而道统心法的根本精神就是中庸之道，即中道精神。也就是说，"执两用中"，无过、无不及，时时处处以中道精神作为立身行世之标准，视中道精神为宇宙人生的根本法则，这已经成为中国传统文化下儒、释、道三家共享的基本理念，至今仍然对国人影响深远。大概中国人自古以来就欣赏宠辱不惊的人，不喜欢走极端，向往不以物喜、不以己悲的境界，这正体现了国人对不受情绪影响的、中正平和的性格之认可，更是人们对情绪平和的理想人格之向往和追求。因此，从这个意义上来说，中道精神是一种德行追求，亦是一种理想人格的内在标准，这是中道精神对我们的另一个重要启示。

从中国传统儒家的中道精神来看，人们对情绪的平和疏泄是一种德行要求，更是一种高度的个人修养，无法管控自己情绪的人，无论如何都不符合君子士人的标准，因此，情绪平和是需要人们长期修炼，不断提升自身修为，才可能达到的一种高标准、严要求，它是人性高度文明化的结果。同时，从保持身心健康、远离情绪疾病的角度来看，中道精神可以为人们养生保健、管理健康风险提供基本的理念和方法。医学证明，情绪失控，或者长时间情绪过度，不光会带来心理疾病，更会导致人体器官发生器质性病变，因此，控制情绪、合理疏泄情绪又成为一个养生益生甚至临床治疗的重要方法。

符合中道精神，情绪平和，最低限度可以为人们身心健康提供现实保障，管控风险危机，最高层级可以为人的德行修养提供道德原则，促成更好的人格养成。这两者对于传统儒家来说，孰轻孰重一目了然，德行修养无疑更加重要，情绪管理问题首先是个道德问题，而情绪平和、身心健康只是中道精神下品性修养带来的副产品，因此，德行修养不光是一种人生境界的追求，它还会带来其他意想不到的养生效果。即便今天的人们不再把中道精神当成一种道德诉求，也不再把情绪平和当成一种人生境界，但是，至少在现代医学、心理学视野下，我们可以确定，情绪失控、不当发泄会危及人的身心健康。因此，从医疗保健的角度来看，我们仍然可以坚持中道精神，因为中道精神可以为人们的养生和临床医疗提供方法论支持。总而言之，对于身心健康和道德修养这两个不同的层面，中道精神都对现代人具有重要启示，而对这个启示的分析发现，伦理道德上的要求，有时不光是人类对自身道德修养的一种标准和要求，同时还是一种保护人类远离疾病、保持健康的有益屏障。

参考文献

［1］焦东亮，许华山，高艳．中西医情绪致病理论的比较和思考［J］．北京中医药大学学报，2010（10）.

［2］董妍，王琦，邢采．积极情绪与身心健康关系研究的进展［J］．心理科学，2012（2）.

［3］朱熹．四书章句集注［M］．北京：中华书局，1983.

［4］朱汉民．中庸之道的思想演变与思维特征［J］．求索，2018（6）.

［5］陈科华，刘桂华．亚里士多德与儒家的中道观比较［J］．云南师范大学学报，2001（9）.

［6］周辅成．西方伦理学名著选辑［M］．北京：商务印书馆，1996.

［7］杨巧芳．《内经》情志致病理论研究［D］．北京中医药大学，2009.

［8］张立波．论“中”［J］．湖北大学学报，2006（6）.

“话疗”中的音乐、文学与人体健康

许　京[1]，许　菲[2]

（1 北京工业大学出版社　北京　100124；2 北京工业大学　北京　100124）

摘　要：话疗，是跟有心理问题的人进行谈话治疗，通过一系列谈话技巧，而使患者豁然开朗地走出迷惑和困扰。它是一种通过直接或暗示引导的心理咨询活动。语言是门艺术，话疗就是一种武器。本文将音乐、文学与话疗有机地联系起来，从音乐的起源说起，再论述文学是以不同的形式表现内心情感，再现一定时期和一定地域的社会生活，从而很自然地谈到话疗及其功效，以古今的实例一一展现。文章指出，话疗就是这样，它需要从一点一滴做起：事无巨细，体贴入微；于无声处，感动患者；追求从心理上、情感上，与患者达到共鸣。在话疗中，无论是使用文学还是采用音乐，一切都是手段，不是目的，核心和关键，是要围绕患者康复这一目标来进行治疗。

关键词：话疗　音乐　文学　健康

所谓“话疗”，指心理咨询，就是跟有心理问题的人进行谈话治疗，通过一系列谈话技巧，而使患者豁然开朗地走出迷惑和困扰。语言是门艺术，话疗就是一种武器。古语说得好：“良言一句赛春风，恶语半句刺骨寒。”话疗是种很有效的武器。

谈到说话，大家都能滔滔不绝，海阔天空，古往今来，上天入地，鸡毛蒜皮。但是，随着人类的进步，说话和倾听都成为人类最需要的本能。否则，人们的生活就会变得暗淡和孤苦。

中国的中医体系也很明确地讲到：怨伤脾，恨伤心，恼伤肺，怒伤肝，烦伤肾。那么，我们有没有一种办法，就是通过积极向上的语言能量来进行疏导，使我们的身心得到保养和改善呢？有呀，那就是话疗。

从心理学角度来看，人的行为是受心理来支配的。行为是人的心理的外部表现。人生在世，就得与人交往，离不开群居互动和交流。而音乐和文学，恰是人类在繁衍、交流过程中，不断提炼、净化和升华的产物。

先说音乐。音乐原来就是人类生活的一部分。音乐起源于劳动，劳动给音乐以内容，劳动的呼声给音乐以节奏和音调，音乐在劳动中、在生活中产生。是人类将音乐不断地升华。

再说文学。文学是指以语言文字为工具形象化地反映客观现实、表现作者心灵世界的艺术，包括诗歌、散文、小说、剧本、寓言童话等，都是文学的重要表现形式，它们以不同的形式（体裁）表现内心情感，再现一定时期和一定地域的社会生活。

那么，它们两者与人类的健康又有什么关系呢？答案是：有关系，而且还很大。

大家知道，人的情绪受环境支配和左右，不同的环境可令人产生不同的情绪。健康的人和亚健康及患有各种疾病的患者，他们对环境的刺激反应差别也是非常巨大的。健康的人，有的虽然胆小，但面对不良刺激，反应会相对较小或很快过去；亚健康及患有各种疾病的患者，则会反应相对强烈，或持续的时间较长，甚至会出现留有心理阴影。这就需要心理干预或治疗。

说到治疗，人们往往会马上和医院、医生联系在一起。但音乐、文学的疗法，是在日常中，用潜移默化的方式来进行的，讲究循序渐进。这对患者特别是慢性病的患者极为有利。

例如我（第一作者）妹妹身患癌症，我非常着急。在她患病初期，我给她发了我创作的散文《赏梅赋》。这篇文章是我 2012 年写的。自己比较喜欢。我把它找出来，配上乐，用的是《渔舟唱晚》的曲子，就是央视在每天播出《天气预报》时所用的那段曲子，再朗读全文，用录音笔把朗读录制下来。我把定稿做成 MP3 格式，用邮件把它发过去。妹妹一听，果然喜欢，一时爱不释手。

妹妹的喜欢，对我来说就是最大的奖励。因为，良好的心情胜过十剂良药。坚持治病先治心的原则，这也是话疗治疗与康复的重要方法。为此，我非常高兴。

现在，我为了写这篇文章，又专门去网上搜。嘿，还真有。这说明在国内也有人和我一样，也在重视这一实践。

我原本是学管理的，后来又做改做图书发行。对音乐只喜欢听，往深了说，就一门不门了。文学也是门外汉，仅是喜欢而已。我与音乐、文学这两样接触，起因还是因为妹妹，是为了给她治病。只不过我是误打误撞，“误入歧途”的。又因为急病乱问医，这才开始接触了生命文化。生命文化是一门既古老又年轻的学科，多少年来它散落于历史的长河里，淹没在浩瀚的典籍史册中，需要耐心细致地进行整理和挖掘，然后再形成自己体系和学科。说实话，我也是属于边干边学，处在不断的摸索中。

音乐治病始于古代，我国最早的医学古籍《黄帝内经》中就有音乐治病的记载。实际上，古今中外应用音乐治疗疾病有过很多历史经验。我国传统中医也有五音疗疾记载。《灵枢·邪客》曰：“天有五音，人有五脏；天有六律，人有六腑。此人之与天地相应也。”五音亦称五声，是我国五声音阶中的宫、商、角、徵、羽五个音阶，将其分别与五脏对应，得出“宫动脾、商动肺、角动肝、徵动心、羽动肾”的五音疗法。据《欧阳文忠集》记载，北宋著名文学家、史学家欧阳修曾经身患抑郁症，经多方医治，总不见疗效。后来，他向朋友学习抚琴，久而乐之，抑郁症也就自然好了。从此，他也与抚琴结下了不解之缘。他在总结自己的养生经验时说：“予尝有幽忧之疾，退而闲居，不能治也。既而学琴于友人孙道滋，受宫音数引，久而乐之，不知其疾之在体也。”中医认为，忧思伤脾，而宫动脾，欧阳修取宫音之温舒长下之特点，以疏发幽忧之情，其作用在于使自己的心理活动处于移神、疏泄、生乐的过程中，自然有益于身心。这是我国古代用音乐进行心身保健和心理治疗的一个极好的例证。

当前，欧美各国和日本的某些大医院和医科大学已经在手术室、分娩室、病室和康复中心开展音乐疗法，以减少病人的不安和痛苦。例如瑞典、英国有的口腔科用音乐代替了麻醉术；日本的医学家利用音乐来促使母亲的乳汁分泌，约可增加20%。甚至有的科学家进行利用音乐来提高奶牛的乳汁产量，促进瓜果蔬菜生长的试验，更证明音乐作用的奇异功效可以扩大到针对动植物的生产活动范围。音乐能养生、治病，这早已被中外许多学者所公认。

文学和音乐是密不可分。听音乐是一种休息，阅读也是一种休息。工余，读读散文可以抒怀。散文，形散而实不散，中心意思的表达可以非常贴切。因此，散文也可以用作话疗的工具，用于谈话和治疗。把文学和艺术综合的运用起来，也可以治疗慢性病，用它和散文治病有着“异曲同工之妙”。

查找百度，中国文学史上以文学作品来医病的最早记载，见于枚乘《七发》一文。

《七发》是汉代辞赋家枚乘的赋作，有浓厚的黄老道家色彩。这是一篇讽喻性作品，赋中假设楚太子有病，吴客前去探望，通过互相问答，构成七大段文字。吴客认为楚太子的病因在于贪欲过度，享乐无时，不是一般的用药和针灸可以治愈的，只能“以要言妙道说而去也”。于是分别描述音乐、饮食、乘车、游宴、田猎、观涛等六件事的乐趣，一步步诱导太子改变生活方式；最后，吴客向太子“论天下之精微，理万物之是非”，祭出要言妙道的法宝，“若庄周、魏牟、杨朱、墨翟、便蜎、詹何之伦，使之论天下之精微，理万物之是非，孔老览观，孟子筹之，万不失一”。没料到一听圣人辩士之言，楚太子“涊然汗出，霍然病已”。

假如说这只是文学虚构，尚不足为凭的话，那么再来看看正史中的记载。《汉书》中说太子刘奭身体欠安，“苦忽忽善忘，不乐”，于是汉宣帝“诏使褒等皆之太子宫虞侍太子，朝夕诵读奇文及所自造作。疾平复，乃归”。王褒以诵读他人和自己的佳作的方式治好了太子的病，应该信而有征。

陈寿在《三国志》中引《典略》道：“（陈）琳作诸书及檄，草成呈太祖。太祖先苦头风，是日疾发，卧读琳所作，翕然而起曰：‘此愈我病。’数加厚赐。”需要说明的是，《三国志》虽然是正史，但是《典略》一书却是魏人鱼豢所著的野史，所以《三国志》所引内容难免有误。真实的情况是：陈琳当时正侍奉袁绍，写了《为袁绍檄豫州文》，罗列了曹操诸多罪状，痛骂了曹家祖宗三代。曹操当时正患头风病，读后惊出一身冷汗，头风病便好了。陈琳这篇檄文的效果匪夷所思，无愧于“壮有骨鲠”的称誉。

文学作品治疗头风病的经历，经过历史的积淀，便成了一道母题。后来的文人对此多有描写。如唐代的元稹就说过：“顿愈头风疾，因吟口号诗。”同时期的白居易也说过：“头风若见诗应愈，齿折仍夸笑不妨。”而唐代诗人贾岛则更为夸张，他说：“一吟动狂机，万疾辞顽躬。”这是《投孟郊》一诗中的两句，贾岛称读了好友孟郊的诗歌之后，百病皆愈，身体康泰。因为诗歌是呈给孟郊的，其中的欣愉狂喜成分也由此可见。

北宋的词人毛滂也说过：“多病未须求茗草，此诗浑欲愈头风。”南宋的王之望，是著名诗人、书法名家，字瞻叔。他说过："珠玉忽收千里赠，尘埃顿洗一襟空。病余快觉心情爽，愈却头风耳不聋。"王之望的说法颇为夸张——读了远方寄来的诗歌，胸襟受到荡涤，不仅治好了头风病，甚至连耳聋病也治好了。

文学医病，和文学的审美功能有关。美国评论家苏珊·桑塔格曾经指出："每个降临世间的人都拥有双重公民身份，其一属于健康王国，另一则属于疾病王国。尽管我们都只乐于使用健康王国的护照，但或迟或早，至少会有那么一段时间，我们每个人都被迫承认我们也是另一王国的公民。"被打入疾病王国的另册之后，难免会遭受歧视，而接受文学治疗便可以重返健康，岂不快哉？所以孔子倡导"游于艺"，何尝不是生命通过文艺自救的一种方式。[1]

妹妹也一样，她生病以后，客居日本，一直在养病，与外界很少往来。我天天给她做不是话疗的话疗，天天谈心，鼓励她。同时，也天天在给她讲各种各样的趣事和身边发生的各式各样的故事。由于病人的心理是敏感多变的，心理感应也是起伏不定的，音乐配的朗诵再好，听多了也会烦的。我必须时时更新，时刻注意把握她的新动向，满足她的最新精神需求。

我个人的体会是："大道理要讲，小道理更得说。"因为，光说大道理，天花乱坠，听起来很精彩，但过后再细一琢磨，会给人以空洞无物的感觉。而小道理则比较务实，更贴近现实，更接地气，更能解决实际问题。做话疗，说一千道一万，目的为的是什么？不就是为了病人的康复吗？所以我更注重解决实际问题，也就是妹妹的康复。

俗话说："百病生于气，万病源于心。"很多疾病只是用药物处理，却不能根治，心结打不开，药物作用于身体只起到暂时的效果。唯有从心里找到疾病的真正原因，通过专业的话疗，才能彻底清除病因。

为妹妹我写了很多的文字。2017 年的 6 月 28 日、29 日两天，我随北京市社科联组织的党员去参加植树活动，回来后随手就写了一篇"张北植树记"，发给了妹妹。我写道："妹，陆妈妈看了，说她连读了好几遍，觉得写得很真实，感情也真，既指出了问题，但是毫不消极，通篇都是激情，但又不是无谓的歌功颂德。陆妈妈让我把文章上报社科联，以研究所的名义，同时发给法政报和法政集团的党委。明天哥哥就办。——哥。"

这篇文章是用文言文写的，在正文里我选发这篇文章的译文，原文可参见注释[2]。

步 往 崇 高

——随北京市社科联赴张北绿化并怀安扶贫记

2017年的农历六月，仲夏刚刚开始；桑拿天就悄悄开始，酷暑如约而至。

北京市社会科学界联合会的党委，号召和邀请所属的各个学会、协会等单位的党员，参加去张北的植树造林和到怀安的文化扶贫活动。这是由机关党委牵头的党建工作，是迎“七一”的一个重要内容。

我很荣幸，赶上这个机会，第一次参加社科联组织的活动。

汽车在蜿蜒的山路上开得飞快，蓝天、白云，大自然山景，郁郁青青，非常赏心赏目；车子在峻岭之中绝尘而去，驶入了河北的西北部，植被渐渐地稀疏了。眼前的山石都是青黑色，河流与山涧的溪水，也大多数都是干枯的。中午时分，我们抵达了张家口，入住在了“蓝鲸悦海”酒店；经过了午餐和短时间的休息，我们又出发，前往位于张北县的北部。这地方在古代就是边陲，历代发生过无数次的战争；战火摧毁了树木，植被被破坏，生态环境恶化，使得这里变得地旷人稀。我们绿化的地方叫“馒头营”乡，我们的绿化地域编号是240号。

在我面前讲授树木种植的是个穿着黑衣裤的人。听他娓娓道来，对树木的了解就像是自己的手掌纹。

我们被分成八人一组，七个分队，来开始种植。先是掘土挖坑，树坑的宽是两个锹面，深50公分；栽种以后还要剪枝修苗。我们所种的是“樟子松”。

我认识的人不多，就四处张望，看见一队在招手要人，随便一排，就成了第四队的最后一个。我环顾左右：我的左前方，是我住寝的室友兼同车的车友，“双料朋友”，来自城市金融学会的祖春生；在正前方的，先开始还不认识，后来等到他挂上了名牌，才知道他叫林杨，文质彬彬的，戴着个眼镜，在植树之余还负责整个活动的摄影，社科联的信息中心主任；我的左边，秀发飘逸的，是柴玮琳，她是我们车的联络员，在社科联办公室工作；我左后方的，那位娇小伶俐的，叫汤冬玲，也是我们车的联络员，在社科联研究室工作。再远一点，满头白发的是管路琪，和他的老哥们儿王玉祥、张树生；秀雅的陆秀萍，朴实的贾利和赵军植，她们都是来自保险学会的。嘻嘻，叫“军植”而又参加“民垦”，这多有趣呀。女性的靓丽给这片荒漠增添了活力与色彩，她们干起活来哪点比男同胞差呢？

哎呀！来的车程很漫长，而种植这些树时间却过得这样的快，我很有些惋惜路途上耗费的时间，要是再合理地安排一下，每人再多种一棵岂不是更好？劳动产生成就感，有了成就感到欢愉，而欢愉就会嫌时间过得太快。这话真是一点也不错呀！

刚开始，我以为，这位相貌平凡，穿着一身黑衣裤的廖先生，是位当地的林场大哥。他很谦逊，言语质朴，让人感到很容易相处，唯一让我感到诧异的是，他说出的有的话，有的很具有思想性和前瞻性，这与“林场大哥”的身份不相符。后来在车上，坐在我前排的柴玮琳告诉我：“他叫廖理纯，是个本科、硕士学的是理工，读博士又改学哲学的传奇人物，他当过联想地方公司的老总，后来喜欢上了做公益事业，是北京市的政协委员，在张北搞植树造林已经很多年了！”我也很惊讶，就收起了笑容，改为严肃。

我敬佩他，不是因为他的委员头衔，也不是他的博士学位，或者曾做过老板，我所敬的是他的品格和他的所作所为。

这天晚上，忽然下起了大雨，出去夜游观光的人，很多被雨浇淋，或者躲在沿路店家的屋檐下避雨一个多小时；而在酒店里休息的，自然都很安逸。

第二天，六月初六（6 月 29 日），我随队赴怀安县北庄堡，参加文化扶贫的活动。

临出发时，因为要等被堵在路上的电视台记者，只能晚发车。恰好，小柴和小汤刚给大家发了新书。是廖理纯所著《哲学的根本——存在》。好嘛，一时间，一人捧一本，满车都是读书的人，那景象太感人太温馨了，好多年没有见到了。我顾不上看书，赶快掏出自己的手机——抓拍。

怀安这个地方到处有长城的残垣断壁，这是因为在历史上，这里属幽州或称燕京；历朝历代，这里常是烽烟迭起。明朝时，北方的边患很厉害，为了抵御强寇，就采取了坚壁清野的策略，目的是不给侵略者以一草一木可以资用。但是也严重地破坏了这里的生态环境，这是当时的统治者万万想不到的。如今，这里下围棋很普及、很兴盛，这一从古代传下来的风尚依然存在。我们要去的北庄堡村距离县城只有 12 公里左右，那里有农户 326 户，村民 950 人。2016 年初，建档统计有贫困户 211 户，到了年底，脱贫的，达到了 192 户。以致引起了上到国务院的高度重视，市里和县里，更是寄予厚望。今天，我们来了，随车携带的北京市社科联的赠书 1000 余册，全部交给了村委会图书室。一同前来的张家口市社科联，也把他们的捐书做了交付。

捐书的交接仪式开始了，宾主分别致辞。我于会场内外，不停地拍摄、观察和思考。我想探访个明白：建国已将近70年了，贫困还没消除，执政者应该脸红呀；这么多年积累下来的贫困户，吴憾他们只用了一年的时间（当然，这里也会含有前期的努力与铺垫），就脱贫了百分之九十以上。这说明：消灭贫困不是不可能，而是你想不想做和会不会做，或者选用治理贫困的人是否得当呀。但是，照这个思路，我往深了去想，往大了去看，去思考，内心很惶然。

我，不过是一个很普通的读书人，尽管无权也无势；但是，要我饱食终日，无所用心，那样，我的心，又怎能安宁呢？

身在江湖，没有做官，这不等于就可以不关心国家了。国家的兴亡，匹夫都有责任，更何况我们读书人呢？难道我们就不如古人，缺乏赤子的情吗？我们可以效法廖理纯，尽自己的所能去奉献，这就是报国，这就是在走向崇高呀。“三十功名尘与土，八千里路云和月。”这是早在1000年前民族英雄岳飞对个人功名利禄和社会责任的看法与总结。淡薄对个人名利的追求，奉献自己的真诚和劳动，为社会、为大家做好每一点，每一滴，这就是当代的报国与崇高。

下午14时20分我们启程返回北京，张家口社科联的主席黄莺女士一直相送到高速的收费站，和我们惜别。

再见了，张家口！我们明年再来！

愿吴憾兄弟内心永无遗憾，希望怀安民富足而县久安。

伯都记于

2017年6月30日

妹妹的情绪时常会有起伏，我很希望通过我的文字让她能常振作起来。

很快，妹妹看完就回复了，她说：“一次通过且满分，太棒了。哥哥很厉害。在标准很高的陆妈妈这里被赞，赞一个！”显然，妹妹也被感动了。

话疗就是这样，它需要从一点一滴做起：事无巨细，体贴入微；于无声处，感动患者；追求从心理上、情感上，与患者共同达到共鸣。在话疗中，无论是使用文学还是采用音乐，一切都是手段，不是目的，核心和关键，是要围绕患者康复这一目标来进行。

所谓健康是指一个人在身体、精神和社会等方面都处于良好的状态。传统的健康观是“无病即健康”，现代人的健康观是整体健康。世界卫生组织提出“健康不仅是身体没有疾病，还有具备心理健康、社会适应良好和有道德”。因此，现代人的健康内容包括躯体健康、心理健康、心灵健康、社会健康、智力健康、道德健康、环境健康等。健康是人的基本权利，也是人生最宝贵的财富之一；健康是生活质量的基础；健康是人类自我觉醒的重要方面；健康是生命存在的最佳状态，有着丰富深蕴的内涵。[3]

人衰老了，有病，这是一种常态。无病才是例外。眼下，有许多老年人在生理指标与正常指标失之偏颇时，过度的讲究健康。举一个例子，一台汽车，它的出厂指标与堪用指标一定不是等同的。如果非要拿出厂标准来检查我们的在用车辆，恐怕很少有合格的。但并不妨碍我们正常地出车行驶呀！同样的，老年人的血糖稍高一点，血压稍高一点，但只要相对稳定，是一点问题也没有的。现在，老年人中流行一个理念，是"以健康为中心"。这种提法很值得商榷。我们人生在世，应该快乐第一、开心第一，并以此为目标。而健康，只是个条件，而不是目的。如果我们以健康为中心，甚至以健康为目的，势必导致这也不能吃，那也不敢喝，一天到晚抱着个血压计、血糖仪，战战兢兢，如履薄冰。这哪里是人生？哪有幸福？充其量只是苟且地活着。最近，网上流行一句话：你要过日子，而不要让日子过你。用此来套用一下老年人的健康问题，你就发现：应该是你享受健康，而不应该是让健康来奴役你。许多老年朋友的不健康，恰恰在于过度讲究健康。明明都是使用了六七十年的"老设备"了，却希望检测出年轻人身体运行的参数，这怎么可能呢？过分追求不可能的事情，反过来受伤害的只能是自己，还能健康么？

说到底，我们还是要接纳：大病、急病没有，慢性病、老年病有那么一些，只是基本健康或者说是不那么健康。要学会与各种慢性病、老年病和睦相处，相依为命，这就是现实。总之，我们要习惯与"疾病"共存，携手同行，不那么健康地过好每一天，开心生活。这样，人生才有意义。[4]

我们谈文化，看文化，各有各的视角，各个视角都会不同。从不同的视角去看，我们会得出不同结论。唯有站在宏观的高度，用大视野去观看，才能看见相对的全貌。为什么说是相对的全貌？这是因为绝对的全貌你永远也看不到，我们所看到的，都是相对的。健康也是这样。我们谈健康，写健康，真正的健康是身心双重的健康，是由表及里的健康，是全面的健康。健康不全面，你就无法拥有真正的健康。

参考文献

[1] 摘自一篇博客，作者朱美禄，贵州财经大学教授。

［2］

步往崇高

——随北京市社科联赴张北绿化并怀安扶贫记

丁酉六月，仲夏之初；潮闷悄至，酷暑如约。

京师社科联，征邀所属；植绿于张北，济困怀安。是乃党建，以迎“七一”。

不才庸碌，幸逢斯缘；初临乍到，忝陪侧座。

轻车蜿蜒于崇山，赏风景葱茏；穿梭绝尘于峻岭，入冀之西北。植被渐稀，山石青黛，沟壑深涧，源流多枯。午抵张垣，营扎于“蓝鲸悦海”；午餐少歇，即转赴张北之北。斯地古边陲，历代多征战；兵戎摧草木，地旷民户稀。植绿于馒头营，号列二四零也。

植前讲授，服皂衣者，娓娓道来，如指掌纹。

七横八纵，分队而种。掘土挖坑，宽深一尺半；剪枝修苗，栽入樟子松。

余列于四队之尾，相邻左右：左前系“双友”，乃金融之春生；正前为林杨，文质架镜摄影；左首秀发飘逸，是柴氏之玮琳；左后娇小伶俐，为汤家之冬玲。稍远，皓首路琪，携领王、张；秀萍秀雅，贾利佳丽，军植民垦，险业巾帼。嘻！靓丽添彩于荒漠，英姿岂逊于须眉。

呜呼！车程漫漫，而植种于须臾，余深惜哉？劳动出欢愉，欢愉恨短，诚如是！

初以为，皂衣为樵夫，谦逊质朴，倍感可亲，惟诧异于前瞻。后，玮琳谓云：廖氏名理纯，博士也，为参议而好公益，造林于张北已数载矣！遂改容敬之。

余非敬其衔，所敬者，其所为也。

是夜忽大雨，夜游者，多浇淋；寓宿者，自安逸。

翌日，六月初六，随队赴怀安之北庄堡，文化济贫。

行前候记者，适逢发新书。人手一册，乃廖氏所著之哲学也。一时，车载尽阅读，墨香浓郁，久违矣。

怀安多长城，归属幽燕，历代烽烟难息。明时边患，为御寇虏，坚壁清野。今，围棋兴盛，古风犹存。北庄堡距城廿四里许，有户三百廿，村民近千。丙申岁初，建档有贫户二百一十一，至岁末，脱贫，竟达一百九二户。致使有司关注，州县期许。是日，吾辈抵达，所携之赠书，千册余，尽交付。

典仪伊始，宾主致辞。余不安席，游动内外，拍摄观察，探访究竟：立国已近七十载矣，贫困未灭，有司当汗颜；陈年之积弊，冰消于数载，此证：非不能也，所为不当，未得其人耳。由此推论，心深惶然。

某，一介寒士，虽无权柄；然，饱食终日，于心何安？

身处江湖，犹忧社稷。匹夫尚怀报国志，素士岂乏赤子情？应效理纯，力尽所能。“三十功名尘与土，八千里路云和月。”鄙薄竭诚，务求福民于点滴。

申时返京，黄莺相送，惜别于临界。

别矣，张垣！明岁再至！

愿吴憾心永无憾，祈怀安怀恩而安。

伯都记于

丁酉之六月初七

[3] 摘自百度文库文章《谈健康》，作者林杰才。

[4] 摘自微信公号文章《中美两国老年人生活研究》，作者裴宏恩，原海军总医院主任、教授。

第三部分

不同健康风险的应对

慢性病患者的健康风险评估和管理

褚红玲

（北京大学第三医院　北京　100191）

摘　要： 近年心脑血管疾病、糖尿病和恶性肿瘤等慢性病的发病率、患病率和死亡率持续上升，而慢性病起病隐匿，潜伏期长，病情进展快，很多患者难以及时发现及治疗。因此，建立和应用疾病风险评估体系，更好地开展慢性病的管理等是防治慢性病的关键所在。而疾病风险评估模型是慢性病风险评估的主要工具，能够告知并预测评估对象在未来一段时间内患病或疾病发展的可能性，为其提供健康管理建议，也可为医疗资源的合理配置、预测未来疾病负担、帮助政府决策者合理开展卫生服务项目、制定卫生服务政策等工作提供依据。本文综述了一些慢性病风险评估管理的工具，以帮助卫生服务工作者或者患者进行慢性病评估和管理。

关键词： 慢性病　健康风险评估　慢性病管理

近年来，由于经济的快速发展，人们的生活节奏也明显加快，并随之产生了一系列的不健康生活方式，进而导致心脑血管疾病、糖尿病和恶性肿瘤等慢性病的发病率、患病率和死亡率持续上升。

心脑血管疾病目前是人类致死、致残的主要原因。根据世界卫生组织统计数据，全球每年大约有1700万人死于心血管疾病，使其成为严重威胁生命的主要疾病之一。另外，据世界卫生组织估计，全球目前已有糖尿病患者大约1.75亿，到2030年将达到3.66亿。[1] 而全世界每5个糖尿病患者中就有1个中国患者。

目前糖尿病的患病率正在以每年 0.1% 的速度递增，相当于每天至少增加 3000 个糖尿病新发病例。[2] 恶性肿瘤对人类健康也构成了严重威胁。据原卫生部相关统计资料显示，我国 2007 年城市和农村的恶性肿瘤死亡率分别占疾病总死因构成比的 28.84%和 24.8%，并居各种死因首位。

而慢性病起病隐匿，潜伏期长，病情进展快，很多患者难以及时发现及治疗。且很多慢性病是由多种危险因素综合作用产生的结果，大多数慢性病的病因及发病机制仍不是十分清楚，治疗效果欠佳，因而预防慢性病的发生发展具有重要意义。而建立和应用疾病风险评估体系，更好地开展慢性病的管理等是防治慢性病的关键所在。

疾病风险评估模型是慢性病风险评估的主要工具，能够告知并预测评估对象在未来一段时间内患病或疾病发展的可能性，为其提供健康管理建议，也可为医疗资源的合理配置、预测未来疾病负担、帮助政府决策者合理开展卫生服务项目、制定卫生服务政策等工作提供依据。

1　慢性病的风险评估和管理工具

疾病风险评估模型是慢性病风险评估的主要工具，主要用于识别高危人群，进行危险因素干预。建立疾病预测模型可以指导个体，特别是高危人群的生活行为，进而减小患病的风险，是防治慢性病的重要措施之一。疾病风险模型综合考虑各种可能的危险因素，通常根据各种可能危险因素进行风险评分，并以危险总分的高低来判断高危人群；或者以多因素回归模型等预测未来一定时间特定的发病概率，根据概率切点判断高危人群。近年来国内外有关疾病发病风险模型的研究较多，这些模型能够有效识别高危人群，并通过对高危人群进行饮食和行为干预，对于节约预防疾病的成本、降低未来疾病发病的可能性等均具有重大的公共卫生学意义。其中对于心血管疾病、糖尿病和恶性肿瘤的评估预测工具比较成熟。

1.1　心血管疾病风险预测评估

心血管疾病风险评估和风险分层，是加强心血管疾病一级预防和健康管理的重要基础，也是临床医生制定个体化治疗方案的依据。由中华预防医学会心脏病预防与控制专委会主任委员顾东风院士牵头，联合国内 9 个专业分会，共同制定了《中国心血管疾病风险评估和管理指南》，[3] 并于 2019 年 1 月在《中华预防医学杂志》首发。其中对于心血管疾病总体风险的评估，采用我国最新的

China-PAR 模型，共纳入 11 项指标，包括性别、年龄、现居住地区（北方或南方、城市或农村）、腰围、总胆固醇、高密度脂蛋白胆固醇（HDL-C）、当前血压水平、是否服用降压药、是否患糖尿病、现在是否吸烟、心脑血管病家族史（指父母、兄弟姐妹中有人患有心肌梗死或脑卒中），还开发了一个在线心脑血管风险评估系统。可通过心脑血管病风险评估网站（http://www. cvdrisk. com. cn）或“心脑血管风险”手机 App 评估工具，方便、快捷地进行心血管疾病 10 年风险和终身风险评估。评估页面如下：

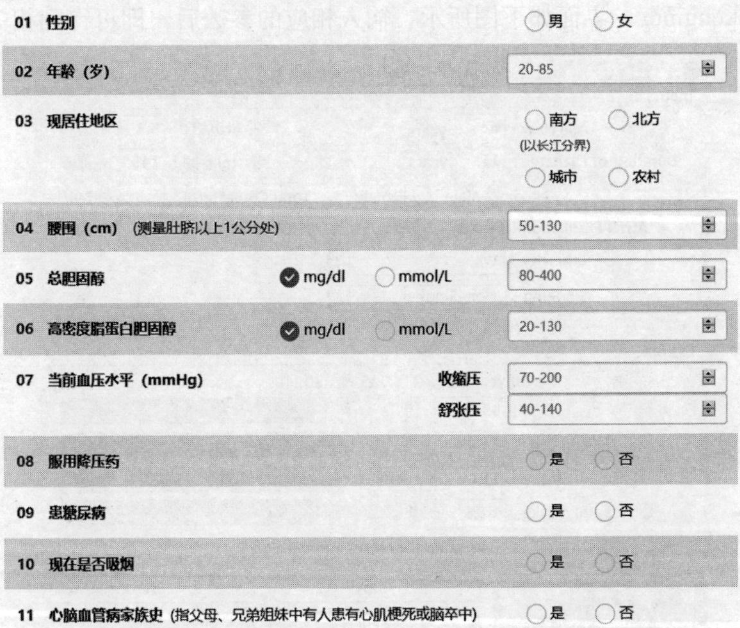

1.2 糖尿病发病风险评估模型

糖尿病风险评估研究涉及糖尿病筛查、糖尿病发病风险预测及糖尿病并发症等多个方面。其中关于糖尿病发病风险评估的研究较多。自从弗明翰（Framingham）心脏病危险评分模型发表以后，许多研究也采用相同方法构建了糖尿病发病风险评分模型，并成为糖尿病预防中的一个重要工具。米生权[4] 结合 Meta 分析结果，利用 2002 年中国居民营养与健康状况调查数据，构建了中国成人个体糖尿病发病风险预测模型。此外，2009 年，Chien 等人[5] 基于台湾社区人群，以弗明翰心血管预测模型为基础，构建了中国人群的糖尿病个体风险评分模型。

但是上述基于国内人群的风险评估模型均尚未开发成可直接使用的评分系

统。而牛津大学根据英国糖尿病前瞻性研究，[6] 开发了一个糖尿病患者发生心脑血管疾病风险的计算器，可以用来估计糖尿病患者冠心病和中风的绝对危险，该模型纳入了诊断为糖尿病前两年的一些基本危险因素，如性别、年龄、种族、吸烟状况、血清水平、收缩压和血脂。它用一个方程涵盖了多个危险因素的危险比率和绝对事件的发生率，并能用于预测事件发生率和生存概率，从而能广泛应用于卫生资源预测、临床研究、早期治疗方案选择的成本效果分析和成本效益分析。该糖尿病风险计算器可在网站下载安装，链接如下：https://www.dtu.ox.ac.uk/riskengine/。界面如下图所示，输入相应的参数后，即可得到相关风险。

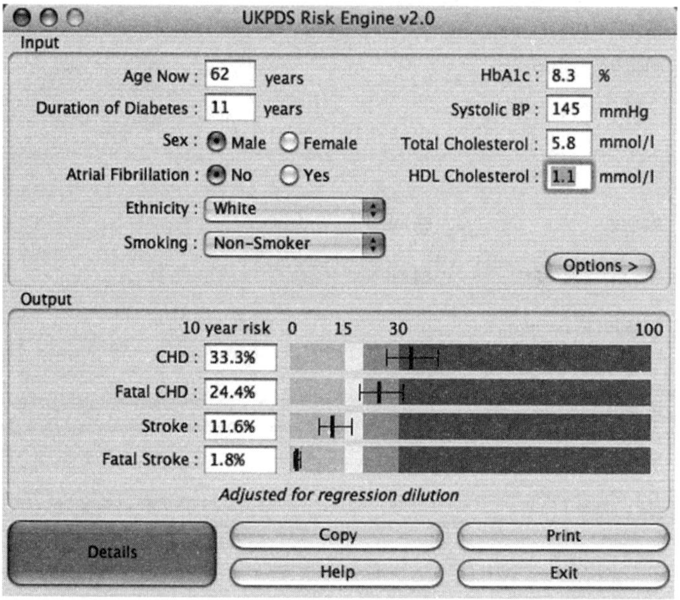

1.3 恶性肿瘤风险评估模型

恶性肿瘤的发生发展是一个较为复杂的过程，不仅与个体的遗传背景有关系，还受到生活行为、饮食习惯及环境因素等的影响。尽管各种各样的治疗手段在一定程度上降低了肿瘤死亡率，但其发病率却不断提高，从而使恶性肿瘤风险评估模型的建立成为必要。目前，国外关于恶性肿瘤风险评估的研究中，以乳腺癌的研究居多。从 20 世纪 80 年代末起，西方发达国家构建了许多评估及预测乳腺癌发病风险的疾病模型，并在实际应用中取得较为显著的效果。

近年来，国内也积极开展了一些有关肿瘤的风险评估研究，但大多数仍是借用国外模型对国人的肿瘤患病风险进行评估，中国人群在生理特点、居住环境、生活习惯等方面与欧美国家的人群存在差异，因而基于欧美国家人群研发的风险模型并不完全适用于我国人口。国内目前尚缺乏适合中国人群的特异性恶性肿瘤风险评估模型以及相应的评估系统或软件。不过，在此还是推荐一个美国国家癌症研究所建立的乳腺癌风险评估系统，https://bcrisktool. cancer. gov/calculator. html，评估系统涵盖了乳腺癌家族史、基因检测结果、年龄、种族、活检情况、生育史等，然后进行风险计算。界面如下：

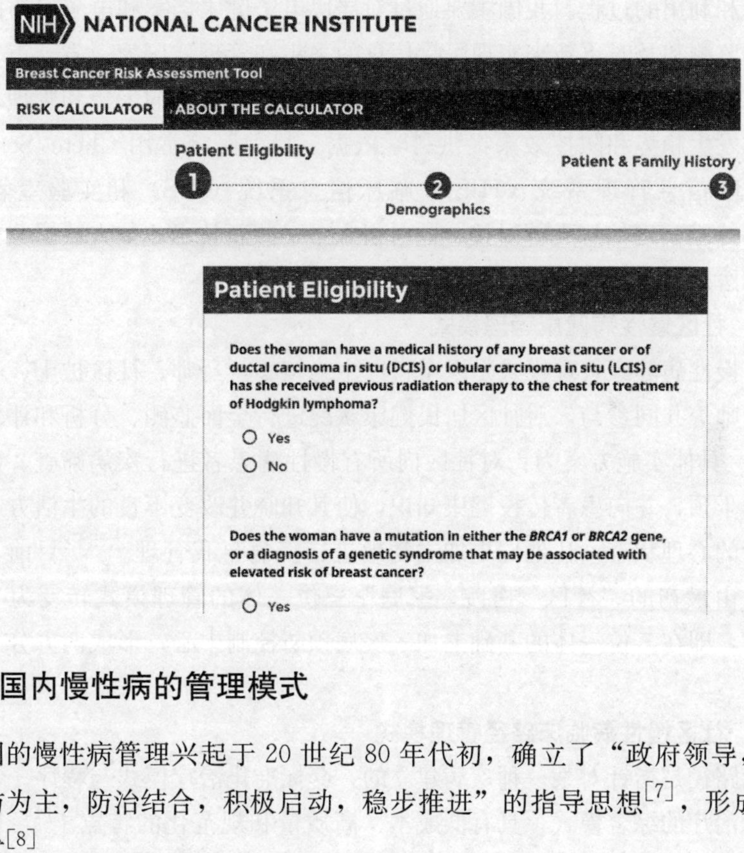

2　国内慢性病的管理模式

我国的慢性病管理兴起于 20 世纪 80 年代初，确立了“政府领导，全民参与，预防为主，防治结合，积极启动，稳步推进”的指导思想[7]，形成了 4 种管理模式[8]。

2.1　慢性病自我管理计划模式

慢性病自我管理计划模式在我国起步较晚，直到 1999 年傅东波等人[9]在上海开展了基于美国斯坦福大学首创的 CDSMP 随机对照试验，慢性病自我管理计划模式才逐渐建立起来，至 2009 年在全国范围内得到推广。在我国，慢性病自我管理计划模式可通过以下策略实施：[10,11]①为个体提供基本疾病信息；

②患者同医生探讨行为改变的利弊并做决定；③社区内志趣相投的患者活动，如生活技能训练等；④参加特定组织举办的活动；⑤有同样患病经历的患者和照护者开展项目或活动；⑥帮助患者记录健康日记。我国卫生行政部门于2010年将此模式纳入慢性病防控考评范围，意味着该模式得到了更好的政策支持。

2.2 慢性病信息监测系统模式

慢性病信息监测是对慢性病患者的病例报告、随访及相关信息进行采集、管理、分析和利用的过程。我国主要通过对居民电子健康档案和电子病历两大基础数据库的监测和及时更新来实现医疗信息的采集和管理，国家、省、市、县分级监测，统一使用，可满足试点地区和全国重点慢性病信息的采集和管理，为预测慢性病的发生趋势和防控效果提供科学依据。目前医院常用 Client/Server 体系结构、医院信息管理系统（HIS）、临床信息系统（CIS）和实验室管理系统（LIS）等终端实现信息无缝对接，同时引入了一些新技术，如大数据分析、云计算、移动医疗技术、App 客户端等予以支持。

2.3 社区慢性病健康管理模式

社区慢性病健康管理模式是以全科医生为核心，药师、社区护士、心理咨询师和营养师等共同参与，对社区居民健康状况进行全面监测、分析和评估的管理方式。[12] 具体实施方案为：对社区内所有慢性病患者进行疾病筛查、建档、临床及药物干预，并向患者传授健康知识，使其知晓并改变不良的生活方式，同时注重患者的心理状态，让他们更加主动地进行疾病自我管理。[13] 目前，社区卫生机构已由最初的“社区—医院—家庭”三位一体的管理模式转变为“四方联动”模式，即在三位一体的基础上加入疾病预防控制中心，形成四方分工的合作形式。

2.4 社区慢性病临床路径管理模式

临床路径是指针对某一种疾病建立的一套标准化治疗模式与程序。它是一个有关临床治疗的综合模式，具有低成本、高质量和规范化的特点。[14] 目前已将临床路径引入慢性病管理中，高血压、2 型糖尿病、冠心病和脑卒中已被纳入社区临床路径，并已初见成效。[15]

我国慢性病管理虽起步较晚，但也积累了宝贵的经验。在新医改的大背景下，我国政府非常重视对慢性病管理的支持和关注。以上所述的疾病风险评估系统和现有的管理模式可供患者或相关工作人员参考，但是有些评分系统尚需根据我国人群特点进行测试和进一步调整，慢性病的管理模式也在随着互联网的发展有所改进，希望慢性病患者的健康风险评估和管理能够越来越受到重视，能更有效地实施。

参考文献

[1] Wild S，Roglic G，Green A，et al. Global prevalence of diabetes：estimates for the year 2000 and projections for 2030 [J]. Diabetes Care，2004，27（5）：p. 1047-53.

[2] 国家“九五”攻关计划糖尿病研究协作组. 中国十二地区中老年糖尿病患病率调查 [J]. 中华内分泌代谢杂志，2002（15）：150.

[3] 中国心血管疾病风险评估和管理指南编写联合委员会. 中国心血管病风险评估和管理指南 [J]. 中华预防医学杂志，2019，53（1）：13-35.

[4] 米生权. 中国成人个体糖尿病发病风险预测模型的建立及验证 [D]. 北京：中国疾病预防控制中心，2011.

[5] Chien K，Cai T，Hsu H，et al. A Prediction model for type 2 diabetes risk among Chinese people [J]. Diabetologia，2009，52（3）：443-450.

[6] Kothari V，Stevens R J，Stratton I M，et al. UKPDS 60：risk of stroke in type 2 diabetes estimated by the UK Prospective Diabetes Study risk engine [J]. Stroke，2002，33（7）：p. 1776-81.

[7] 田华，李沭，张相林. 慢性病管理模式的国内外现状分析 [J]. 中国药房，2016，27（32）：4465-4468.

[8] 宋晓宇，徐文姝，陈静，等. 慢性非传染性疾病管理模式研究进展 [J]. 预防医学，2019. 31（09）：901-905.

[9] 傅东波，傅华. 慢性病自我管理 [J]. 中国慢性病预防与控制，2002，10（2）：93-95.

[10] 陆伟江，杨虹. 社区慢性病患者自我管理方法应用进展 [J]. 应用预防医学，2015，21（5）：362-364.

[11] 谢陈漪，余蕾. 慢性病病人自我管理的研究现状 [J]. 护理研究，2015，29（11）：3976-3978.

[12] 罗秀. 慢性病管理中的双向转诊机制 [J]. 川北医学院学报，2013，28（3）：229.

[13] 蒋桢桢，钱阳明. 我国慢性病防控进程与发展趋势 [J]. 中国急救复苏与灾害医学杂志，2016，11（11）：1120-1123.

[14] 胡可芹，汪淼芹. 应用临床护理路径对短暂性脑缺血发作病人实施健康教育 [J]. 国外医学·护理学分册，2005，24（12）：763-765.

[15] 何江燕. 建立社区慢性病临床路径管理模式探讨 [J]. 中国社区医师（综合版），2006，8（16）：127-128.

女性不同生殖时期的健康风险与预防

张莉嘉

（首都医科大学附属北京朝阳医院生殖医学中心　北京　100020）

摘　要：本文从女性月经的变化，生育间隔避孕方法的选择，试管婴儿手术并发症，安全生育健康宝宝和绝经期雌激素缺乏导致相关症状的治疗这 5 个方面，讲述一些常用的有关女性生殖健康的科普知识、所实施的医疗措施和相关的风险，为女性提供选择并借以防范生育期月经相关疾病、避孕、试管婴儿、产前筛查、产前诊断及绝经激素治疗时所面临的问题和风险。

关键词：生殖健康　月经　避孕　试管婴儿　产前筛查和产前诊断　绝经激素治疗

21 世纪的人们越来越多地接触到有关生殖健康的信息，这一时期也是女性对自身健康需求向更高标准不断发展的阶段。早在 1994 年，国际人口与发展会议就提出“生殖健康是人类生命的核心科学”。生殖健康是指生殖功能和过程中的身体、精神和社会适应的完好状态，而不仅仅是没有疾病和功能失调。其生殖健康内涵包括 4 个“能够”：①能够让生殖功能和生殖过程处于健康状态；②能够进行满意和安全的性生活，具有生育能力和决定是否、何时生育和生育间隔；③能够选择和获得安全、有效和可以接受的生育调节方法；④能够安全地妊娠和分娩，生育健康婴儿。

生殖健康是女性和男性的共同需求，但是女性又承担着孕育后代和生育调节的负担和责任，故对女性生殖健康的关注，除生育和避孕外，我们还需要关注女性一生的身体、心理和社会适应的完好状态。

1 月经：女性生殖健康的晴雨表

月经是伴随卵巢激素的周期变化，子宫内膜的周期性脱落和出血，俗称“大姨妈”“例假”。我们重视生殖健康，要从了解月经开始。女孩在 11—13 岁月经初潮，9 岁以前来月经可能为性早熟，超过 16 岁无月经为原发闭经。一般来说周期为 21—35 天，经期 2—8 天。正常月经量 20—60ml，根据现在的标准超过 80ml 为月经过多。多数女性比较难精确评估月经量，常常用经期卫生巾更换多少来粗略评估月经量。整个经期用 20 片卫生巾，每天换卫生巾 3—5 片属于基本正常，如超过 30 片，每片都湿透应该是月经过多。月经量少于 5ml 为月经过少，一般一片日用卫生巾湿透就超过 5ml 了，如果每次卫生巾上只有少许血或仅用护垫，每天用卫生巾 1—2 片，可能是月经过少。40 岁以前绝经为卵巢早衰，40 岁以后绝经属于正常生理情况，中国女性平均绝经年龄在 50 岁左右。

“大姨妈”不正常，表现为月经量的过多或减少，经期天数异常，月经周期不规律，常常提示可能会出现以下健康风险：

（1）生殖激素紊乱、排卵障碍和子宫内膜的变化，可有多囊卵巢综合征、高泌乳素血症等疾病，亦可以由于精神压力大、过度减肥造成。

（2）子宫的器质性病变，如宫腔粘连或瘢痕、子宫内膜息肉、子宫内膜结核、子宫肌瘤、子宫腺肌病、子宫内膜癌等。

（3）内科疾病的存在，如血液病、肝肾功能异常、免疫性疾病、甲状腺功能亢进、甲状腺功能减低等。

（4）医源性子宫出血，如放置宫内节育器、皮下埋置剂、药物的影响（性激素、避孕药、抗凝药、抗抑郁药等的使用）。

月经失调还会进一步影响健康，如生殖道感染、子宫内膜增生过度或子宫内膜非典增生、不孕不育，月经过多还会造成贫血。

月经是我们人类最容易发觉的生育能力的标志，同时又是女性健康的晴雨表。月经带给我们很多信息，如量多、量少，行经或周期天数异常，患者如有月经异常，一定要好好记录，尽早去看医生，经过检查判断机体出现何种疾病，及时治疗调理，恢复正常月经。

2 避孕：生育间隔的选择

女性的育龄期一般有30年左右，生育间隔需要采取避孕措施，如何安全避孕，是女性呵护自身健康不能回避的问题。世界卫生组织提出：每百名女性使用某种避孕方法1年，发生非意愿妊娠的人数＜1，为高效避孕方法；妊娠＜2－9，为有效避孕方法；妊娠＞9，为效果比较差的避孕方法。女性避孕的选择主要从有效性高、副反应低、可以获得和价格适宜几个方面来取舍。对女性而言，目前仍没有真正完美的避孕方法，只有选择最适合自己的避孕方法。

2.1 避孕药：生育前最佳选择

避孕药效果达99％，常用的有妈富隆、达英35、优思明、优思悦，每天吃1粒，每月连续吃21天，不能漏服，间隔7天不服药，然后再开始吃下一盒药。避孕药还可以调经、缓解痛经，达英35还可以治疗多囊卵巢综合征。

健康风险：少数人刚刚开始吃药会恶心、头痛、乳房胀痛、点滴出血；漏服药物会增加避孕失败率；避孕药不适合＞45岁，或＞35岁抽烟、哺乳、肝肾功能异常和有血栓史者。

2.2 宫内节育器：生育宝宝后的首选

宫内节育器是效果好、价格低、具有可逆性的避孕方法，避孕效果高于90％。目前常用的T字形塑料装置，上有铜丝缠绕或内置孕激素，放在子宫内，发挥长期的避孕作用。左炔诺孕酮宫内系统，是一种含黄体酮的环（曼月乐），它每日恒定向宫腔内释放孕激素，除避孕外还可以治疗痛经和月经过多等。

健康风险：有一些放置者会点滴出血、下腹疼痛、带器妊娠、脱环后意外妊娠，少数使用曼月乐者会出现闭经。

2.3 避孕套：生育期全程的选择

避孕套避孕效果达85％－98％，除正确使用外，还必须全程使用。并可以预防艾滋病、梅毒等性病。

健康风险：嫌麻烦没有每次都用，会增加失败率；个别人对橡胶过敏；使用不当可能会破漏或脱落留置阴道内。

2.4 输卵管结扎：没有生育要求的选择

结扎是永久性的避孕，需要住院做个小手术。

健康风险：手术存在麻醉意外、出血、感染和副损伤的可能；如果再想生育，又要做手术增加风险，可进行输卵管复通术或直接做试管婴儿。

2.5 紧急避孕药：事后补救

紧急避孕药用于其他避孕方法失败或无保护性生活后 72 小时内，效果比较差，失败率 20%左右。可选择毓婷、米非司酮等。

健康风险：恶心、呕吐、头痛、异常子宫出血、月经延期，尤其是短时间内多次用药。紧急避孕药不能作为常规用药，一般每年最多应用 3 次。服用米非司酮避孕失败需要终止妊娠。

2.6 安全期避孕：月经规律者适用

安全期避孕是一种生理性的避孕方法，与其他的避孕方法相比具有自然、无副反应的优点。但失败率最高，达 25%以上。

健康风险：与其他可靠的避孕方法相比，高失败率是这种自然避孕方法最大的风险。因为女性的月经周期并不是一成不变的，许多因素会影响排卵期，如环境、气候、情绪、压力、熬夜、疾病、减重、药物和保健品等的影响，当有以上原因导致排卵提前、延迟或额外排卵，计算排卵日就不准确，失败率就很高。为避免意外怀孕带来的烦恼，采用安全期避孕法一定要谨慎。

2.7 皮下埋置：生完宝宝不适宜放环者的选择

皮下埋置避孕效果 99%。需要在上臂内侧皮下埋置小火柴棍大小的软管 1—6 根不等，从而恒定缓慢向血液里释放少量孕激素，有效期 3—5 年。

健康风险：部分人头痛、不规则出血、月经少、闭经。随着使用时间的延长，症状会逐渐减轻。

以上避孕方法按照避孕效果排序：输卵管结扎>短效避孕药>皮下埋置>宫内节育器>避孕套>安全期，紧急避孕药用于特殊情况。

3 试管婴儿：获益与风险并存

试管婴儿技术问世 40 多年，全球已有上百万试管婴儿诞生。试管婴儿技术是把双刃剑，使不孕不育夫妇实现了完整家庭的梦想的同时，也带来了健康风险和隐患。

尽管试管婴儿技术不断完善，总体来说是相对安全的，相关的近期并发症发病率都不高，但是在试管婴儿技术实施的过程中，无论是超促排卵、取卵、体外培养、胚胎移植，出现的手术并发症、卵巢过度刺激综合征，还是伴随成功妊娠后发生的多胎妊娠、宫外孕、流产以及卵巢扭转等，每一步骤都有可能出现健康风险，甚至危及生命。

近年来关于其远期的并发症，也就是试管婴儿出生后的健康，是大家热切关心的问题，如高血压、糖尿病、自闭症和肿瘤等，虽然这方面的研究还很有限，但生殖医学的医生及科研人员在临床的超排方案、培养液的成分、卵子与胚胎操作、减少胚胎移植数目、人工智能技术应用于胚胎选择、胚胎植入前遗传学检查与筛查实验室技术等方面有了不断的改进，使试管婴儿技术更加贴近自然，有利于人类生育健康子代。所以，在实施试管婴儿手术前，不孕夫妇应该认真了解有关试管婴儿技术的利弊，做好充分的心理准备，以面对手术过程中的并发症。

3.1 卵巢过度刺激综合征

卵巢过度刺激综合征是试管婴儿技术中最常见、最重要的并发症，属于医源性疾病。低龄、多囊卵巢综合征、偏瘦者属于高反应患者，更容易发生卵巢过度刺激综合征，发生率轻度20%—33%，中度3%—6%，重度0.1%—2%。[1] 常常发生在取卵后3—7天，如未妊娠随着月经来潮病情缓解，如妊娠病情会加重，尤其是多胎妊娠。也有取卵后2周出现卵巢过度刺激综合征的情况。

促排卵药物使众多卵泡发育，体内雌激素高于自然排卵期的10倍以上，造成血管通透性增加，血管内液体漏到腹腔胸腔，造成胸腹水，血液浓缩。轻者恶心、腹胀，重者腹胀痛、胸闷、气短、少尿、肾衰、脑血栓，甚至有生命危险。

临床中为预防卵巢过度刺激综合征的发生，进入治疗周期前要对高反应患者采用个体化的方案，并减少促排卵药物剂量。如果发生了卵巢过度刺激综合征，可放弃本周期移植，将胚胎冷冻；并嘱咐患者补充蛋白质，多饮水，保持尿量，减少活动，必要时住院治疗。

3.2 多胎妊娠

试管婴儿技术一次可移植多个胚胎，故多胎妊娠率在25%—30%，多数是双胎妊娠，明显高于自然妊娠的多胎发生率。依照原卫生部相关文件的规定，发生2胎以上的多胎妊娠，需行选择性减胎术。

多胎妊娠危及母亲和胎儿健康，母亲患妊娠高血压、妊娠糖尿病和前置胎盘、胎盘早剥、贫血、产后出血的风险明显增加。多胎妊娠时胎儿在子宫内的营养也低于单胎妊娠，明显增加早产、小于胎龄儿、脑瘫和先天畸形的发生率。减少多胎妊娠最好的方法是选择性的单胚胎移植。

3.3 异位妊娠

多个胚胎移植宫腔以后，异位妊娠发生的风险就会增加。自然妊娠发生异位妊娠概率为0.3%—2%，试管婴儿中发生率2%—11%，还要注意发生宫内妊娠合并异位妊娠的可能。

3.4 取卵手术并发症

阴道超声引导下的穿刺取卵，是一个有创手术，在手术过程中，可能会有血管、膀胱、肠管的损伤，虽然少见，但是严重的并发症。有时穿刺的卵巢会持续出血，出血多时需要开腹止血。多次超声检查和手术操作还会增加盆腔感染的可能，尽管这些并发症的出现率是很低的。

3.5 卵巢扭转

超促排卵会导致卵巢明显增大，患者剧烈活动或改变体位可致卵巢扭转，继而卵巢因缺血坏死，多需要手术复位扭转的卵巢，重者要切除坏死的卵巢。故患者取卵手术后突发下腹一侧疼痛，要注意卵巢扭转的可能。

3.6 试管婴儿手术患者的情感危机——焦虑

不孕不育患者选择做试管婴儿，大多数是经过多次一般的检查和治疗而妊娠失败，少部分是只有走这条路才能达到人生意义上的完整家庭。是否接受试管婴儿技术本身就是一个艰难的抉择；接受取卵、移植等治疗过程和验孕前都要承担很大的精神心理压力；孕期有可能增加的疾病风险，宝宝健康与否，都可能会使患者产生焦虑、抑郁等情感危机，严重影响身心健康。

在临床工作中医生和护士要采取有效的策略，同患者有更多的直接交流；给予患者更多的相关信息和教育，包括宣教、健康手册、微信群；鼓励夫妇双方一同诊治；鼓励患者多与身边不孕患者交流，帮助患者走出情感危机，减轻心理压力，并使患者知道无论医生和患者怎样积极努力治疗，仍有少数人由于某种原因导致试管婴儿手术失败；同时大多数患者需要明白无论试管婴儿的结局如何，都要坦然面对，相信付出的努力是值得的。

3.7 对女性远期健康影响

促排卵药物的应用，导致高雌激素水平，可能会增加生殖系统肿瘤的发病率。有研究显示，做试管婴儿后卵巢癌的发生风险是对照组的1.5倍，乳腺癌的风险没有增加。但到目前为止，循证医学仍无证据证实，实施试管婴儿技术与生殖系统肿瘤的相关性，有待生殖医学医生和科学家进一步研究探索。

4　产前筛查和产前诊断：呵护宝宝健康出生

准妈妈为了保证孕期顺利，使健康宝宝平安降生，首先是不能错过每一次的常规产前检查，产前检查包括病史采集、体格检查、超声检查和抽血化验等，整个孕期大概产前检查 10 次左右。产前检查可以监测宝宝发育，发现孕妇异常，及时干预和减少产科并发症，呵护母婴健康。

4.1　产前筛查

通过无创的检测（血清检查、超声检查），从所有孕妇中筛查出胎儿畸形和孕妇并发症的高风险的人群，然后进一步检查、确诊和治疗，最大限度地减少新生儿出生缺陷，保证孕妇健康。

（1）胎儿颈部透明层厚度（NT）检查。孕 12—13^{+6} 周超声检查，除外唐氏综合征高风险人群。

（2）大排畸。孕 18—24 周超声检查，除外胎儿结构异常（头、脊柱、口唇、心、肾、胃肠、四肢等）。

（3）唐氏综合征筛查。孕 14—20 周抽血，测定甲胎蛋白、雌三醇、游离绒毛膜促性腺激素的浓度，结合孕妇的年龄、孕周、体重等方面，评判胎儿患唐氏综合征的风险，检出率在 70%左右。高风险（1/270）需行羊水穿刺，临界高风险（1/270—1/1000）建议无创产前 DNA 检查。唐氏综合征即 21 三体综合征，又称先天愚型，是 21 号染色体数目多了一条而导致的疾病。患儿有智能低下、特殊面容、多发畸形、生长发育障碍等症状。唐氏综合征的发生率与高龄孕妇、卵子老化有显著的相关性。

（4）无创 DNA 产前检测（non-invasive prenatal testing，NIPT）。孕 12 周以上抽静脉血，用于胎儿非整倍体风险检测，检出率可以达到 99%。利用 DNA 测序技术，对母体外周血浆中的胎儿游离 DNA 进行测序，后将测序结果进行生物学分析，从中得到胎儿的遗传信息，筛查胎儿是否有 3 种染色体非整倍体异常（21 三体、18 三体和 13 三体综合征）。无创 DNA 产前检测可避免因为侵入性诊断带来的流产、感染风险。

（5）妊娠期糖尿病筛查。孕 24—28 周，糖耐量试验（用 75g 葡萄糖溶入 300ml 水 5 分钟喝完），空腹血糖<5.1mmol/L，餐后 1 小时血糖<10.0mmol/L，餐后 2 小时血糖<8.5mmol/L 属于正常。有一项达到或超过这些数值就是妊娠期糖尿病。

（6）早产筛查：孕 30－32 周超声测量宫颈长度；取宫颈分泌物测胎儿纤维连接蛋白水平。

4.2 产前诊断

产前诊断是对有高风险畸形胎儿或有不良孕产史及家族史孕妇的确诊，为胎儿宫内治疗和选择性流产提供依据。国家卫健委 2019 年 2 月重新修订了 2003 版《产前诊断技术管理办法》，让临床工作者有章可循。以往的产前诊断，主要是通过孕早期绒毛取材术、孕中期羊膜腔穿刺术和经皮脐血管穿刺术，获取胎儿来源细胞，进行染色体核型检测，发现染色体数目或结构异常，让患者知情选择胎儿去留。以上这些有创性的产前诊断方法会有小概率的流产等风险存在。如今产前诊断还包括利用超声和磁共振检查对胎儿的结构异常进行诊断。

但是，即使经过产前诊断，孕妇没有在适合的孕周做适合的检查，胎儿仍然会有某种遗传病或畸形的风险。需要做产前诊断的孕妇有：年龄＞35 岁；产前筛查高风险；有习惯性流产史、畸胎史、死产史；生育过染色体异常儿、脊柱裂儿或无脑儿；夫妇一方有染色体异常或先天性代谢疾病；有遗传病家族史；羊水过多。产前诊断的方法如下：

（1）羊膜腔穿刺术。孕 16－22 周，经腹超声引导下穿刺抽取 20ml 羊水，孕中期羊水内有活力的胎儿脱落细胞比例最多，利于检查，获取的羊水进行 6－8 天的细胞培养，收获中期相细胞后制片，在显微镜下对胎儿染色体核型进行分析，此方法等待结果时间较长，一般需要 3－4 周。但是到目前为止，传统细胞遗传学诊断仍是产前诊断的金标准。

（2）绒毛取材术。孕 8－10 周，通过超声引导，经阴道抽取少量绒毛，进行胎儿染色体核型分析，检查有异常，可以及时终止妊娠，减少终止中期妊娠的痛苦及危险。

（3）经皮脐血管穿刺术。孕 18 周以后，经皮穿刺取脐血 2－8ml，除做染色体核型分析、胎儿宫内感染的诊断、血液系统疾病的诊断外，还可用于 Rh 同种免疫性溶血的治疗。

（4）胎儿镜（又称羊膜腔镜）。胎儿镜经腹壁、子宫进入羊膜腔，不仅可以观察胎儿、脐带和胎盘，还可以进行手术操作及宫内治疗。如直接观察诊断胎儿先天性外观畸形；取胎儿血液诊断遗传性疾病和宫内感染；通过胎儿活组织检查诊断先天性疾病；进行胎儿宫内治疗，如宫内输血、减胎等。

（5）快速产前诊断技术。主要针对胎儿细胞，利用荧光原位杂交、荧光定量

PCR、引物原位标记技术、DNA芯片技术等进行诊断。快速产前诊断技术无须细胞培养，操作过程相对简单，还有灵敏性高、特异性强等特点。

产前诊断是优生优育、减少新生儿出生缺陷的重要手段之一，产前诊断不仅减少了家庭和社会的沉重负担，同时也提高了人口素质。

5 绝经激素治疗：生命最后1/3阶段的保护伞

随着人类寿命的延长，目前我国女性寿命接近80岁，50岁左右到80岁要在绝经后生活，这段时间达30年或更久。绝经激素治疗（menopause hormone therapy，MHT）是一种医疗措施，针对女性生命最后1/3阶段雌激素缺乏导致的绝经相关症状和远期健康问题给予激素补充的治疗，可以说MHT是许多绝经妇女的健康保护伞。

MHT的历史已有60余年，大量科学研究得到的循证医学数据，以及MHT临床应用，证实MHT对适宜女性不仅可以缓解绝经相关症状，降低老年疾病的发生，还能改善生活质量，维持良好的健康状况。但是MHT不是人人都适用的，药物使用有禁忌证，还必须个体化施行，并在医生的正确指导和仔细监测下完成，同时还要注意生活方式的调整，合理饮食，规律运动，控制体重，补充钙剂和维生素D。

5.1 绝经的烦恼

（1）潮热、多汗，由血管舒缩功能不稳定引起，是最常见、具有特征性的绝经症状，半数妇女在绝经前就会出现阵发潮热、多汗，有患者绝经后会加重，持续1—5年不等或更长时间。

（2）精神神经症状，如烦躁、焦虑、抑郁、多疑、爱哭、失眠、乏力、头晕、记忆力下降、注意力不集中等。

（3）泌尿生殖道萎缩症状，如尿频、尿急、尿失禁、反复尿道感染、阴道干涩、反复阴道炎、性交困难等。

（4）雌激素长期缺乏导致相关疾病多发，如骨质疏松和骨折、心血管疾病等。

5.2 MHT的益处

在临床中要严格掌握适应证，按照规范合理使用，缓解症状，预防雌激素低所致的远期疾病。可能实现缓解潮热、精神神经症状；治疗泌尿生殖道萎缩症状；预防骨质疏松，减少骨折发生率；绝经早期开始治疗对心血管系统有保护作用，可降低冠心病的死亡率，减少糖尿病的发生率，延缓神经系统退化，降低阿尔兹海默症风险。不同年龄开始 MHT 获益会不同，绝经早期开始治疗获益更大。

5.3 MHT 的禁忌证[2]

MHT 的禁忌证包括：已知或可疑妊娠；不明原因阴道流血；乳腺癌；子宫内膜癌；近 6 个月内有活动性血栓栓塞性疾病；严重肝肾功能异常；血卟啉症和耳硬化症不能用雌激素，脑膜瘤不能用孕激素。

5.4 慎用 MHT[2]

（1）子宫肌瘤（肌瘤 3－5cm 严密监测下应用，＞5cm 不用）。

（2）子宫内膜异位症。

（3）子宫内膜增殖症。

（4）血栓形成倾向。

（5）胆结石。

（6）系统性红斑狼疮。

（7）乳腺良性疾病、乳腺癌家族史。

（8）癫痫、偏头痛、哮喘、高催乳素血症。

5.5 MHT 关注热点和注意事项

如果决定接受 MHT，要在绝经 10 年以内，＜60 岁就开始，这个时间段是启动适合治疗的“窗口期”，超过这个阶段健康风险就会大大增加，＞60 岁最好就不要开始治疗了；药物使用最低有效量；尽可能选用天然激素；药物种类、剂量和期限一定要个体化，这点非常重要。当有全身症状时可以选择口服的药物，只有局部症状就选外用雌激素治疗。

接受 MHT 的妇女，每年至少一次全面体检，包括血尿常规、肝肾功能血糖血脂等大生化检查、乳腺超声或乳腺钼靶、妇科超声、宫颈癌筛查等，并进行获益与风险评估，调整 MHT 方案。MHT 使用期限尚没有限制，缓解症状可以短期使用，如果每年医生评估获益大于风险，就可以一直使用。

5.6 MHT 的常用药物

MHT 是对绝经后低雌激素引起相关症状的病因治疗。有子宫的患者要加用孕激素，以对抗雌激素，预防子宫内膜癌，常用含有雌激素和孕激素作用的复合制剂，无子宫可以单独使用雌激素。常用药物有：

（1）雌激素：17ß 雌二醇、补佳乐（戊酸雌二醇）。

（2）孕激素：地屈黄体酮、微粒化黄体酮、屈螺酮。

（3）复合制剂：克龄蒙、芬吗通、利维爱、安今益。

（4）经皮吸收雌激素：雌二醇凝胶、雌二醇皮贴。

（5）经阴道吸收雌激素：雌三醇乳膏、普罗雌烯胶丸。

（6）左炔诺孕酮宫内系统（曼月乐）：含黄体酮的环，对子宫内膜有保护作用。

5.7　MHT的潜在风险

MHT的风险因人而异，其差异与适应证、用药种类、剂量、是否配伍孕激素、给药途径、开始治疗的时间、治疗持续时间和定期监测有关。存在的主要风险有：

（1）体重增加。在使用HMT前，大多数患者都会担忧体重增加的问题，但临床应用中体重增加是不存在的，因为HMT中的雌激素和孕激素不是肾上腺糖皮质激素，故不会造成脂肪组织的异常堆积致体重增加。

（2）子宫内膜癌。众多临床研究早在40年前就已证实，无对抗的雌激素应用，对子宫内膜增生和内膜癌有明确的作用，有子宫的妇女使用雌激素治疗，同时加用孕激素可以防止子宫内膜增生和子宫内膜癌，但是必须保证孕激素的剂量和使用时间。

（3）乳腺癌。使用MHT过程中，医生和患者最担忧的问题就是乳腺癌，的确MHT有很低的乳腺癌潜在风险。单独天然雌激素应用并没有增加乳腺癌的风险。MHT使用不同的孕激素，用药时间的长短，相关的乳腺癌风险也不同，孕激素的选择对乳腺癌风险极其重要，微粒化黄体酮或地屈黄体酮是最好的选择。妇女健康启动项目（WHI）的一项临床研究提示，使用甲羟孕酮这种不利于乳腺的孕激素，用于MHT 5—7年并没有增加乳腺癌的风险。临床中应选择利维爱或天然的雌孕激素，严格掌握适应证和禁忌证，向患者充分讲解MHT的利弊，让患者知情选择是否接受MHT，治疗期间至少每年利用超声或钼靶检查，必要时进行核磁检查，严密监测乳腺变化，以减少乳腺癌的风险。

（4）血栓形成。MHT中的雌激素影响凝血机制，增加发生血管血栓栓塞性疾病的风险。近6个月内有活动的或自发的血栓栓塞性疾病，是MHT的绝对禁忌证；而有血栓形成倾向（如肥胖、高血压、高血脂、糖尿病、手术与制动）、曾有过手术后血栓栓塞并发症者，要权衡利弊，必要时进行易栓症筛查，谨慎接受MHT。后者可以选择雌激素凝胶或雌激素皮贴，这些经皮吸收的雌激素可以避免肝脏的首过效应，减少由于口服雌激素造成的血栓风险。

应用MHT，需要有适应证，除外禁忌证，患者要有主观意愿，医生要充分考虑治疗可能带来的潜在风险，经过全面评估，在治疗“窗口期”启动，坚持个体化的药物选择，定期检查评估，以达到提高绝经妇女健康水平的目的。

关注和促进女性的生殖健康，能够提高女性生命质量、维护家庭幸福和社会稳定，也是子代健康的保证。

参考文献

[1] 周灿权，袁媛，古芳. 重视辅助生殖技术对女性的近远期影响 [J]. 中国实用妇科与产科杂志，2018 (6)：577-580.

[2] 中华医学会妇产科学分会绝经学组. 绝经管理与绝经激素治疗中国指南 (2018) [J]. 中华妇产科杂志，2018，53 (11)：729-739.

从 HPV 疫苗热，看女性特殊时期健康风险

毕　蕙

（北京大学第一医院妇产科　北京　100034）

摘　要：子宫颈癌是严重威胁女性身心健康的常见恶性肿瘤，但同时也是一个可以预防、可以通过早期诊断早期治疗治愈的疾病。大量研究已经证实，子宫颈癌的发生与人乳头瘤病毒（HPV）高危亚型的持续感染密切相关，预防 HPV 感染就有可能预防子宫颈癌的发生。各国的子宫颈癌防控实践证实青少年的 HPV 疫苗接种＋定期的子宫颈癌筛查可有效预防子宫颈癌的发生，建议女性朋友积极行动起来，根据自身的年龄、经济情况以及所处地区的医疗资源情况进行疫苗接种＋子宫颈癌筛查或子宫颈癌筛查，同时对于筛查所发现的异常应重视，积极去相关医院进行进一步检查/治疗，以预防子宫颈癌的发生和发展。

关键词：子宫颈癌　人乳头瘤病毒　亚型　疫苗　筛查

2016 年 7 月 HPV 二价疫苗在我国批准上市，HPV 四价疫苗也在 2017 年 5 月上市，受到了广大女性朋友的追捧，尤其是 2018 年 4 月 HPV 九价疫苗在我国有条件批准上市，更是出现了“一苗难求”的现象，很多人甚至不惜花重金去国外接种疫苗，由此可见广大女性对于自身的健康非常关注，预防疾病的愿望非常强烈。

但另外一方面，在临床上我们也会经常接诊一些患者，因为异常出血、腹痛或出现排尿排便困难而就诊，经检查发现为浸润性子宫颈癌，询问其为什么不进行定期筛查，为什么出现异常症状不及时就诊，原因往往是这些患者都存有侥幸

心理，认为自己与子宫颈癌“无缘”。其实，无论是国外以及国内对诊断的子宫颈癌患者调查时发现，约一半的患者一生中从未进行过筛查，还有一部分人是近5年内未做过子宫颈癌筛查，还有一些患者是在筛查时发现异常被建议进行进一步检查确诊时，因各种各样原因没有前往医院进行检查，事后反思时非常遗憾。

在子宫颈癌防控中，临床上常见的误区有：

（1）我没有任何不适症状，我不会患子宫颈癌，也不用定期进行子宫颈癌筛查。其实确诊的早期子宫颈癌患者常常无任何不适症状，或症状非常轻微不会引起关注，所以一旦出现明显的不适症状，往往已不是早期浸润癌，治疗起来也比较困难，疗效有时也不理想。再有，目前对于子宫颈癌的二级防控是希望通过定期筛查，发现适龄妇女中具有子宫颈癌前病变高危女性，通过进一步确诊和治疗子宫颈癌前病变以预防子宫颈癌的发生。所以在进展至子宫颈浸润癌前及时发现和治疗癌前病变已成为预防子宫颈癌的主要策略。

（2）我没有家族遗传史，我不会有癌症风险。子宫颈癌的病因是与人乳头瘤病毒也就是英文缩写为 HPV 的高危亚型的持续感染相关，即使没有家族遗传史，只要有 HPV 高危亚型的持续感染就有发生子宫颈癌的风险。什么人易患子宫颈癌？一般是 HPV 过早以及过度暴露者，如过早性生活、多性伴以及性伴的多性伴，早婚、早孕、多孕、多产；另外免疫功能低下者，吸烟或吸毒破坏免疫功能者均易患子宫颈癌。所以对于免疫功能低下者更应注重子宫颈癌以及其他器官肿瘤的预防。

（3）我只有一个性伴不会感染 HPV，进而无子宫颈癌风险。并不是一夫一妻者就没有子宫颈癌风险。HPV 感染在年轻女性中非常常见，对于大多数女性或男性而言一生中累计 HPV 的感染率可达 80%左右，尤其是开始性生活的前 3 年，累计感染的概率可达 50%。但大家也不要过度紧张，虽然女性一生的 HPV 累计感染率高，但大多数为一过性感染，可通过人体的自然免疫功能在 2 年左右的时间内自然清除。HPV 感染途径主要为性接触，所以性教育、安全的性行为可预防 HPV 感染，预防子宫颈癌。如果能在开始性生活前接种 HPV 疫苗也可有效预防 HPV 感染。

（4）我经常进行妇科检查，一切正常，我不用进行细胞学或 HPV 检测了。子宫颈癌前病变以及早期子宫颈癌无子宫颈结构上的改变，即使进行妇科检查也很难发现，所以需要在最有可能发生子宫颈病变的部位取材进行细胞学或 HPV 病毒检测才有可能发现是否为子宫颈癌前病变的高危人群，才能判断有无必要进行进一步检查。由此可见即使经常进行妇科检查也需要定期进行子宫颈癌筛查。

(5) 我已接种过 HPV 疫苗了，无须再进行子宫颈癌筛查了。HPV 疫苗确实可以有效预防 HPV 感染，预防子宫颈癌前病变的发生，未来也有望预防子宫颈癌的发生。但是能否有效预防疫苗相应亚型的 HPV 感染主要是要看接种的时机，接种前有无感染 HPV 的可能，如果在性生活前已完成接种则可有效预防疫苗所涵盖亚型的感染，但是如果在开始性生活后接种尤其是已经存在 HPV 感染，接种疫苗则不能完全预防疫苗所涵盖亚型的感染。另外一方面，由于 HPV 亚型众多，约 200 余种，其中 30－40 种与生殖道病变相关，目前证实与子宫颈癌关系密切的高危亚型至少有 12 种，包括 16、18、31、33、35、39、45、51、52、56、58、59 等，但目前已上市的 HPV 疫苗即使九价也只覆盖了其中的 7 个亚型，包括 16、18、31、33、45、52、58，约可以预防 92％的子宫颈癌，还有 6％的子宫颈癌是这 7 个亚型以外的亚型所致，另外还有 2％左右的子宫颈癌的发生可能与 HPV 无关，所以即使接种了疫苗也应定期筛查。目前发达国家防控子宫颈癌的经验表明接种 HPV 疫苗与子宫颈癌筛查有机结合可有效预防子宫颈癌的发生。

(6) 我 2 年前患子宫颈癌前病变，已进行了子宫颈锥切术，术后复查 2 次没有问题，我已“治愈”了，不用再定期复查了。子宫颈癌前病变如果能诊断和得到有效治疗确实可以降低未来发生子宫颈癌的风险，但即使有效治疗后这些女性患子宫颈癌的风险还是普通女性的 10 倍左右，而且这些女性如果治疗不彻底的话其风险更高，并且研究长期随访数据可以发现，这些女性患除子宫颈癌以外的 HPV 相关肿瘤的风险都会增加，如外阴癌前病变及外阴癌、阴道癌前病变及阴道癌、肛门癌前病变及肛门癌、口咽癌前病变及口咽癌等。所以目前建议对于子宫颈癌前病变治疗后仍应随访 25 年以上。

类似的问题非常多，无法一一列举。

子宫颈癌在国内外都造成了严重的疾病负担，是女性常见的生殖道恶性肿瘤，目前仍有发病率上升以及年轻化的趋势，严重危害妇女的生命健康。

世界范围内，子宫颈癌是女性的第四大恶性肿瘤，2012 年世界卫生组织（WHO）估计全球子宫颈癌新发病例数为 52.8 万，死亡人数为 26.6 万，其中 85％的病例发生在中低收入国家。国际癌症研究署（International Agency for Research on Cancer，IARC）估计，2018 年全世界有 57 万例新发病例和 31.1 万人死亡。2015 年我国癌症统计报告显示：我国新发宫颈癌病例数为 9.89 万，死亡病例是 3.05 万。2018 年 IARC 估计中国新发子宫颈癌 10.6 万例，死亡 4.77 万例，其中在 15—44 岁女性中，子宫颈癌高居新发恶性肿瘤的第三位，仅次于乳腺癌、甲状腺癌，在死亡率方面排在第二位。可以想象年轻女性罹患子宫颈癌后对其父母、爱人、孩子的打击会有多么大！

世界卫生组织非常关注子宫颈癌的防控，早在 2006 年就推出《子宫颈癌综合防控手册》第一版，建议推广子宫颈癌的二、三级防控，并不断推广适宜的检测及治疗方法。2014 年 12 月又推出了第二版《子宫颈癌综合防控指南》，建议进行子宫颈癌三级防控。原卫计委妇幼司 2015 年委托中华预防医学会妇女保健分会组织制定了《子宫颈癌综合防控指南》（以下简称《指南》），并于 2017 年 8 月发布。该《指南》参考了世界卫生组织和国内外最新循证医学研究证据，从临床医学、公共卫生和卫生管理三个方面进行了全面的阐述，内容涵盖了子宫颈癌的一、二、三级预防，为指导和规范我国子宫颈癌防控工作提供了依据。

一级预防主要包括健康教育和预防性 HPV 疫苗接种。

二级预防包括适龄妇女定期开展子宫颈癌的筛查；对筛查异常者进行进一步阴道镜检查，以及对诊断的子宫颈癌前病变患者进行治疗以预防子宫颈癌的发生。

三级预防的主要措施是根据临床分期开展适宜的手术、放疗、化疗以及姑息疗法。

1 子宫颈癌的一级预防措施

1.1 社会动员、健康教育、咨询以及非疫苗预防措施

社会动员、健康教育和咨询是重要的一级预防措施，主要目的是促进广大群众正确理解和认识预防性 HPV 疫苗接种、子宫颈癌定期筛查、随访以及癌前病变治疗的目的和意义，主动自觉接受和利用预防保健服务。

非疫苗预防措施包括安全性行为、正确使用避孕套、禁烟、减少生殖道感染/性传播疾病、包皮环切等。初次性行为年龄过早、多个性伴侣等因素均增加 HPV 感染的机会，导致子宫颈癌的发病风险增加。青春期女孩下生殖道发育尚未成熟，过早性生活会使子宫颈上皮多次重复暴露于某些细菌或病毒危胁之下，产生潜在的细胞变异。因此安全性行为主要包括推迟首次性行为年龄，减少性伴侣；持续正确使用避孕套可减少 HPV 感染发生的风险，但不能完全避免 HPV

感染；有研究显示，烟草是 HPV 感染和子宫颈癌前病变/子宫颈癌发生的危险因素之一，控烟，尤其是减少被动吸烟可减少子宫颈癌的发生；另外，有研究发现生殖道感染/性传播疾病是 HPV 感染的危险因素之一，患有性传播疾病者发生 HPV 感染的风险是无性传播疾病者的 2.7 倍，生殖道感染/性传播疾病可能会导致生殖道黏膜损伤，以利于 HPV 侵入；非疫苗预防措施还包括包皮环切，男性包皮环切后可减少女性 HPV 感染率。

1.2 预防性 HPV 疫苗接种

预防性接种 HPV 疫苗是在尚未感染 HPV 时，通过接种产生大量的针对疫苗相应型别的抗体，一旦有相应型别 HPV 感染时可有效中和病毒，是一种针对病因的预防措施，也是预防、控制和消灭疾病的最根本措施。

由于子宫颈癌病因明确——与 HPV 高危亚型的持续感染密切相关，接种 HPV 疫苗可以从根本上阻断 HPV 传播，属于最特异、最有效的针对病因的一级预防措施。中国《子宫颈癌综合防控指南》建议的目标人群为 13—15 岁的青少年女性，可接种人群为 9—45 岁女性。目前 HPV 疫苗在中国属于非计划免疫类疫苗，全世界正在使用的 3 种疫苗在中国均已上市，但在接种年龄、接种方案以及覆盖的 HPV 亚型上有所不同，具体见下表：

	二价疫苗	四价疫苗	九价疫苗
全球范围内上市时间	2007 年	2006 年	2014 年
中国获批时间	2016 年 7 月	2017 年 5 月	2018 年 4 月
在中国的适用人群	9—45 岁女性	20—45 岁女性	16—26 岁女性
疫苗覆盖 HPV 型别	HPV-16 和 HPV-18	HPV-6/11/16/18	HPV-6/11/16/18/31/33/45/52/58
佐剂	500μg 氢氧化铝和 50μg 3-O-去酰基-4'-单磷酰脂 A（MPL）	225μg 非晶形羟基磷酸铝硫酸盐	500μg 非晶形羟基磷酸铝硫酸盐
重组技术	杆状病毒表达	酵母菌表达	酵母菌表达
接种方案	第 0、第 1 和第 6 个月	第 0、第 2 和第 6 个月	第 0、第 2 和第 6 个月

HPV 疫苗的接种大家非常关心其安全性及有效性，无论是二价疫苗还是四价、九价疫苗在上市前均做了大量人群的研究上市后至今也一直在监测其安全性及有效性，2017 年 WHO 在更新其 HPV 疫苗的立场文件时强调目前尚无安全隐

患。二价以及四价 HPV 疫苗在中国的临床研究显示其在成年女性中耐受性良好，其良好的安全性结果与全球临床试验和安全性监测研究所得到的结果一致。局部常见的不良反应有疼痛、红斑、肿胀等，全身常见的不良反应有发热、疲劳、头痛、肌痛等，但大部分注射部位和全身不良事件的严重程度为轻度至中度，具有自限性，能在较短时间恢复。

同时无论二价还是四价疫苗在中国的临床研究及进一步的随访中均显示其对疫苗覆盖亚型所致子宫颈癌前病变有近乎 100%的保护性。

而且，HPV 疫苗在世界范围内已经使用 12 年之久，在澳大利亚以及一些欧洲进入国家免疫规划且接种覆盖面较广的国家使用后目前已经初步看到效果，如疫苗所涵盖亚型感染率减低，100%保护疫苗涵盖亚型所致的癌前病变率等，未来也有望看到接种后女性子宫颈癌发病率的减低。所以，2017 年美国临床肿瘤协会（ASCO）发布的子宫颈癌一级预防指南，强烈推荐适龄人群接种 HPV 疫苗，并明确指出，接种 HPV 疫苗是针对 HPV 感染导致子宫颈癌一级预防的最佳策略，没有其他的预防策略可以替代接种疫苗。WHO 在 2017 年 5 月更新的立场文件中建议：HPV 疫苗接种应该作为预防子宫颈癌和 HPV 其他疾病综合防控策略。我国的《子宫颈癌综合防控指南》也明确推荐了预防性 HPV 疫苗接种作为子宫颈癌一级预防的最佳策略。

2　子宫颈癌的二级预防措施

2.1　子宫颈癌筛查

目前可进行筛查的疾病需满足以下条件：对公共健康有严重影响的疾病；在临床前期（无症状期）可以检测的疾病；筛查方法必须简单、无创、敏感、特异、经济和易于被目标人群所接受；无症状期的治疗对长期病程和疾病进展有积极作用；初筛阳性的人群需要进一步检查和治疗的方法应当是能够获得、易于接受并且经济上能够负担得起。子宫颈癌的筛查满足了以上所有条件，所以说子宫颈癌是可以进行筛查的疾病，发达国家的成功经验也证实了如果筛查覆盖 80%以上的适龄女性，可有效降低子宫颈癌的发病率及死亡率。

我国政府非常重视女性健康，在中国妇女发展纲要中提出 2020 年妇女常见病普查率超过 80%。2009 年启动了农村妇女的子宫颈癌、乳腺癌筛查，筛查目标人群为 35－64 岁女性，每 3 年一个周期，每年惠及 1000 万适龄妇女；在 2016 年启动了贫困地区适龄妇女的子宫颈癌、乳腺癌筛查等，各个企事业单位也定期组织体检，如北京等地均启动了户籍适龄妇女宫颈癌筛查。目前子宫颈癌的筛查已成为基本公共卫生项目，惠及所有适龄妇女。

目前子宫颈癌筛查常用的方法有子宫颈细胞学检查和 HPV 检测。

（1）细胞学检查。1941 年 Papanicolaou 医生发明子宫颈细胞学检查这一技术，子宫颈细胞学抹片方法以其名字命名——Pap Smear。此方法经过 70 多年的使用，在子宫颈癌的发病率及死亡率下降方面起到了非常重要的作用，至今仍是中国以及许多欧美国家子宫颈癌筛查的主要方法。

在我国，1951 年由北京协和医院杨大望教授引进了子宫颈细胞学检查，并逐渐应用于子宫颈癌的人群筛查以及医院的机会性筛查。传统的子宫颈细胞学检查采用的是抹片法，是用一刮片在子宫颈最易发生癌前病变及浸润癌的转化区部位采集脱落细胞并均匀涂抹在玻璃片上，并经过 95%酒精固定后送实验室染色及由专业的细胞学医生阅片。由于诊断常受制片的质量以及分泌物血细胞等影响，20 世纪 90 年代中期发明了液基细胞学，即采用一特制的毛刷在转化区取材，并将取到的子宫颈脱落细胞转移至特殊的固定液中保存，并采用液态薄层制片技术制作细胞学抹片，因血细胞以及炎症细胞等的污染使得阅片困难的可能性减少，使得细胞学抹片的满意度提高，同时还可进行淋病、衣原体、滴虫等微生物的检测，并可使用细胞学剩余的标本进行 HPV 检测，可在一次取样时完成细胞学以及 HPV 的检测。

虽然近 20 年在子宫颈细胞学制片上以及诊断标准方面有了非常多的改进，但子宫颈细胞学的诊断敏感性仍处在中等（50%－80%），主要是由于细胞学为一形态学检查，对诊断医生的要求非常高。而由于我国地域广阔，人口众多，各地医疗资源相对不均衡，病理科医生尤其是细胞学专业医生相对缺乏，且存在细胞学医生培养周期长，检测质控困难，观察者间重复性差等诸多问题，使得细胞学在子宫颈癌筛查中的效力有所降低，重复筛查的间隔时间为 3 年。但由于细胞学的特异性优良，目前许多建立了宫颈癌筛查体系的欧美国家仍将细胞学作为子宫颈癌的初筛或与 HPV 检测联合或用于 HPV 初筛后的分流。

目前也有一些新的分子生物学标记物如 p16/Ki-67 细胞学双染技术用于细胞学检查，有可能在不降低细胞学特异性的前提下提高细胞学检查的敏感性。

（2）HPV 检测。随着子宫颈癌致癌病因的明确，20 世纪末由美国 Digene 公司开发研制的第一个 HPVDNA 检测技术——HC2（杂交捕获实验 2）被美国食品药品监督管理局（FDA）批准上市。与子宫颈细胞学筛查相比，HPV 检测提高了子宫颈癌前病变检出的敏感性。同时由于 HPV 检测为标准化检测，结果客观，可重复性好，质量控制容易，阴性预测值可达 99%－100%，阴性结果的保护性好，阴性者的重复筛查间隔可延长至 5 年。但由于其阳性预测值较低，对于 HPV 检测阳性者需进一步进行分流检测，目前常用的方法为细胞学分流、HPV16/18 分型检测、E6E7mRNA 检测、E6E7 蛋白检测、甲基化检测等。目前为扩大子宫颈癌筛查的覆盖面，对于不愿意到医院或筛查机构行阴道检查子宫颈采样的妇女，也可在接受培训后，采用自我采样的方法，有研究发现其敏感性和特异性与医生采样基本一致，这不失为不愿进行阴道检查妇女的一种子宫颈癌筛查方法。

2017 年颁布的《中国子宫颈癌综合筛查指南》建议中国妇女的筛查年龄为 25－64 岁。对于 25－29 岁妇女，建议每 3 年一次细胞学筛查；对于 30－64 岁妇女，建议每 3 年一次细胞学筛查，或每 5 年一次细胞学联合 HPV 筛查，或每 3－5 年一次 HPV 初筛；对于资源有限地区的未绝经妇女，还可以采用每 2 年一次醋酸染色裸眼观察法。对于≥65 岁的妇女，若过去 10 年筛查结果阴性（连续 3 次细胞学检测阴性或 2 次联合筛查阴性），无子宫颈上皮内瘤变病史，可终止筛查；对于因良性疾病进行全子宫切除术后的女性可终止筛查。目前认为对于已经接受 HPV 疫苗接种的女性，如果已经到了筛查年龄，仍需定期进行筛查，只有将疫苗接种和子宫颈癌筛查有机结合才能有效预防子宫颈癌的发生。但对于患有艾滋病或其他免疫功能缺陷的妇女，建议开始性生活后就应定期筛查并缩短筛查的间隔时间。

以上的筛查方法及筛查间隔是用于健康女性的，但对于出现性交后出血、异常排液、异常阴道出血者，应及时到专科医院就诊，以便及时排查有无与子宫颈浸润癌或癌前病变相关的疾病。

2.2 筛查异常者的管理

对于子宫颈癌筛查发现异常的妇女，仅提示其子宫颈癌或癌前病变的风险高低，而不能用于疾病的诊断，所以对于筛查结果异常的女性一定要进行进一步检查，否则筛查毫无意义。

对于子宫颈癌筛查异常者的管理，是根据其筛查结果的异常程度决定其临床的管理力度。对于筛查异常程度低的异常者采用定期监测的方法，如筛查细胞学＋HPV 均阴性或 HPV 检测阴性，其 5 年子宫颈上皮内瘤变 3 级及以上病变（CIN3＋）风险≤0.1%，建议 5 年复查；对于细胞学检查阴性者，其 5 年 CIN3＋

风险为0.2—0.6%，建议3年复查；对于筛查结果其5年CIN3+风险0.6%—即刻CIN3+风险<4%，即筛查HPV高危亚型阳性但HPV16/18亚型阴性者，建议1年复查。但对于即刻CIN3+风险极高者建议立即治疗。所以，对于筛查异常妇女的管理应该根据其不同筛查结果的不同风险程度决定其临床管理力度，对于普通妇女来说很难去自我评估其子宫颈癌前病变的风险，应听从专业人员的建议进行相应的检查以便得到及时诊断和及时治疗，以减少子宫颈癌的风险。

这中间最大的误区是对HPV感染的过度恐慌。上面已经谈到过女性一生中HPV感染非常常见，即使仅有一个性伴侣。检测HPV的目的不是单纯为了知道有无HPV感染，更多的是通过HPV检测了解子宫颈癌的风险，便于进行更好的管理。同时也应明确虽然HPV主要是通过性行为感染，但HPV感染不是通常意义上的性病，一旦检测到有HPV感染，很多女性的第一反应就是性伴侣有无出轨，一定要追究感染的来源等，同时对于因感染而就诊非常忌讳，常常延误诊断和治疗。其实对于HPV感染是否导致子宫颈癌前病变以及子宫颈浸润癌，其风险主要是看HPV的感染是否是高危亚型的感染，同时还要看是否是持续感染，也就是看是否在12个月内连续的2次HPV检测均阳性；另外还要看感染的亚型，如果是HPV16、18亚型感染其致病风险最大，其次是31、33、45、52、58亚型，再其次是其余亚型。所以，对于HPV检测阳性者，一定要找专业的医生咨询，医生会根据其年龄、本次筛查结果以及既往筛查诊断的历史综合分析确定目前的风险程度以及临床管理方案。

临床上还可以看到另外一种情况，即存在HPV阳性，但道听途说认为单纯HPV感染如果细胞学检查正常就问题不大，所以不就诊，只是每年定期复查HPV和细胞学，但当第二年、第三年甚至更长时间均是HPV感染而细胞学未见异常时仍然不就诊。其实细胞学检查由于受到很多人为因素的影响往往敏感性只有中等，假阴性率高，对于持续性HPV感染者本身其风险就明显增加转诊阴道镜检查的人群，对于筛查的任何异常都应找专业的医生咨询决策，不要想当然或在网上以及亲朋好友中咨询，有可能就延误了诊断和治疗。

对于那些不愿去医院进行阴道镜检查的女性，还有一个误区是由于没有症状，所以认为自己没有疾病，怕到医院会过度诊断和治疗。对于认为没有症状就不需要检查的女性再次强调绝大多数的癌前病变者无症状。担心到医院会接受过度诊断过度治疗者大可放心，在子宫颈癌筛查中还有一重要原则就是“利弊平衡”原则，子宫颈癌筛查的主要目标是发现具有进展潜能的高度癌前病变患者以及早期浸润癌者，对其进行治疗以获得预防子宫颈癌的“利”，而对于低度病变患者及潜在的风险人群（如病理诊断正常的高危型HPV感染者）进行随访，以避免过度诊断、过度治疗的“弊”，只有这样才能最大限度地预防疾病，同时保护妇女免受不必要的诊断和治疗。

2.3 阴道镜检查

对于筛查异常者，无论是细胞学异常还是HPV检测阳性，经专业医生评估后认为其癌前病变风险较大时就有转诊阴道镜的必要，或临床医生根据患者的症状以及妇科检查时发现异常高度可疑浸润癌，也会建议进行阴道镜检查。

很多妇女对妇科检查有抵触情绪，妇科检查确实会有一些不适感，但常规的妇科检查可以发现很多其他检查不能发现的问题。很多妇女认为超声检查可以替代妇科检查并且更直观，其实这些都是误区，妇科检查是必要的检查手段，只有在妇科检查发现异常后医生才会根据患者的情况选择一些必要的辅助检查包括超声，所以就诊时的妇科检查必不可少。

阴道镜检查是1925年由Hans Hinselman发明的，其通过冷光源照明、放大(4—40倍)、涂5%醋酸后直接观察子宫颈等部位的上皮和血管变化，评价有无病变以及病变程度、范围等。阴道镜检查本身是无创的。对于检查时发现的异常或高度可疑异常者，需要在最可疑部位定点活检进行病理学检查时会有些微小的创伤，但可有效提高子宫颈癌前病变以及早期浸润癌的检出率，便于早诊早治；同时阴道镜检查可指导临床对于癌前病变处理方式的选择，以便更精准地进行治疗。

阴道镜检查是一种临床诊断性检查方法，是子宫颈癌筛查和子宫颈病变的诊断中不可缺少的重要技术，有非常高的专业性要求，不是单纯的一个“照相机”作用。所以需要进行阴道镜检查的妇女一定要去专业医院专业医生处接受专业的阴道镜检查。阴道镜医生是需要专业培训以及不断的知识更新的，目前随着一级预防的开展，以HPV为基础的子宫颈癌筛查对阴道镜医生的要求更高，挑战也更大了。

由此可见，对于筛查所发现的异常者如评估后HSIL风险超过需要进行阴道镜检查的阈值，接受专业、全面的阴道镜检查是必要的。

2.4 子宫颈癌前病变的规范化治疗以及长期随访

诊断和治疗子宫颈癌前病变是预防子宫颈癌的最主要策略，也是二级预防的目的。对于经阴道镜评估、子宫颈活检组织病理学诊断的子宫颈癌前病变或经筛查、阴道镜诊断评估后子宫颈癌前病变风险极高者进行进一步的治疗可有效预防子宫颈癌的发生。

2.4.1　子宫颈癌前病变都要治疗吗

对于经组织病理学确诊的子宫颈癌前病变是否全部需要治疗，答案是否定的。

当然经子宫颈癌筛查发现的异常者经进一步的阴道镜评估、活检病理证实的子宫颈癌前病变，包括子宫颈高级别鳞状上皮内病变（CIN2，CIN2/3，CIN3）以及原位腺癌，对其进行进一步治疗可有效降低子宫颈癌的发病率。但是，任何治疗均是双刃剑，在带来利益的同时也会产生一些不利的影响，比如对不必要干预人群的过度干预可能会对未来生育产生不利影响，增加了早产、胎膜早破以及剖宫产概率等。所以，对于筛查以及阴道镜后结果的评估以及是否需要进一步治疗应由从事阴道镜专业的人员综合评估后个性化决策。

对于年轻、有生育要求的CIN2患者可进一步进行P16免疫组织化学染色后判定病变的级别，如P16阴性的CIN2患者为低级别鳞状上皮内病变，现在以及将来进展为浸润癌的风险较低，暂时无须治疗，但应定期复查以明确病变的转归；P16阳性的CIN2患者属于高级别鳞状上皮内病变，如不治疗进展为浸润癌的风险较高，但由于高级别鳞状上皮内病变进展为浸润癌的时间较长，平均10—20年，尤其是年轻、有生育要求、病变位于子宫颈阴道部的妇女，可以在专业医生的密切监测下随访，反复评估治疗的利与弊，决定进一步干预的时间及方法。

对于妊娠期间诊断的高级别子宫颈上皮内病变患者不用过分紧张，但一定需经过专业医生的阴道镜评估以及综合评判，如能除外浸润癌，完全可以继续妊娠将治疗推迟到产后进行，但需每3个月再次进行子宫颈细胞学及阴道镜评估，产后6—8周再次评估。目前有理由相信只要在专业人员的管理下，高级别鳞状上皮病变在孕期进展的风险非常小，反之，妊娠后病变消退或级别降低的可能性增加，完全可以放心地在专业人员管理下继续妊娠分娩。但对于妊娠期间不能除外浸润癌的患者应听从专业医生的建议进一步检查以明确诊断。

但是，对于非妊娠妇女，无论在什么年龄段，只要病理结果提示CIN3患者均建议进一步治疗，如不治疗进展为浸润癌的风险每年为1%—2%，10年累计风险为20%左右，应引起高度重视。

2.4.2　子宫颈低级别前病变（LSIL/CIN1，CIN2P16阴性者）如何管理

目前认为这一病变多为HPV高危亚型一过性感染所致，如不干预，60%的

病变可自然消退，30%的病变会持续存在，仅有约10%的病变在2年内可能进展为子宫颈高级别上皮内病变，由此可见子宫颈低级别上皮内病变者进展为高级别病变甚至癌的风险相对小，所以目前认为子宫颈低级别上皮内病变并非真正意义上的子宫颈癌前病变，对这一病变的管理建议以保守观察为主。

但由于阴道镜检查存在局限性，人为因素影响较大，尤其是病变位于子宫颈管内或病变较小范围较局限时，阴道镜检查漏诊子宫颈高级别及以上病变（简称HSIL+）的可能性较大，所以在管理组织病理学确诊的LSIL患者时不能一概而论，应进行风险分层管理。对于之前细胞学筛查结果为HPV阳性的ASC-US、LSIL经组织病理学诊断的LSIL，如阴道镜检查时转化区为1型或2型者可无须治疗，临床随访，而对于阴道镜检查转化区为3型者应进一步评价明确子宫颈管内有无HSIL；对于之前筛查细胞学为ASC-H、HSIL及以上者经组织病理学诊断的LSIL的管理应慎重，可选择：①诊断性锥切术；②阴道镜检查转化区1型或2型者，子宫颈管取样阴性时可随访，阴道镜检查转化区3型时，可进行子宫颈诊断性锥切术；③检查细胞学、阴道镜以及组织病理学结果，按新修订的结果处理，应根据之前的细胞学结果进行分层管理。也就是说对于筛查风险不大者可随访，但对于筛查风险高者管理应积极。所以对于阴道镜检查组织病理学结果确认后应及时找专业医生复诊，来评估、决策进一步管理方案。

而对于21—24岁年轻妇女活检病理结果为LSIL者的处理应相对保守，由于该人群HPV感染非常常见，子宫颈上皮内病变较常见，但病变自然消退的可能性大，且在这一年龄段子宫颈浸润癌风险非常低（21—24岁年发生率1.4/10万），所以管理上以观察随访为主。对于年龄大于24岁但有生育要求的年轻妇女也可视具体情况采取相似的管理策略。对于妊娠期阴道镜下组织病理学为LSIL者，只要细胞学、阴道镜检查以及组织病理学无子宫颈浸润癌证据时临床上无须特殊处理，待产后6—8周复查。

2.4.3 子宫颈高级别前病变（CIN2/3）如何治疗

子宫颈癌高级别前病变（简称HSIL），包括既往病理三级分类法的CIN3、CIN2免疫组织化学P16阳性者，以及病理两类分级法的CIN2/3。这一病变多为HPV高危亚型的持续感染所致，为子宫颈的癌前病变，如不加干预，10年内约有20%的HSIL患者进展为子宫颈浸润癌。为预防子宫颈浸润癌的发生，对于组织病理学确诊的HSIL建议进一步治疗。

对于阴道镜下多点活检或颈管黏膜搔刮术（简称ECC）组织病理学诊断的

HSIL 建议治疗，初始治疗可选择子宫颈消融性治疗或切除性治疗。具体方法的选择应根据患者的年龄、生育要求、筛查结果、阴道镜检查的满意度、病变的组织病理学程度、患者的随诊条件、就诊医疗机构的资源以及治疗者的经验等决定，治疗应遵循个性化的原则。所以对于诊断为子宫颈癌前病变的患者建议和专业的医生充分沟通，确定个性化的治疗方案。

对于子宫颈癌前病变的治疗首选子宫颈环形电切术（loop eelectrosurgical excision procedure，简称 LEEP)，但对于阴道镜检查转化区 1 型或 2 型的妇女，如能满足子宫颈消融性治疗的条件也可慎重选择局部消融治疗，但治疗前应充分告知该治疗方法的利弊，让患者知情和选择。

(1) 子宫颈消融性治疗。子宫颈消融性治疗也就是采用各种物理的方法将子宫颈表面异常的上皮破坏后上皮坏死脱落新生正常上皮再生修复达到治疗目的，目前常用的方法包括子宫颈冷冻、激光、电凝、冷凝治疗等，操作简单，疗效明确，但由于子宫颈消融性治疗在治疗的同时无法再次获得子宫颈组织进行再次全面的病理诊断，所以对于采用消融性治疗的患者一定要在治疗前充分评估，除外子宫颈早期浸润癌以及子宫颈腺上皮病变。由此可见子宫颈消融治疗对于治疗的指征把握要求非常严格，应由有经验的阴道镜医生进行充分阴道镜评估，并进行子宫颈取样活检病理诊断，满足治疗指征方可采用子宫颈消融治疗。该方法如果适应证选择合适，对子宫颈癌前病变的治疗效果好，总有效率可达 90%以上，但治疗后仍有病变持续存在的可能，仍应重视以及长期随访，及时发现病变持续存在者或病变复发以及非常少见的子宫颈早期浸润癌漏诊者。

(2) 子宫颈切除性治疗。切除治疗就是切除子宫颈转化区以及部分子宫颈间质以及宫颈管达到进一步诊断以及治疗的目的。常用的手术方式包括子宫颈环形电切术（LEEP)、冷刀锥切术（cold knife conization，简称 CKC)、锐扶刀锥切术、激光锥切术等，目前国内常用的为 LEEP 及 CKC，切除组织需进一步 12 点连续切片进行组织病理学的再诊断。对于可疑子宫颈浸润癌或腺上皮高级别病变者为进一步病理诊断以及切缘病理评价采用 CKC 可减少对切缘的物理损伤，便于进一步准确的病理评价。子宫颈锥切术除了可用于组织病理学确诊的 HSIL 治疗，也可用于年轻妇女的早期子宫颈浸润癌的保守治疗以及 HSIL 治疗后病变持续存在或复发，具体决策需由专业医生决定。

另外，在临床上子宫颈锥切术还可用于筛查、阴道镜检查或组织病理学高度可疑 HSIL 或子宫颈浸润癌患者的进一步诊断。如：①存在细胞学（HSIL、

AGC倾向瘤变、AIS或癌)、阴道镜与组织学诊断的不一致性；②子宫颈管取样阳性；③高级别病变的任何部位位于颈管内，需进一步进行组织学评价；④细胞学或阴道镜提示可疑浸润癌，但阴道镜下活检组织病理学未证实；⑤细胞学或阴道镜活检组织病理学提示原位腺癌（AIS)；⑥阴道镜活检组织病理学提示可疑浸润癌；⑦阴道镜检查转化区3型，特别是细胞学为高级别异常或子宫颈活检为HSIL时等。所以对于阴道镜检查并取活检的妇女，在活检报告出来后一定要再次就诊，听取专业医生对情况的分析，共同探讨下一步的处理。

子宫颈锥切术后对未来妊娠有无不利影响是年轻HSIL妇女最关心的问题。子宫颈锥切治疗后存在早产、胎膜早破、低出生体重儿、剖宫产率升高等风险，风险的大小与锥切术时切除子宫颈组织的多少以及切除深度有关，研究显示切除深度超过10mm时早产风险增加，另外不同治疗方式对于妊娠结局的影响不同研究结论不一致，早产在CKC时可能更常见，但也可能发生于冷冻或LEEP治疗后，所以对于治疗方式的选择一定要在充分进行阴道镜评估后决定，并根据转化区的类型决定手术的类型，包括切除的范围以及深度，避免过度治疗带来的对未来生育的负面影响。

子宫颈锥切术疗效可达90％－95％，对于子宫颈癌前病变的诊断和治疗子宫颈锥切术可产生非常好的效果，但应严格掌握治疗的适应证，严格按治疗规范进行治疗，加强术后的随访，避免治疗的不足或过度。

子宫颈锥切术虽然是小手术，但有大学问，如果不能严格按照规范进行治疗，非但不能起到预防子宫颈癌的作用还有可能引起严重并发症，同时手术后病变持续存在或复发或进展为浸润癌的风险明显增加，所以是否需要治疗、如何治疗以及治疗后如何随访等都应与专业医生慎重谈论，共同决策。术后还应按照医生要求密切随访25年以上。

2.4.4 子宫颈癌前病变治疗后如何随访

子宫颈癌前病变治疗后随着时间的延长子宫颈浸润癌的风险增加；锥切术后切缘阳性/子宫颈管标本存在HSIL病变，术后病变持续存在或复发的风险增加；HPV相关肿瘤风险如外阴、阴道、肛周等部位癌前病变及癌风险增加，所以需要密切随访，目前认为的随访期限应超过25年。同时病变持续存在或复发的风险与患者年龄、锥切前筛查的细胞学结果以及病理类型、级别、锥切术后切缘状况等关系密切。锥切术后切缘阳性者术后病变持续存在或复发的风险明显高于切除术后的切缘阴性者，所以需要根据患者本人的风险制定相应的随访策略。治疗后的随访方法建议采用细胞学联合 HPV 检测，以增加检测的灵敏度以及特异性。随访过程中发现有 HSIL 病变持续存在或复发时应进一步治疗。只有充分采取个性化的管理才能最终降低该妇女的子宫颈癌发病风险。

总之，HPV 高危亚型的持续感染是导致子宫颈癌的元凶，子宫颈癌是可防可治的感染性疾病，HPV 疫苗接种＋适龄妇女的定期筛查可有效预防子宫颈癌的发生。适龄妇女应定期参加子宫颈癌筛查，筛查异常者应及时接受进一步阴道镜检查。诊断和治疗子宫颈癌前病变是预防子宫颈癌的首要管理目标，子宫颈癌前病变治疗后应长期随访，持续 25 年以上。

2018 年 3 月 WHO 总干事提出全球消除子宫颈癌计划，倡导在 21 世纪消除子宫颈癌，如果我们不采取行动，到 2030 年子宫颈癌导致的死亡还会增加 50%。消除子宫颈癌作为全球一项公共卫生问题，其中期目标至 2030 年，子宫颈癌发生率减少至 4/10 万以下，死亡率降低 30%。建议 90%的女孩在 15 岁前都接种 HPV 疫苗，建议 70%的女性在 35 岁和 45 岁至少要接受一次 HPV 检测；建议 90%的筛查异常妇女能够得到正确的管理。长期目标是至 2066 年全球消除子宫颈癌，发病率至 2/10 万以下。由此可见消除子宫颈癌，全球在行动，中国在行动，每个女性也应行动起来，共同推进全球消除子宫颈癌的进程。

本文重点介绍女性子宫颈癌的防控，其实，女性在不同时期有不同的健康风险，均应防控。青春期应观察有无发育异常问题，学会预防生殖道感染；生育年龄应避免非意愿妊娠，注意生育力保护，优生优育，预防生殖道感染尤其是预防性传播感染；围绝经期及绝经后期预防肿瘤发生等。所以女性一生中都应关注自身健康，预防疾病发生。

肥胖与健康的复杂关系：从肥胖悖论谈起

沈凡暄[1]，张新庆[2]

（1 北京协和医学院护理学院　北京　100730；2 北京协和医学院人文学院　北京　100730）

摘　要：近几年，中国居民肥胖率呈爆发式增长，肥胖问题不容乐观。近年来，“肥胖悖论”引发许多讨论。肥胖悖论的出现可能是由于评价肥胖的标准不当、研究过程中多因素混淆以及疾病造成体重下降导致的。这也启发我们重新思考肥胖的真实内涵，探索肥胖与健康的复杂关系，采用膳食治疗、运动治疗、认知—行为及心理干预等有效方式治疗肥胖。

关键词：肥胖　健康　肥胖悖论　肥胖治疗

随着经济社会发展，肥胖问题逐渐成为一个突出的健康问题，并为越来越多的人所关注。近年来，一个新的现象，即“肥胖悖论”的出现，引起了学术界的广泛讨论。理性看待肥胖悖论，并由此深入探讨肥胖与健康的关系，探索解决肥胖问题的新思路，是我们应当积极参与的。

1　肥胖问题的现状、成因及危害

1.1　中国社会肥胖现状

肥胖是指机体脂肪过度堆积的一种状态，对健康有不利影响。世界卫生组织（WHO）推荐肥胖的分类标准为：BMI（体重指数）≥25kg/m^2 为超重，BMI≥30kg/m^2 为肥胖。2003 年发布的《中国成人超重和肥胖症预防控制指南》提出中国成人超重和肥胖程度的界限值，其建议为：BMI≥24kg/m^2 为超重、BMI≥

$28kg/m^2$ 为肥胖。[1,2]

近年来，随着经济发展，人们的生活方式发生改变，肥胖问题日益突出。我国居民超重率和肥胖率呈迅速上升趋势，1992－2002 年间我国居民的超重率和肥胖率分别上升了 38.6%和 80.6%，[3] 可以说我国呈现出从营养不良到营养过剩的迅速转变，肥胖蔓延趋势是惊人的。更令人担忧的是，我国儿童青少年肥胖现状严峻，前景不容乐观。1993—2009 年，7－18 岁中国学龄儿童 BMI 增加 $0.6kg/m^2$，腰围增加 1cm；超重肥胖率从 8.1%增加到 18.0%；腹型肥胖率从 15.3%增加到 28.9%。[4] 2017 年发布的《中国儿童肥胖报告》显示，当前我国 7 岁以上的学龄儿童肥胖人数近 3500 万人，而主要大城市 7 岁以下的肥胖儿童人数超过 400 万人。肥胖问题已经严重威胁我国公共健康的发展，解决肥胖问题刻不容缓。

1.2 肥胖的成因

引起肥胖的原因很多，饮食过量、运动量不足、内分泌因素等均可导致肥胖的发生。但不同个体间存在很大差异，采取同样饮食或运动方式的个体发生肥胖的概率及肥胖程度有所不同，这主要是由于遗传因素影响。肥胖的发生是内因与外因共同作用的结果。

肥胖的发生与基因有关，具有高度遗传性。尤其是儿童青少年肥胖发生，与遗传因素关系密切，肥胖儿童常有家族史。[5] 相关研究显示，双亲均为肥胖者，子女中有 70%－80%为肥胖者；双亲之一（尤其是母亲）为肥胖者，子女中有 40%为肥胖者；双亲均为非肥胖者，子女中只有 10%－14%为肥胖者。遗传因素影响过量饮食致体重增加的敏感性，更易导致脂肪堆积，影响体重指数。同时遗传因素也影响个体脂肪分布类型。[6]

不健康的生活方式，特别是饮食与运动习惯影响肥胖的发生。不健康的饮食行为包括三餐不规律、多吃零食、大量食用油炸食品、过量饮用含糖饮料等。高脂肪、高热量饮食使人体摄入能量高于机体消耗量，多余的能量转化为脂肪，导致肥胖发生。运动不足导致能量消耗减少，同时肌肉组织由于胰岛素抵抗增强而直接诱发糖耐量降低，更增加了肥胖的易感性。[5]

此外，精神心理和神经内分泌系统因素也在一定程度上影响肥胖的发生和发展。现代人普遍存在压力大、焦虑等现象，精神压力下的暴饮暴食、久坐不动等应激行为进一步导致肥胖的发生发展。熬夜等不规律的生活作息也会导致内分泌系统的失衡。

1.3 肥胖对健康的危害

大量研究证实肥胖对健康有不利影响。肥胖早在1948年就被WHO列入疾病分类名单，是一种由多因素引起的慢性代谢性疾病。[7] 肥胖本身作为一种疾病，还与其他许多疾病密切相关。

肥胖者发生多种疾病的风险大大增加。这些疾病包括高血压、血脂异常、冠心病、缺血性脑卒中、糖尿病、乳腺癌、直肠癌、前列腺癌、睡眠呼吸暂停综合征、痛风、下肢浮肿、腰腿关节疼痛及骨质疏松等。[8] 弗明翰（Framingham）研究所对5209人的26年随访资料表明：[9] 相对体重是冠心病发病、死亡及充血性心力衰竭的危险因素，且独立于年龄等其他危险因素。肥胖与死亡关系密切。研究最早发现重度肥胖者寿命明显缩短，后来的研究逐渐发现即使是轻中度的肥胖也伴随死亡率的明显上升。[10] 肥胖还导致患者生存质量下降，易造成心理问题。

特别值得注意的是，肥胖对儿童青少年健康危害巨大，这种危害不仅限于儿童青少年时期，更一直延续至成年时期。肥胖对儿童心血管功能有潜在的危害，肥胖儿童成年后患心血管疾病的风险大大增加。[11] 肥胖儿童患2型糖尿病的风险也大大增加。另有大量临床和流行病学资料表明，肥胖儿童的感染性疾病发病率及严重程度明显高于正常同龄儿童。肥胖问题还给儿童青少年带来巨大的心理健康隐患。肥胖影响儿童青少年的外观、运动能力、社会适应性和自尊，不利于儿童青少年的健康成长。

2 肥胖悖论

2.1 含义

如果从明显合理的前提出发，通过正确有效的逻辑推导，得出了两个自相矛盾的命题或两个命题的等价式，则称得出了悖论。悖论特指由命题的真可以推导出它的假，并且由它的假推导出它的真的论题。大量研究表明超重或肥胖对健康有不利影响。但一些观察研究显示，对于心血管疾病及其他慢性疾病，超重或肥胖患者预后优于正常体重患者。这一现象被称为“肥胖悖论”。[12]

肥胖悖论最早在心血管疾病的流行病学数据中被发现。2012年《美国医学会杂志》（JAMA）发表一篇文章，研究发现糖尿病患者中体重正常的成年人死亡率高于超重或肥胖成年人的死亡率。2012年11月加拿大研究人员研究了6家医院的907名肺炎病人的医疗记录，结果发现体重正常病人的死亡率约为10%，而肥胖病人死亡率则约为4%。此后，肥胖悖论还在内分泌疾病、感染性疾病等诸多领域中被发现。

2.2 可能的原因

肥胖悖论的产生必然有其原因。在分析这些可能的原因的过程中，对于肥胖与健康的复杂关系，我们也可以略窥一二。

2.2.1 评价标准不当

体重指数（BMI）是国际上常用的衡量人体肥胖程度的标准。体重指数BMI=体重/身高的平方（国际单位 kg/m^2）。肥胖悖论指的是，与BMI规定下正常体重导致较低死亡率，而超重或肥胖导致较高死亡率相反的观察结果。[13]但BMI并不能反映不同类型的肥胖。大多数“证实”肥胖悖论的研究以BMI作为评估肥胖的指标，不能有效反映脂肪含量，尤其是忽略了腹围这一重要因素。[14]

研究表明，随着身体脂肪含量的增加，心血管不良事件及全因死亡率均显著增加。身体脂肪含量每增加1个标准差（SD），其心血管不良事件的风险增加16%。对于BMI相同的患者，其身体脂肪含量可能相差较大，因此其死亡风险和慢性病不良事件的风险可能完全不同。因此，肥胖悖论的得出可能与评价肥胖的标准不恰当有关。相对于BMI，腹围与身体脂肪含量的关系更为密切，选用腹围作为肥胖悖论研究设计的因素可能更为恰当。

腹围与慢性病不良事件及死亡率的关系明显。研究显示腹围与死亡率存在J型关系，腹围过大其死亡风险显著增加。这也提示我们，肥胖的概念是复杂的，而肥胖与健康的关系也是复杂的。仅靠BMI不能完全描述“肥胖”的真正内涵，也不能准确描述肥胖与健康之间的关系。如何准确描述“肥胖”，探究肥胖与健康更深层次的关系，需要我们未来做更多的研究。

2.2.2 多因素混淆

大多数“支持”肥胖悖论的研究并非精心设计的针对肥胖悖论的研究，而是由观察的现象笼统地得出结论。因此我们有理由反驳，肥胖悖论是多因素混淆的结果，大多数实验得出的结论具有统计学和逻辑学上的错误。这些因素包括确诊时间、治疗方式等。

在针对心力衰竭患者存在肥胖悖论现象的研究中，研究人员指出，肥胖患者更容易出现外周水肿、呼吸困难或疲劳而前往就诊，即使这些症状有可能与心脏病毫无关系；另一方面，肥胖患者可能更早出现心力衰竭的相关症状，这使得肥胖患者更容易早期诊断出心力衰竭，更早接受干预和治疗。[15] 在治疗过程中，由于肥胖患者更可能出现高血压或者其他心血管相关症状，在治疗时药物的剂量大大增加，可能获得更好的治疗效果。我们可以看到，在这些研究中，肥胖可能并不是预后及死亡率的直接影响因素，肥胖导致确诊时间、治疗方式的不同，进而导致预后的差异。

在一项研究中，[16] 研究人员对 10 项大型前瞻性队列研究中的 190672 例参与者的个人数据进行了随访分析。所有参与者初始时均未患有心血管疾病，并且研究人员客观测定了身高和体重，评估体重指数（BMI）。研究结果表明，与 BMI 正常（BMI 为 18.5—24.9）的参与者相比，超重（BMI 为 25.0—29.9）和肥胖（BMI 为 30.0—39.9）组的参与者心血管疾病事件的终生风险更高。人均寿命分析显示，体重正常的中年男性与超重男性寿命相似，比肥胖男性寿命长 1.9 年，比病态肥胖男性寿命长 6 年。体重正常的中年女性比超重女性寿命长 1.4 年，比肥胖女性寿命长 3.4 年，比病态肥胖女性寿命长 3.4 年。本次研究结果表明初始年龄在 20—59 岁之间的肥胖成年人相较于体重正常的成年人，患有心血管疾病的时间更早，且总生存率相对更低。此次研究可以证明肥胖是患心血管疾病的危险因素。

当观察对象从已确诊的患者变为未患病人群时，研究显示出不一样的观察结果。由这一研究我们也可以更加确定，要进一步明确肥胖与疾病预后的关系，需要设计更合适的实验，构造更合适的统计模型，避免多因素干扰。

2.2.3　疾病导致的体重降低

在针对心力衰竭的研究中，部分研究人员提出，心力衰竭后期患者可能出现肌肉萎缩或恶病质，导致体重降低。这可能反向导致了出现“高体重人群生存率高于低体重人群”的现象，即“逆向因果”。但也有人提出，肥胖患者可能“代谢保留”较好，更能耐受心力衰竭带来的恶病质。也有实验性研究指出，脂蛋白升高对机体有一定保护作用。不过这些研究都还没有足够的证据支持。究竟是肥胖患者本身对抗恶病质等疾病终末期的消耗状态更有优势，还是恶病质导致的体重降低造成逆向因果，需要研究人员对肥胖做进一步研究。

2.3　临床意义

尽管肥胖悖论的出现掀起了一阵“肥胖有益论”的风潮，但是目前仍无明确证据表明肥胖是心血管疾病等慢性疾病的保护因素。英国国家医疗服务系统（NHS）指出健康的饮食习惯和生活方式是预防心脏病的最有效手段之一。健康的体重有助于预防和调节高血压、高胆固醇和2型糖尿病，降低心脏病风险。

虽然肥胖悖论目前存在许多问题，但肥胖悖论的出现并非毫无意义。寻找肥胖悖论出现原因的过程，或许可以给我们带来更多思考。肥胖与健康的关系是复杂的，BMI指数只是肥胖的简单表现，脂肪含量比率与脂肪的分布位置与疾病的关系更为密切。不同脂肪含量和分布位置可能对疾病预后有极大的影响。肥胖的生理机制中也许存在目前仍未发现的保护因素。如何将二者结合，控制合适的体脂率和恰当的脂肪分布，同时发挥肥胖可能存在的保护作用，这也许是下一步我们研究的方向。而对于肥胖与健康之间的多因素联系，我们也可以更多关注肥胖对疾病保护性因素的影响。

相比较于刻意减轻体重，单纯关注BMI，优质的营养和适量的体育活动可能更加值得提倡，也更能维持机体的良好功能。不论是错误还是巧合，肥胖悖论的出现的确提示我们重新认识肥胖，思考肥胖的真正内涵。肥胖对于健康而言包含复杂的危险因素，也许同样包含可能存在的保护因素。如果我们能恰当地定义肥胖，更合理具体地解释“理想”体重，肥胖悖论也许就不是“悖论”了。

3　肥胖的治疗

根据《中国超重/肥胖医学营养治疗专家共识》（2016年版），肥胖的治疗可以从膳食治疗、运动治疗、认知—行为及心理干预等方面展开。[17]

3.1　膳食治疗

3.1.1　限制能量平衡膳食

限制能量平衡膳食（CRD）是指一类在限制能量摄入的同时保证基本营养需求的平衡膳食，其宏量营养素的供能比例应符合平衡膳食的要求。CRD对于延长寿命、延迟衰老相关疾病的发生具有明确干预作用。Huffman等[18]对超重者进行了6个月的CRD干预（能量摄入减少25%），发现与非CRD组相比，CRD组的胰岛素敏感性有明显改善，并认为这是降低体重的原因。

CRD目前主要有三种类型：①在目标摄入量基础上按一定比例递减（减少30%—50%）；②在目标摄入量基础上每日减少500kcal左右；③每日供能1000—1500kcal。除能量摄入限制之外，CRD也对营养均衡提出推荐。近年研究认为采用营养代餐方法能兼顾体重减轻和营养均衡。

3.1.2　高蛋白膳食模式

高蛋白膳食是一类每日蛋白质摄入量超过每日总能量的20%或1.5g·

$kg^{-1} \cdot d^{-1}$，但一般不超过每日总能量的30%或$2.0g \cdot kg^{-1} \cdot d^{-1}$的膳食模式。研究表明，接受高蛋白膳食6个月的肥胖者比接受正常蛋白质饮食者体重下降更明显，1年随诊后高蛋白膳食组仍较对照组多降低了10%的腹部脂肪。采用高蛋白膳食比高碳水化合物膳食的肥胖人群体重下降更多。

需要特别注意的是，由于慢性肾病患者可能因高蛋白饮食而增加肾脏血流负荷，建议合并慢性肾病患者应慎重选择高蛋白饮食。

3.1.3 轻断食膳食模式

轻断食膳食模式也称间歇式断食，一般采用5+2模式，即1周中5天相对正常进食，其他2天（非连续）则摄取平常的1/4能量（约女性500kcal/d，男性600kcal/d）的膳食模式。2013年发表的一项基于115例肥胖女性的研究[19]显示，干预3个月后，两日断食法的肥胖患者体重平均下降4kg，而传统能量限制的肥胖患者体重平均下降2.4kg，且前者胰岛素抵抗改善更明显。一项为期2年的实验比较了高蛋白和高碳水化合物饮食在糖尿病超重者身上的减重效果，结果显示高蛋白膳食可能对存在糖尿病、心血管疾病和代谢综合征风险的患者有帮助。[20]

3.2 运动治疗

运动对减肥的影响取决于运动方式、强度、时间、频率和总量。美国成年人肥胖管理指南推荐增加有氧运动（如快走）至每周150分钟以上（每天30分钟以上，每周的大多数天）；推荐更高水平的身体活动（每周200—300分钟），以维持体重下降及防止减重后的体重反弹（长期，1年以上）。

研究显示，有氧运动的减肥效果更明显，抗阻运动对提高瘦体重更有效。一项纳入35个随机对照试验的Meta分析发现，有氧运动对降低内脏脂肪有显著效果（干预时间4周—2年，每次运动20—75分钟），而渐进性抗阻运动和有氧结合抗阻运动均无显著效果。建议将有氧运动作为降低内脏脂肪的核心运动。

一项纳入了3521名受试者的Meta分析显示，干预时间12—72个月，结果发现与单纯饮食组或运动组相比，饮食结合运动的减重效果更加显著。

3.3 认知—行为及心理干预

认知—行为及心理干预是通过调整超重和肥胖患者的生活环境及心理状态，帮助患者理解和认识肥胖及其危害，从而做出行为改变。其中包括自我监控、控制进食、刺激控制、认知重建和放松技巧等。

数据显示认知—行为干预配合体力活动和饮食调整，能够明显降低体重，且超过6个月的行为干预比低于6个月的效果更明显。研究证明行为干预提升了患者的理论认识，包括对其激励、支持，指导自我监控（饮食、运动和情绪管理），从而更有利于保持减重效果。

在心理因素方面，肥胖者常见的心理因素如压力、沮丧、抑郁容易导致过度进食，并引发罪恶感而陷入恶性循环中。精神—心理支持中需要医务人员能识别干扰减重管理成功的心理或精神疾患，并请专科医师进行治疗。在医疗活动中，肥胖患者可能会因为各种心理社会原因而拒绝寻求减重帮助。医务人员应对患者表达充分尊重，仔细倾听并建立信任，通过健康教育提高其对肥胖加重疾病危险性的认识，不应忽略任何细微进步，给予及时、适当的奖励和称赞，这对于肥胖儿童的管理尤其重要。

4　总结

人类针对肥胖的研究从未停止。从20世纪中期肥胖被列为一种疾病，到21世纪肥胖悖论的出现，我们越来越意识到肥胖与健康密切相关，且关系复杂。以往的大量研究证实肥胖对健康存在多方面的不利影响，但肥胖悖论的出现如同一声响铃，将我们的视线引向更深处。也许肥胖悖论的最初发现是一个美丽的错误，但却让许许多多的人开始思考"肥胖"的真正内涵。肥胖不是BMI指数的单纯区分，而有更复杂的组合，不同的组合对个体疾病与健康产生千差万别的影响。对肥胖的新认识也将对肥胖的治疗有新的指导作用。肥胖问题对当下的中国经济社会发展和人民健康有广泛而深远的影响。在习近平总书记"健康中国"政策的领导下，不断探索肥胖对健康产生影响的复杂机制，努力解决肥胖问题，对于公共卫生事业的发展与人民群众的健康也有重大意义。

参考文献

[1] 陈春明，国际生命科学学会中国办事处中国肥胖问题工作组联合数据汇总分析协作组．中国成人体质指数分类的推荐意见简介［J］．中华预防医学杂志，2001，35（5）：349-350.

[2] 中国肥胖问题工作组数据汇总分析协作组．我国成人体重指数和腰围对相关疾病危险因素异常的预测价值：适宜体重指数和腰围切点的研究［J］．中华流行病学杂志，2002，23（1）：5-10.

[3] 马冠生，李艳平，武阳丰，等．1992至2002年间中国居民超重率和肥胖率的变化

[J]. 中华预防医学杂志，2005，39（5）：311-315. DOI：10. 3760/j：issn：0253-9624. 2005. 05. 005.

[4] 刘嫚，席波，王奇娟，等. 1993—2009 年 7—18 岁中国学龄儿童超重肥胖和腹型肥胖率变化趋势 [J]. 中国儿童保健杂志，2012，20（02）：117-119，123.

[5] T. Lobstein，L. Baur，R. Uauy. Obesity in children and young people：a crisis in public health [J]. Obesity Reviews，2004，5.

[6] 许榕仙. 肥胖的病因与防治 [J]. 海峡预防医学杂志，2002（05）：31-33.

[7] 中华医学会内分泌学分会肥胖学组. 中国成人肥胖症防治专家共识 [J]. 中华内分泌代谢杂志，2011，27（9）：711-717.

[8] 武阳丰. 肥胖：必须引起国人重视的流行病 [J]. 中华流行病学杂志，2002，23（1）：3-4.

[9] Hurbert H B，Feinleib M，McNamara P M，et al. Obesity is an independent risk factor for cardiovascular disease：a 26 year follow up of participants in Framingham Heart Study [J]. Circulation，1983，67：968-977.

[10] Bray G A. Overweight is risking fate：definition，classification，prevalence，and risks [J]. Ann NY Acad Sci，1987，499：14-28.

[11] 孔广生，孔文妍，孙琼华，等. 陆良县单纯性肥胖症儿童血液流变学和血脂指标的研究 [J]. 中国学校卫生，2004，25（6）：693-694. DOI：10. 3969/j. issn. 1000-9817. 2004. 06. 003.

[12] Cheung Y M，Joham A，Marks S，Teede H. The obesity paradox：an endocrine perspective [J]. Intern Med J. 2017 Jul；47（7）：727-733.

[13] Dixon J B，Egger G J，Finkelstein E A，Kral J G，Lambert G W. 'Obesity paradox' misunderstands the biology of optimal weight throughout the life cycle [J]. Int J Obes (Lond). 2015 Jan；39（1）：82-4.

[14] Carbone S，Lavie C J，Arena R. Obesity and heart failure：focus on the obesity paradox [J]. Mayo Clin Proc. 2017 Feb；92（2）：266-279.

[15] Shah R，Gayat E，Januzzi J L. Body mass index and mortality in acutely decompensated heart failure across the world：a global obesity paradox [J]. J Am Coll Cardiol 2014 Mar 4；63（8）：778-85.

[16] Khan S S，Ning H Y，Wilkins J T，et al. Association of body mass index with lifetime risk of cardiovascular disease and compression of morbidity [J]. JAMA Cardiol. Published online February 28，2018.

[17] 中国超重/肥胖医学营养治疗专家共识编写委员会. 中国超重/肥胖医学营养治疗专家共识（2016 年版）[J]. 中华糖尿病杂志，2016，8（9）：525-540. DOI：10. 3760/cma. j.

issn. 1674－5809. 2016. 09. 004.

[18] Huffman K M，Redman L M，Landerman L R，et al. Caloric restriction alters the metabolic response to a mixed-meal：results from a randomized，controlled trial [J]. PLoSOne，2012，7 (4)：e28190. DOI：10. 1371/journal. pone. 0028190.

[19] Harvie M，Wright C，Pegington M，et al. The effect of intermittent energy and carbohydrate restriction v. daily energy restriction on weight loss and metabolic disease risk markers in overweight women [J]. Br J Nutr，2013，110 (8)：1534 － 1547. DOI：10. 1017/S0007114513000792.

[20] Gannon M C，Nuttall F Q. Effect of a high-protein，low-carbohydrate diet on blood glucose control in people with type 2 diabetes [J]. Diabetes，2004，53 (9)：2375－2382.

恶性肿瘤数据对健康保险服务的启示

范　琨

（中国人寿再保险有限责任公司　北京　100033）

摘　要：在恶性肿瘤发病率和死亡率方面，2015 年中国恶性肿瘤发病率为 285.83/10 万，死亡率为 170.05/10 万，癌谱呈现发达国家癌谱与发展中国家癌谱共存的局面。从 2010 年到 2014 年，我国恶性肿瘤无论是发病率，还是死亡率，均呈现出上升的趋势，与美国的趋势截然相反，我国癌症防控形势依然严峻。而在恶性肿瘤生存率方面，中国与日本、美国等发达国家仍有较大的差距，经过年龄标化后，中国癌症 5 年生存率为 36.0%，远低于日本（57.4%）和美国（64.0%），虽然因为癌谱分布、癌症期别而放大了差距，但对于恶性肿瘤的预防、筛查、诊疗、管理，发达国家都有诸多值得我们借鉴和学习的地方。当前阶段，我们需要从恶性肿瘤的数据分析中找到差距背后的原因，通过创新保险产品设计、提供健康服务等，使产品＋服务的理念深入癌症诊疗的环节中，为客户提供更适合、更有温度的保险服务，让客户切实感受到保险公司的价值，提升行业形象，形成双赢。

关键词：恶性肿瘤　流行病学数据　趋势　健康保险服务

1　中国及美国恶性肿瘤数据及趋势分析

1.1　中国恶性肿瘤发病率及趋势分析

“2019 年中国恶性肿瘤年报”显示，2015 年全国新发恶性肿瘤病例约 392.9

万例，全国恶性肿瘤发病率为 285.83/10 万（世标率 186.39/10 万）。从 2010 年到 2014 年，恶性肿瘤发病率增长 18.2%，年恶化率 4.3%，主要是因为肺癌、结直肠癌、乳腺癌发病率持续升高，但在此期间，胃癌、肝癌发病率保持平稳，食道癌还出现了逐年下降。男性恶性肿瘤发病率 305.47/10 万，排名前五的癌症分别为肺癌、胃癌、肝癌、结直肠癌、食道癌；女性发病率 265.21/10 万，排名前五的癌症分别为乳腺癌、肺癌、结直肠癌、甲状腺癌、胃癌。[1]

男性发病率增长 12.3%，年恶化率 2.9%，主要是因为肺癌和结直肠癌，另外，前列腺癌发病率在此期间也明显升高，从第十跃居第六。女性恶性肿瘤发病率增长 26.5%，年恶化率 6.1%，远高于男性，除了肺癌和结直肠癌外，甲状腺癌、乳腺癌、宫颈癌、子宫体癌发生率均明显升高，甲状腺癌增长接近 200%，发病率从第十跃居第四。[2-6]

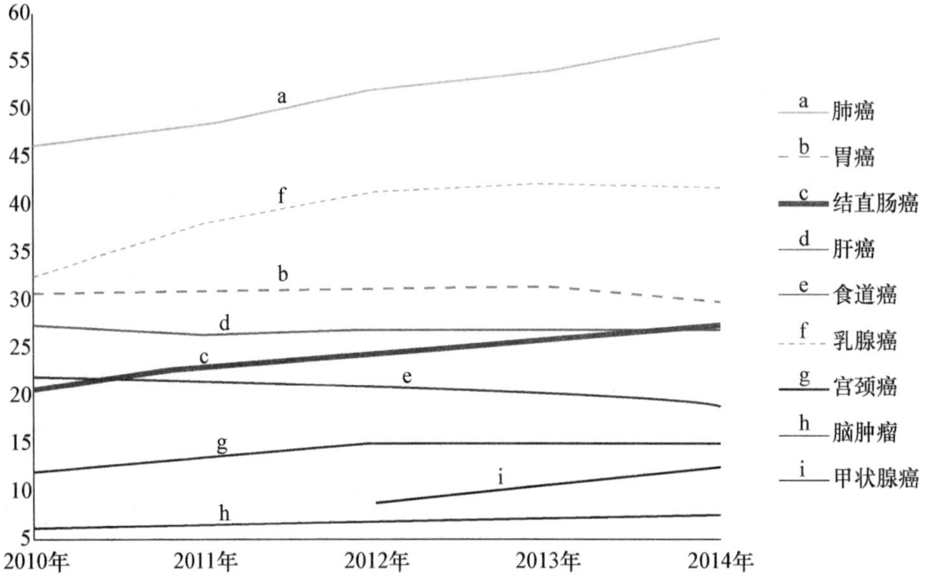

图 1　主要恶性肿瘤 2010—2014 年发病率趋势

1.2　中国恶性肿瘤死亡率及趋势分析

“2019 年中国恶性肿瘤年报”显示，2015 年全国恶性肿瘤死亡病例约 233.8 万例，全国恶性肿瘤死亡率为 170.05/10 万（世标率 105.84/10 万）。从 2010 年到 2014 年，恶性肿瘤死亡率增长 12.8%，年恶化率 3.1%。肺癌、结直肠癌、乳腺癌持续升高，胰腺癌虽然发病率不高，但死亡率增长最快；胃癌、肝癌保持平稳，食道癌出现了明显下降。

男性恶性肿瘤死亡率为 210.1/10 万，排名前五的癌症分别为肺癌、肝癌、胃癌、食道癌、结直肠癌；女性死亡率 128.0/10 万，排名前五的癌症分别为肺癌、胃癌、肝癌、结直肠癌、乳腺癌。[1]

男性恶性肿瘤死亡率增长 11.2%，年恶化率 2.7%，主要是肺癌和结直肠癌的“贡献”，前列腺癌从 12 年开始首次入榜，一直占据第十。女性恶性肿瘤发病率增长 15.6%，年恶化率 3.7%，除了胃癌、肝癌、食道癌外，排名前十的其他恶性肿瘤死亡率均逐年升高。[2-6]

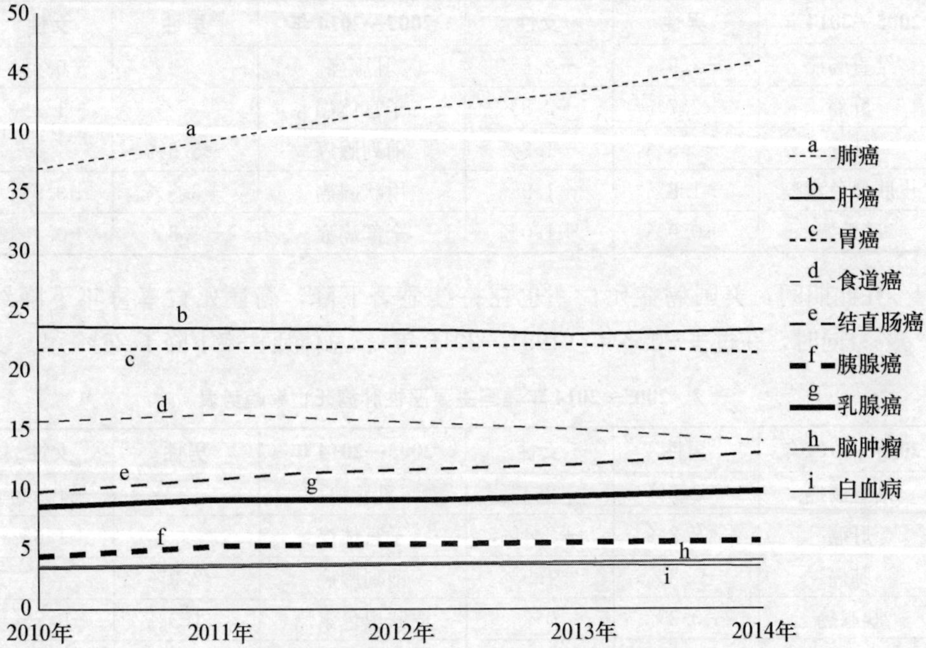

图 2　主要恶性肿瘤 2010—2014 年死亡率趋势

1.3　美国恶性肿瘤发病率与死亡率趋势

“2018 年美国恶性肿瘤年报”显示，2015 年美国新发恶性肿瘤 173.5 万例，其中男性发病率 501.9/10 万，排名前五的癌症分别为前列腺癌、肺癌、结直肠癌、膀胱癌、黑色素瘤；女性发病率 417.9/10 万，排名前五的癌症分别为乳腺癌、肺癌、结直肠癌、子宫体癌、甲状腺癌。[7]

2015 年美国死亡病例 61.0 万例，癌症死亡率 158.6/10 万。其中男性死亡率 196.7/10 万，前五的癌症为肺癌、前列腺癌、结直肠癌、胰腺癌、肝癌；女性死亡 139.5/10 万，前五的癌症为肺癌、乳腺癌、结直肠癌、胰腺癌、卵巢癌。

过去 10 年（2005—2014 年），美国癌症发病率开始下降，其中男性发病率每年下降约 1.8%，主要得益于肺癌、结直肠癌和前列腺癌三大癌症发病率的持续下降；女性发病率整体平稳，虽然肺癌、结直肠癌发病率在下降，但乳腺癌、子宫体癌、甲状腺癌、黑色素瘤发病率在提升。

表 1　2005—2014 年美国主要恶性肿瘤发病率趋势

2005—2014 年	男性	女性	2005—2014 年	男性	女性
结直肠癌	−2.9%	−2.4%	乳腺癌		+0.4%
肝癌	+2.7%	+2.8%	子宫体癌		+1.2%
肺癌	−2.5%	−1.2%	前列腺癌	−5.6%	
皮肤黑色素瘤	+1.8%	+1.9%	甲状腺癌	+3.9%	+3.9%
胰腺癌	+0.9%	+1.0%	全部癌症	−1.8%	+0.1%

在此期间，美国癌症死亡率也在持续显著下降，癌症死亡率每年下降约 1.5%；同时，在过去 20 多年（1991—2015 年），总体死亡率下降了 26%。[7]

表 2　2005—2014 年美国主要恶性肿瘤死亡率趋势表

2005—2014 年	男性	女性	2005—2014 年	男性	女性
结直肠癌	−2.5%	−2.4%	乳腺癌		−1.8%
肝癌	+2.2%	+2.4%	子宫体癌		+1.6%
肺癌	−3.3%	−1.9%	前列腺癌	−2.9%	
胰腺癌	+0.3%	0%	皮肤黑色素瘤	−1.3%	−0.7%
			全部癌症	−1.8%	−1.4%

美国癌症死亡率持续下降，特别是肺癌、乳腺癌、前列腺癌、结直肠癌等四大主要癌症，最重要的因素是控制烟草，普及筛查。[7]

美国从 20 世纪 60 年代开始推广控烟运动，吸烟人数持续降低，成人吸烟率从 1968 年的 42%降至 2015 年的 15%；从 1990 年到 2015 年，男性肺癌死亡率降低了 45%（女性降低 19%）。

另外，研究发现，肺癌高危人群（曾经或者目前吸烟超过每年 30 包），如果每年进行低剂量 CT（LDCT）筛查，能降低 20%死亡率，但美国只有 4%高危人群定期接受筛查。

结直肠癌是美国主要癌症之一，但过去10年，发病率以每年2%－3%的速度下降。这主要得益于筛查，尤其是肠镜筛查的普及，让很多结直肠癌被扼杀在“癌前病变”阶段。美国推荐50岁以上人群进行肠镜筛查，筛查比例已经从2000年的21%上升到2015年的60%。从1970年到2015年，结直肠癌死亡率降低了45%。

前列腺癌是美国男性发病率第一的癌症，因为对PSA筛查的大力推广，从1993年到2015年，前列腺癌死亡率降低了52%，但同时也造成了前列腺癌的过度诊疗。从2008年开始，美国不再建议对PSA进行常规筛查，前列腺癌发病率随之大幅降低，2010－2014年，发病率年均下降10%。

很多时候，我们更关注患癌后的治疗，其实，控制烟草和推广筛查这样的防癌手段，对降低发病率、减少死亡率更加关键。

1.4 中美恶性肿瘤发病率/死亡率趋势对比

无论是男性还是女性，我国恶性肿瘤发病率均远低于美国等发达国家，与人均寿命、经济发展水平、医疗意识等均有关系。而我国癌谱呈现发达国家癌谱与发展中国家癌谱共存的局面，癌症防控形势依然严峻。

从2010年到2014年，我国恶性肿瘤发病率年恶化率约4.3%，死亡率年恶化率约3.1%。与美国相比，呈现出截然相反的趋势。

表3 中美恶性肿瘤发病率/死亡率趋势对比表

趋势	美国		中国	
2010—2014年	发病率	死亡率	发病率	死亡率
整体（年均）	－1.4%	－1.5%	＋4.3%	＋2.0%
男性	－2.7%	－1.8%	＋2.9%	＋1.9%
女性	＋0.1%	－1.4%	＋6.1%	＋2.3%

1.5 中美恶性肿瘤防控比较

中国与美国在恶性肿瘤防控方面，尚处于不同的阶段，在手段、理念等诸多方面都存在着差距。

（1）控烟。美国CDC数据，美国的吸烟率，从2005年的20.9%下降到了2015年的15.2%，吸烟率大幅下降是美国50年控烟努力取得的成效。对于控烟，美国自20世纪60年代以来，采取了出台禁烟法规，大众媒体全方位宣传吸烟危害，公共场合全面禁烟等一系列手段。

而中国 CDC 发布《2015 中国成人烟草调查报告》，我国人群吸烟率与 5 年前相比没有显著变化，为 27.7%，吸烟人数较 5 年前增长 1500 万，高达 3.16 亿，占全世界烟民的 1/3，而肺癌和死亡人数也为世界第一，超过 40%，而公众对吸烟危害的认识没有提高。

（2）癌症筛查。

肠镜：50 岁以上人群肠镜筛查比例，美国在 2015 年达到 60%；而中国 50 岁以上人群接受肠镜检查的比例仅仅 15%。

低剂量 CT 筛查：美国仅有 4%肺癌高危人群定期接受 LDCT 筛查；而在中国，这个数字接近于 0。

PSA 筛查：目前中国并未大力推广前列腺癌筛查，前列腺癌发病率从 2010 年的 5.7/10 万增长到 2014 年的 9.8/10 万，年增长约 18%，随着人口老龄化，以及 PSA 筛查的开展，发病率可能还会大幅上升（欧美国家前列腺癌发病率超过 100/10 万，美国最高曾达到 230/10 万）。

相对于发达国家，我国恶性肿瘤的防治工作，仍然任重而道远。

2 中美日等国恶性肿瘤生存率数据分析

2018 年 1 月，英国顶尖医学杂志《柳叶刀》（*The Lancet*）发表了 2000—2014 年全球癌症生存率变化趋势监测研究报告（CONCORD-3）。全球 71 个国家和地区、322 个癌症登记中心、18 种主要癌症、3751 万名在 2000—2014 年间罹患癌症患者参与本次研究，在全球范围内，癌症生存率有普遍上升的趋势，但不同国家和地区间的差异仍旧很大。

经过年龄标准化（应用国际癌症生存标准，对不同年龄段样本应用的权重进行标准化的过程）处理后，中国、日本和美国的整体癌症（包含成人及儿童常见 18 种癌症）5 年生存率分别为 36.0%、57.4%和 64.0%，在癌症生存率方面，中国与日本、美国等发达国家仍有较大的差距。[8]

2.1 中美恶性肿瘤生存率数据对比

虽然在生存率数据上我们看到了中美之间的明显差异，但是，如果结合癌谱分布、癌症期别来看，差距并没有太大。

美国癌症 5 年生存率高达 64%，但笔者认为，中美差异更多的是因为癌症类型差异造成的，美国发病率最高的前列腺癌（19.1%）和乳腺癌（18.3%），生

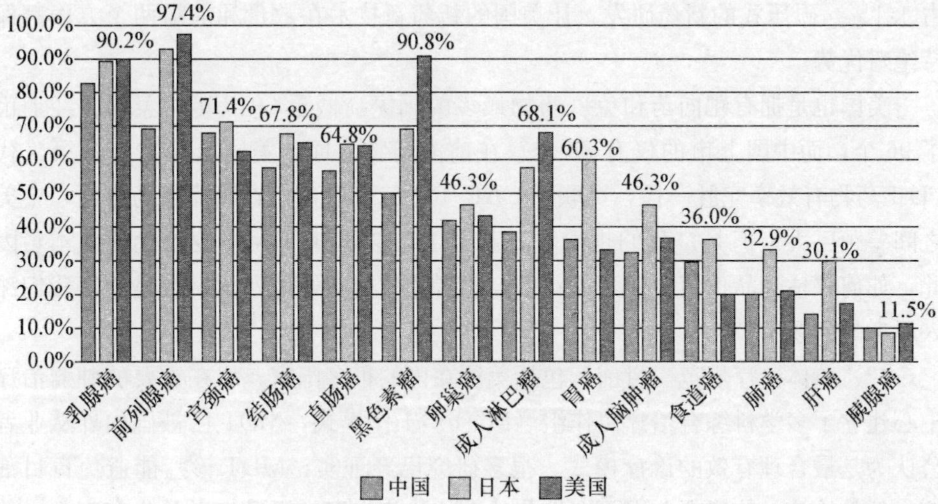

图 3　中日美主要癌症生存率对比

存率分别为 97.4%、90.2%，显著提升了美国癌症整体生存率水平。而对于中国高发的食道癌、结直肠癌、肺癌、肝癌，美国除了结直肠癌生存率明显优于中国，肺癌、肝癌优势并不明显，食道癌生存率甚至远低于中国。

表 4　中国高发癌症占比和生存率（VS 美国）

	美国		中国	
癌症类型	发病占比	生存率	发病占比	生存率
食道癌	1.4%	20%	12.3%	29.7%
结肠癌	10.2%	64.9%	5.9%	57.6%
直肠癌	3.1%	64.1%	5.3%	56.9%
肺癌	18.1%	21.2%	22.6%	19.8%
肝癌	1.8%	17.4%	12.5%	14.1%

美国癌症治疗的优势在于：

（1）癌症新药研发的绝对优势。一直以来，手术、放疗、化疗都是癌症治疗的主要方式，目前也仍是多数癌症的一线治疗方法。但最近十几年，靶向药物、免疫治疗等癌症新型疗法的飞速发展，也成为恶性肿瘤生存率提升的重要原因之一，部分新型疗法已经跻身癌症一线治疗方案。

2015 年统计数据显示，美国在研新药数量约占全球的 48.7%，几乎占到全世界一半；排在第二和第三的英国、日本，占比仅有 8.0%、7.0%，而中国仅占 4.1%。碾压式的新药研发，让美国的新药新技术在数量和前沿两个方面都保持绝对优势。

美国也是拥有靶向药和免疫药物最多的国家。截至 2018 年，美国已经上市了 96 个，而中国上市的仅有 33 个。在前沿药物方面，美国已经发布的第二代 PD-1 药物有效率完胜一代，可联手 CAR-T 治疗实体瘤。在癌症新药方面，中美之间差距巨大。但是，我们也看到，新药上市会迅速加大癌症治疗的成本，因此，如何评估药品价值，使药品花费与患者疗效能更好地匹配，也是值得我们深入思考的问题。

（2）整体治疗规范。目前，包括美国在内的很多国家，均在重要的肿瘤治疗中心建立了多学科综合治疗协作组（MDT）工作模式，MDT 已被国内外从业者公认为是最合理有效的诊疗模式。很多研究已经证实，MDT 诊疗能避免盲目治疗、低效治疗，使患者获得更个性化的整体治疗方案，提升患者的生存率，也能改善患者生活质量，降低各项费用。

在中国，除少数顶尖医院外，因为医疗体制原因，医疗资源的不足、医疗水平参差不齐、癌症治疗团队普遍缺乏协作的意愿与能力，导致无法广泛开展 MDT 诊疗。

（3）癌症管理，筛查预防，心理支持。自 20 世纪 90 年代以来，美国的癌症死亡率年下降约 1.5%，推广癌症早筛是其中一个非常重要的原因，最典型的是前列腺癌和直肠癌，死亡率分别降低了 52%、45%，PSA 筛查的推广、50 岁以上人群肠镜筛查的推广，是非常重要的原因。

在美国，医院在关注肿瘤局部治疗的同时，更关注患者整体的生活质量，致力于让癌症患者的生命长度和生活质量并驾齐驱。1999 年，美国建立了癌症患者心理痛苦管理指南，且定期更新。2015 年，美国国家综合癌症网络（NCCN）指南构建了综合五步骤，在全美范围内推广实施癌症患者心理痛苦管理。[13]

2.2 中日韩恶性肿瘤生存率数据对比

日本恶性肿瘤 5 年生存率 57.4%，整体水平很高，除胰腺癌外，所有癌症的 5 年生存率均高于中国，达到了 30%以上。而胃肠道肿瘤的 5 年生存率，韩国甚至高于日本，韩国的胃癌为 68.9%，结肠癌为 71.8%，直肠癌为 71.1%。[7]

中国高发恶性肿瘤类型与日本、韩国相似，但生存率较日韩有较大差距，其中一个重要的原因在于日韩对于癌症筛查的重视和普及程度，使得恶性肿瘤能早期被发现并诊疗。

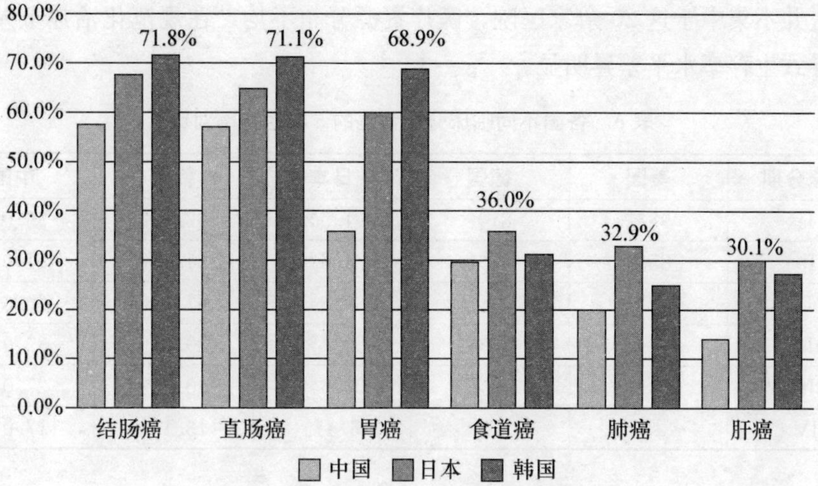

图 4　中日韩高发癌症生存率对比

以胃癌为例，东亚是胃癌高发地区，每年世界上新增的胃癌病例有超过半数来自东亚。2012 年，全世界有 95 万余人被诊断为胃癌，其中，韩国为 3100 余人，中国为 40.4 万余人，日本为 10.7 万余人。而胃癌的 5 年生存率，东亚特别是日韩，世界领先，明显高于其他国家。[9] 在癌症筛查、诊疗模式方面，中国与日韩存在着明显的差距：

(1) 胃癌筛查。日本早在 1983 年就开始实施全国范围内的胃癌筛查，1990 年后每年有 600 万人参与筛查。[11] 而韩国也在 1999 年启动国家癌症筛查计划，建议 40 岁及 40 岁以上的人群每年都进行胃癌筛查，2009 年目标人群参与率达到 56.9%[10]。

因为早筛，日本早期胃癌发病率占全部病例的 70%以上，韩国早期胃癌占全部病例的 50%以上，而在中国早期胃癌仅占 20%。癌症发现期别的差异，造成中日韩胃癌生存率的巨大差异。

(2) 治疗模式。日本胃癌医生培训系统非常规范，其治疗水平高且技术平稳。胃癌病例较为分散，并不集中于大医院，日本国立癌症中心每年也仅有 300 余例胃癌患者。

韩国是全球唯一将胃癌治疗集中在大医院的国家，全国共 5 家专门治疗胃癌的医院，平均每家 1000—2000 例患者，高度集中使得胃癌治疗水平发展非常快。

中国虽然有 20 余家胃癌治疗大中心医院，治疗水平和日韩基本持平，但大量患者并不集中于这20余家医院，医疗资源分布不均，在规范化治疗上差距较大，导致生存率水平差异明显。

表5　各国不同临床分期胃癌的5年生存率对比

临床分期	美国	德国	日本	韩国	中国
Ia	95%	81%	91.5%	92.6%	96.0%
Ib	85%	61%	84.6%	84.0%	81.0%
II	54%	42%	69.3%	67.4%	60.0%
IIIa	37%	28%	50.4%	50.0%	39.0%
IIIb	11%	13%	30.6%	30.6%	27.0%
IV	2%	8%	5.4%	13.1%	17.0%

3　恶性肿瘤数据对健康保险产品与服务的启示

通过对恶性肿瘤数据的分析，以及和日美等发达国家的对比，我们可以看到，与发达国家相比，虽然可能因为癌症类型分布、癌症期别放大了在数据上的差异，但综合来看，我国在恶性肿瘤防治方面确实与发达国家存在明显差距，他们对恶性肿瘤的预防、筛查、诊疗、管理，都有诸多值得我们借鉴和学习的地方。当前阶段，保险公司可以通过创新保险产品设计、提供健康服务等，为客户在恶性肿瘤诊疗方面提供更适合的保险服务，让客户切实感受到保险公司的价值，同时提升行业形象，形成双赢。

3.1　保险产品搭配癌症早筛，利大于弊

从日本、美国等发达国家的经验来看，在人群中推广癌症筛查，早预防、早发现、早治疗，是降低癌症发病率和死亡率的重要手段。目前我国民众对癌症的预防和筛查的意识还有待提高。从统计数据来看，癌症发现越早，治疗费用越低，根据2017年中国癌症患者疾病经济负担研究报告数据，癌症患者人均就诊支出9739美元，而癌前病变患者支出仅为3221美元。[12]

癌症早筛，对于保险公司是一把“双刃剑”，但是笔者认为，利大于弊。一方面，当前国内健康险主力产品是定额给付型重疾产品，而重疾赔付原因中，癌症赔付超过60%，癌症早筛会在一段时间内提高癌症检出率，增加保险公司的赔付压力，这是弊；但是癌症早筛也能将癌症在更早的阶段检出，将原本的重疾赔付变成轻症/中症赔付，甚至不赔付（癌前病变），降低赔付比例，减少赔付支

出，这是利；另一方面，对于当前市场上热销的费用型医疗产品（比如百万医疗等），癌症早筛将癌症扼杀在早期阶段，对于保险公司合理控费，减少理赔支出，有重要意义，这也是利。综合来看，在保险产品中搭配癌症早筛的健康服务，将癌症扼杀在早期阶段，对保险公司将是利大于弊，除了可能降低理赔支出外，更重要的是能提升客户感受，树立行业形象，无论对保险公司还是客户，都将是双赢的选择。

3.2 海外就医要避免盲目跟风

从癌症生存率数据上看，我们确实和日本、美国等发达国家存在很大的差距，也正是因为这种差距的存在，国内人群赴海外就医的需求也在日益增长，越来越多的保险公司开发了海外医疗保险产品，或者在保险产品中搭配了海外就医服务。

但是对于海外就医服务，正如我们看到的那样，因为癌谱分布、癌症期别而放大了和发达国家的差距，我们既要正视差距，又不能盲目迷信。

对于提供国内/国外就医服务的第三方服务商（TPA），要充分沟通，把握好海外就医的原则，不要盲目相信国外医疗水平，针对不同疾病类型和不同分期，要理智分析，合理决策，避免资源滥用。比如胃肠道恶性肿瘤，日韩生存率水平远高于其他国家，可能会是比美国更好的选择。比如乳腺癌，美国 5 年生存率 90.2%，中国为 83.2%，但如果考虑到地域的原因，北京 86.8%、大连 92.9%，其实，在北上广深等大城市就诊，也不失为一个好选择。

3.3 保险产品健康服务要更有“温度”

随着癌症生存率越来越高，笔者判断未来客户的需求也会向美国看齐，追求生命长度和生活质量并驾齐驱，这也决定了健康服务在未来会有更多的需求。

客户罹患恶性肿瘤后，最迫切的需求首先是存活时间更长，保险公司可以在其中发挥重要的作用。除了通过保险产品提供经济保障外，也可以满足客户的特殊需求，比如近期市场上热卖的“特药”（特定恶性肿瘤药品医疗）保险，可以满足客户及时用上肿瘤创新靶向、免疫药物（社保目录外药物）的需求。

如何改善客户罹患恶性肿瘤后的生活质量，让恶性肿瘤患者减少痛苦，是值得保险公司思考和关注的问题。参考发达国家的先进经验，就诊全流程中的一揽子服务，比如就诊前的医疗科普、就诊时的 MDT 诊疗、二次诊疗、治疗后的心理支持等，目前国内都有相关的服务供应商，能以健康服务的形式打包进保险产品，体现保险公司的人文关怀，让客户感受到保险公司服务的“温度”。

综上，通过对恶性肿瘤发生率、死亡率、生存率数据的解读，以及与美日韩等国家恶性肿瘤数据的对比，能让我们正视差距，又不妄自菲薄。如何从数据中找到差距背后的原因，将保险产品创新和健康服务更好地融合，将产品＋服务的理念深入癌症诊疗的环节中，通过保险更好地服务于客户，提升行业形象，值得我们进一步思考。

参考文献

［1］郑荣寿，孙可欣，郝捷，等．2015 年中国恶性肿瘤流行情况分析［J］．中华肿瘤，2019，41（1）：19-27.

［2］陈万青，郑荣寿，郝捷，等．2014 年中国分地区恶性肿瘤发病和死亡分析［J］．中国肿瘤，2018，27（1）：1-14.

［3］陈万青，郑荣寿，郝捷，等．2013 年中国恶性肿瘤发病和死亡分析［J］．中国肿瘤，2017，26（1）：1-7.

［4］陈万青，郑荣寿，郝捷，等．2012 年中国恶性肿瘤发病和死亡分析［J］．中国肿瘤，2016，25（1）：1-8.

［5］陈万青，郑荣寿，郝捷，等．2011 年中国恶性肿瘤发病和死亡分析［J］．中国肿瘤，2015，24（1）：1-10.

［6］陈万青，张思维，郝捷，等．2010 年中国恶性肿瘤发病和死亡分析［J］．中国肿瘤，2014，23（1）：1-10.

［7］Siegel R L，et al．Cancer statistics，2018［J］．CA Cancer J Clin，2018，68（1）：7-30.

［8］Allemani C，et al．Global surveillance of trends in cancer survival 2000-14（CONCORD-3）：analysis of individual records for 37-513-025 patients diagnosed with one of 18 cancers from 322 population-based registries in 71 countries［J/OL］．The Lancet，2018，391：1023-107［2018-03-17］．https://doi.org/10.1016/ S0140-6736(17)33326-3.

［9］Brennan M F．Current status of surgery for gastric cancer：a review［J/OL］．Gastric Cancer．2005，8（2）：64-70．https://doi.org/10.1007/s10120-005-0319-6

［10］Jun J K，et al．Effectiveness of the Korean National Cancer Screening Program in reducing gastric cancer mortality［J］．Gastroenterology．2017 May；152（6）：1319-1328.

［11］Lee K J，et al．Gastric cancer screening and subsequent risk of gastriccancer：a large-scale population-based cohort study，with a 13-year follow-up in Japan［J］．Int．J．Cancer．2006，118：2315-2321.

［12］Huang H Y，et al．Expenditure and financial burden for common cancers in China：a hospital-based multicentre cross-sectional study [J/OL]. The Lancet. 2016: S10 [2016-10-01]. https://doi.org/10.1016/S0140-6736(16)31937-7.

[13] American College of Surgeons Commission on Cancer. Cancer program standards 2012 version 1.1: ensuring patient-centered care. Chicago, IL: American College of Surgeons, 2012.

从安吉丽娜·朱莉切除乳腺看后基因组时代的健康风险评估

程昌明[1]，李香菊[2]，花　芳[2]，李萍萍[2]，阮　继[3]
李　雅[1]，赵　勇[4]，赵文华[4]，王　瑛[4]，张文英[2]

（1 华夏帮服科技有限公司　北京　100094；2 北京大学肿瘤医院暨北京市肿瘤防治研究所《癌症康复》编辑部，恶性肿瘤发病机制及转化研究教育部重点实验室　北京　100142；3 中山大学肿瘤防治中心《癌症》杂志编辑部　广州　510060；4 中国抗癌协会　天津　300382）

摘　要：进入 21 世纪以来，人类社会的人口老龄化进程加速，社会、家庭医疗支出持续上升，传统“以疾病为中心”的诊治模式已无法应对健康领域的新挑战，“以增进健康为主”的健康医学模式才是解决当前医疗问题的正确思路。随着分子生物学研究的深入，以基因检测为代表的分子诊断技术已广泛应用于重大疾病风险评估、无创产前检测、遗传病筛查等疾病防控领域。预防为主的健康理念，其落脚点就是更早期、更精准的健康/疾病风险评估技术，而基因检测在健康/疾病风险评估中可以发挥重要的作用。目前，市场上大多是基于遗传性基因检测的疾病易感性评估技术，作为静态的疾病风险评估方法，遗传性基因检测难以满足疾病风险实时评估的要求。近年来，以转录组为代表的疾病风险实时评估技术已经进入研究和应用领域，相比几乎终身不变的基因 DNA 序列，转录组研究中的信使 RNA（message RNA，mRNA）可以动态反映机体健康/疾病状态的变化，已应用于肿瘤、心血管疾病、中枢神经疾病等不同类型疾病的分子诊断，展现出良好的应用前景。当前，随着转录组、蛋白质组、代谢组等其他组学研究技术的发展以及穿戴式生物传感器在大众人群中的普及，为健康/疾病风险评估提供了海量的信息，结合快速发展的物联网以及人工智能技术，可以更加有效地分析个体健康信息，提供个性化、精准的疾病预期和监测，从而从根本上降低疾病的发病率，助力健康中国理想的实现。

关键词：基因检测　后基因组时代　动态检测　外周血　mRNA　人工智能

1　引论：基因检测的兴起

进入21世纪以来，人类社会的人口老龄化进程加速，环境恶化不断升级，急性传染病和慢性病的双重负担导致医疗卫生需求不断增长，医疗费用的持续上升难以遏制，20世纪占主导地位的“以疾病为中心”的诊治模式无法应对这些健康领域的新挑战。因此，世界卫生组织（WHO）在迎接21世纪挑战的报告中指出，21世纪的医学不应该继续以疾病人群为主要研究对象，而应以人类健康为主要研究对象。另一方面，随着生物医学科技的进步，新的疾病治疗方式不断涌现，但是流行病学的统计也发现，肿瘤、心血管疾病、中枢神经疾病等重大疾病的发病率及死亡率并没有显著下降，个人、家庭以及国家的医疗负担持续增加。早在1000多年前，中医典籍《黄帝内经》就提出了“上医治未病”的预防医学理念，近代西方医学也强调预防胜于治疗（Prevention is better than cure.），可见预防医学的理念是中、西方医学界的共识，但是受制于当时诊断技术的局限性，空有预防医学的理念，没有实现疾病预防的工具，时至今日，如何找到更安全便捷、经济高效、灵敏准确的疾病检测方法，仍然是生物医学领域的重大挑战。

疾病的发生会通过很多不同方式表现出来，既表现为一些外在的疾病症状，也表现为内在的器官、组织病变；既有宏观的器官、组织形态结构上的变化，也有微观层面上细胞、基因、代谢物等分子改变，而且由于疾病导致的细胞、分子等微观改变要远早于宏观的器官、组织病变。因此，疾病诊断技术从宏观的器官、组织层次的检查，发展到细胞学检查，进而再发展到蛋白质、核酸、代谢物等分子层次的检查。传统的宏观影像学、组织学检查只能观察已经发生显著病变的病灶组织，彼时疾病已经发生，甚至已经进展到较晚期阶段，在疾病早期发现中的作用有限。而在疾病初期，虽然没有显著的病灶，但是疾病诱导的体内分子事件已经大量发生，包括蛋白质、核酸、代谢物分子等数量、结构、功能发生改变，通过检测体内这些微观分子事件，能够更好地避免其他宏观因素的干扰，提供更加稳定可靠，更灵敏准确的疾病诊断结果。因此，以核酸、蛋白质、代谢物等分子标志物为基础的疾病分子诊断技术成为医学研究和临床转化的热点。

人类遗传物质双螺旋DNA的发现及新一代测序技术的发展，为医学分子诊断提供了理论与技术支持。基因是遗传的基本单元，携带有遗传信息的DNA序列，先转录成为mRNA，再通过mRNA翻译成蛋白质，通过蛋白质来控制人体的各大项生理活动，这就是分子生物学上的中心法则（the central dogma of molecular biology）。由于基因在人类遗传中的重要作用，人类迫切希望了解基因的序列以及基因在人类生理活动中所起的作用。

人类基因组计划由美国科学家于1985年率先提出，于1990年正式启动。美国、英国、法国、德国、日本和我国科学家共同参与了这一预算达30亿美元的人类基因组计划。计划要在2005年把人体内约2.5万个基因的密码全部解开，同时绘制出人类基因的图谱。换句话说，就是要揭开组成人体2.5万个基因的30亿个碱基对的秘密。截止到2003年4月14日，人类基因组计划的测序工作已经完成。其中，我国承担的工作区域位于人类3号染色体短臂上，由于这一区域约占人类基因组的1%，因此简称为“1%项目”。

基因组测序项目完成后，人们开始积累探索利用基因测序的研究成果为疾病诊断和治疗服务。通过检测基因的DNA碱基序列，分析它所含有的基因类型和基因缺陷及其表达功能，可以使人们更好地了解遗传性疾病发生的风险。最初的基因检测只能检测大片段的基因序列改变，如染色体数目或染色体片段的碱基序列异常。基因测序技术的出现，使人们可以检测到单个碱基的基因序列改变，但是人类基因组包含了30亿个碱基，要分析如此宏大的人类基因组数据，还需要高能量的分析平台。2005年第一台高通量测序仪Genome Sequencer 20 System的诞生给测序界带来变革，可以同时检测成千上万条基因片段序列，极大提高了对基因序列的分析能力，生物医学工作者开始尝试使用测序技术对一些已知由基因突变导致的遗传性疾病进行诊断和研究。随着对基因结构和功能认知的不断深入，基因检测开始作为健康评估和疾病检测的新方法，逐步被医疗机构和普通大众所认识和接受。通过对个体基因组的分析，能够指导对遗传性疾病的诊疗研究，评估疾病易感性，以及研究遗传相关的致病基因，对临床治疗进行针对性的指导。目前，基因检测已被应用于疾病风险评估、产前检测、新生儿筛查、遗传病诊断、新药研发、生物多样性保护等不同领域。

2　朱莉切除乳腺事件凸显遗传性基因检测的局限性

2013 年，美国电影明星安吉丽娜·朱莉（Angelina Jolie）宣布接受了双侧乳腺切除术，朱莉声称之所以进行这项手术，是因为她的 BRCA 基因缺陷，罹患乳腺癌和卵巢癌风险较高，为了将患癌的风险降到最低，她选择了预防性切除。这一新闻立即成为医学界和大众注意力的焦点，也让基因检测成为当年的热门话题。此事的起因是朱莉母亲罹患乳腺癌去世，而经 BRCA 基因检测发现，朱莉与她母亲存在一样的 BRCA 基因位点变异（单核苷酸多态性，SNP），因此她选择了切除乳腺来预防乳腺癌。但是，这种基于基因检测结果的预防性切除方法在医学界也存在广泛争议。

目前大部分发现的基因位点变异（SNP）与疾病或者性状的相关性都还没有明确因果关系的科学证据，只是数据相关性分析的结果，并没有确证性研究的结论。

而且，朱莉在切除乳腺后，也只是乳腺癌作用的器官消除了，但她自身的 BRCA 基因并没有发生任何变化。研究发现 BRCA 基因主要起基因修复作用，在基因复制过程中发生错误复制时起到监督、修复作用，除乳腺癌外，它也是卵巢癌等其他癌症的危险因素。这也是朱莉继切除乳腺后又于 2015 年切除卵巢的原因，但这种仅凭基因位点变异就预防性切除功能性器官的做法并不可取。女性在哺乳完成后，乳腺就失去了作用，切除并不危及基本生命活动。而肝、肺等人体的重要功能器官，在维持人体的基本生理活动中具有重要作用，在没有明确临床证据表明一定会患上癌症的情况下，提前切除功能性器官，不但不会起到预防作用，反而导致功能器官破坏，出现其他疾病，甚至危及生命。

2008 年，著名医学期刊《柳叶刀》杂志（*The Lancet*）编辑在该杂志的评论文章中认为，对于癌症来说，大部分散发性癌症都不可能通过检测出有限的基因变异（SNP）或单个基因位点突变（mutation）来判断，仅仅检测少数基因变异位点就给出某些疾病特别是癌症的建议是不负责任的。对基因检测数据解读需要精通医学与遗传学的专业人士来做，医生需要根据对病人的观察和交流情况，结合生化、影像检查等多种手段，才能综合评判病人患病的可能性，而不是简单地根据这两种基因的评估来做预防性的乳腺切除术。

因此，朱莉切除乳腺事件虽然促使大众开始了解基因检测，但是由于大多数普通民众缺乏专业的医学和遗传学知识，加上部分无良基因检测机构的误导，对大众的认知带来了错误导向，让消费者对检测结果出现误判，过度夸大了BRCA这类以单核苷酸多态性（SNP）为基础的遗传性基因检测的作用。例如，当没有乳腺癌家族史的消费者发现自己携带有BRAC1和BRAC2基因变异，很容易引起易患乳腺癌的错觉和焦虑，除了带来心理负担意外，还会导致消费者进行不必要的过度医疗检查和过度治疗。

朱莉提到她切除乳腺前，原本患乳腺癌的患病风险为87%，这个患病风险并不是医生仅凭她母亲也患过乳腺癌，或是她存在BRCA基因变异计算出来的，而是通过欧美一种评估乳腺癌风险的盖尔（Gail）风险模型推算出来的，87%患病风险是指她一生之内发生乳腺癌的风险，并不是说她37岁（切除乳腺时的年龄）时就有这么高的患病风险。而且，由于这个模型是基于美国人或是白种人构建的，因为人种之间的差异，生活环境的差异，都会出现结论不一致的情况，并不一定适合黄种人。像肿瘤这类复杂性疾病，是遗传因素与环境因素共同导致的，除了遗传史，生活环境和生活方式也是导致发病情况不同的重要原因。

综上所述，目前国内基因检测市场中，存在大量基于单核苷酸多态性（SNP）分析的遗传性基因检测产品，单纯用统计学方法分析基因变异与疾病相关性来判断患病风险，没有明确因果关系的科学证据，而且没有考虑环境因素的影响，预测结果并不严谨。而且，遗传性基因检测提供的风险概率结果是指受检者终身患病风险概率，而并非指的是当下患病风险概率。这种终身患病风险是静态的，不会随时间改变而发生变化，所以遗传性基因检测也很难为受检者提供针对性的健康指导意见，在肿瘤、心血管疾病、中枢神经疾病等重大疾病早期发现、疾病预警中的作用非常有限。

3 预防疾病需要动态监测健康风险的方法

美国国立卫生院院长弗朗西斯·柯林斯（Francis Collins）曾说过："人类的各种疾病基本可以表达为遗传因素（内因）与环境因素（外因）共同作用的结果。"由此可以看出，疾病与基因密切相关。人类基因的DNA序列非常稳定，除了极少数随机发生的基因突变，每个人的基因DNA序列基本上是终身不变的。既然基因序列是基本不变的，那应该是每个人出生的时候就决定了是否会患上疾病，但是实际情况并非如此。研究发现，同一家族的成员，虽然成员间的遗传基因是相似的，但是患病的情况并不相同，同胞的兄弟姐妹，有些患了癌症，有些却是健康的。即使是基因组序列完全一样的同卵双胞胎（identical twins），他们患病的情况也是各不相同的。因此，除少数遗传性疾病外，对大多数疾病而言，基因并不能直接决定人是否会患病。在前面介绍分子生物学中心法则时提到，基因先转录成 mRNA，再翻译成蛋白质，从而调控人体生理活动。mRNA 的转录、蛋白质的翻译等过程，会受机体的内、外环境的影响而发生改变，即便是基因完全相同，也会因为所处环境因素的不同，产生不同的疾病后果。以肿瘤为例，研究发现，吸烟是诱发肺癌的重要危险因素，在相似基因遗传背景下，吸烟人群患肺癌的概率显著高于他们不吸烟的直系亲属。因此，在看待疾病与基因相关性的问题时，我们不能只从静态的基因序列去评估患病风险，还要考虑环境因素变化的影响，从动态角度去评估患病风险，而这也与疾病发生、发展动态变化性的特点是相符的。

对于肿瘤、心血管疾病、中枢神经疾病等严重威胁人类健康的重大疾病，其发病过程并不是一朝一夕产生的，而是危险因素长年累积的结果。以肺腺癌为例，从正常细胞发展成非典型腺瘤样增生（atypicaladenomatous hyperplasia，AAH），到原位腺癌（adenocarcinoma in situ，AIS），到微浸润性腺癌（minimally invasive adenocarcinoma，MIA），最后才演变成浸润性的肺腺癌细胞，整个肺癌发生、发展过程通常持续 5—10 年时间甚至更长时间。大量研究表明，肺癌发现的时间与治疗效果密切相关，早期肺癌患者治疗后的 5 年生存率为 90%，而中晚期肺癌患者的 5 年生存率则只有 10%到 30%。因此，如果能早期发现肿瘤，可以显著降低死亡率，其他重大疾病情况也类似，越早发现，治疗效果越好。按照世界卫生组织文件，80%以上的慢性非传染性疾病和 40%的肿瘤是可以预防的。因此，建立实时、动态的健康/疾病风险评估方法对疾病预防具有重要意义，可以有效降低肿瘤等重大慢性病的发生率和死亡率。

4 mRNA：动态变化的基因转录分子

在前面部分我们提到，人类基因组的 DNA 序列结构非常稳定，很难根据基因序列实时评估疾病的患病风险概率。因此，人类基因图谱的绘制完成仅实现了结构基因组研究，仍需要从对单一基因或蛋白质的研究转向对多个基因或蛋白质同时进行系统研究，从而在系统水平上全面分析基因的功能，以更好地预防治疗疾病，即进入“后基因组时代”。而基因的表达调控的研究在后基因组时代是至关重要的，尤其是 mRNA。mRNA 是携带遗传信息能指导蛋白质合成的一类转录分子，它的转录和表达受遗传因素和内外环境因素共同影响，在整个生命过程中通过选择性特定表达（控制 mRNA 分子的结构和数量），以满足各种发育阶段、各种生理环境调控的需要。研究发现，mRNA 与许多疾病（肿瘤、遗传病等）的发生有关，而且在疾病的不同时期，mRNA 表达量（生成的 mRNA 分子数量）不同，因此，相比静态的疾病遗传性风险评估，通过分析 mRNA 的表达情况可以动态地反映机体健康/疾病状态的变化。简言之，遗传性基因检测只能告诉你可能会患病，但并不能告诉你什么时候会患病，而通过监测 mRNA 的表达情况，我们可以知道当下的患病风险概率，这样患者就可以及时采取医疗干预措施，避免疾病进展到不可治疗的地步。但在实际情况中，要检测不同组织细胞的 mRNA 并不容易，通常需要通过穿刺等侵入性的活组织取样来采集组织细胞，然后再分析 mRNA 的表达情况，显然这种方式只适用于临床上高度怀疑的患者，而并不适合大规模人群的疾病风险评估和筛查。要破解这个 mRNA 检测的难题，还需要从检测样本上想办法。

免疫系统是人体的主要防线，其主要功能是区分正常和异常细胞成分，也就是区分“自身”和“非自身”成分，并且清除“非自身”成分。当人体发生疾病、炎症、损伤时，免疫系统被激活，通过清除外源性或内源性的异常成分，达到维持人体健康的目的，在这一过程中，循环外周血液起了重要作用。

血细胞是为数不多的可以同全身几乎所有器官、组织、细胞进行物质和信息交流的细胞种类。研究发现，血细胞（主要是白细胞）的 mRNA 基因表达与组织细胞间存在很高的相似性，与脑、心、肺、肝、肾、脾、胃、肠、前列腺等 9 种人体组织细胞的 mRNA 表达信号的一致性超过 80%。血液不间断地循环流动和与周围组织细胞持续地相互作用，这个动态系统可以接收、传输和响应众多的生物信号。它参与了几乎所有细胞、组织和器官的调控、监测、代谢以及免疫功能的维持等过程。血液所有这些行为或功能都可以诠释为维系机体的动态平衡（homeostasis），保证机体的正常功能。疾病、炎症及损伤所导致的内环境的改变会通过外周血感知并传递信息，激活机体的免疫及/或修复机制。以肿瘤为例，当体内刚刚形成异常细胞或组织时，机体激活免疫系统执行免疫监视功能，清除异常的肿瘤细胞，血细胞（主要是白细胞）参与免疫系统与肿瘤的相互作用，通过血液细胞与组织细胞的信息交流及相互作用，激活机体的免疫机制。在此过程中，血液中的白细胞（白细胞也称免疫细胞），参与机体的免疫应答，其自身的基因表达量（mRNA 分子数量）也会发生相应的变化，这一变化远早于机体发生明显体征改变。利用血细胞的这种特征性基因表达量变化（mRNA 种类和数量变化）作为疾病检测的生物标志物（biomarkers），可更敏感地反映体内肿瘤的踪迹，实时监测疾病风险变化趋势，有利于更早发现和预防疾病。

英国皇家医学会院士、哈佛医学院刘宗正教授（Choong-Chin Liew）最早发现这一现象，并率先提出了基于血细胞转录组分析的 mRNA 表达信号检测的疾病分子诊断理论，将血细胞作为反映机体健康或疾病状态的“侦察组织”，监测疾病诱导的血细胞特异性基因表达变化，血细胞的这种 mRNA 表达信号变化非常灵敏，其出现远早于身体出现疾病症状或影像学检查发现实体病灶，是实现疾病早期发现的理想工具。此外，由于不同组织、不同部位的异常变化都反应在同一流动中的血液系统中，不同疾病所对应的 mRNA 表达信号不同，因此，通过分析同一血液样本中不同疾病各自对应的 mRNA 表达量变化情况，可以同时评估不同疾病的患病风险，从而同时监测机体内不同组织、器官以及不同部位的多种疾病或健康状态的异常，而不必从体内不同组织取样分别进行检测。过去十多年间，基于免疫细胞转录组分析的 mRNA 检测技术被成功应用于肿瘤、心血管疾病、中枢神经疾病等不同类型疾病的分子诊断，这种检测方法采样过程无创、简便，可以作为组织活检的理想替代品，在肿瘤、心血管疾病、中枢神经疾病等重大疾病风险评估中有很大的应用潜力。

5　健康风险评估技术展望：物联网+人工智能，基于多维度评估指标的健康风险预警系统

人体是一个异常复杂精密的系统，正常生理状态下，通过免疫系统对内外环境变化进行调节维持机体相对平衡的状态。肿瘤、心血管疾病、中枢神经疾病等威胁人类健康的重大慢性病，是多发性、多因素诱发的复杂性疾病。人体作为一个复杂有机体，具有整体性特点，疾病在产生和发展过程中，与体内不同组织、器官、系统之间存在密切的相互作用，疾病的产生和发展伴随一系列体内分子事件的发生，引起血液生化指标、细胞、转录分子等发生相应变化。例如，人体内产生肿瘤时，既有宏观的组织形态变化，也伴随细胞机能、代谢和形态等微观变化，如血清免疫球蛋白含量、白细胞种类比例和数量、代谢物分子等分子指标的变化，这些都是同一种疾病的不同表现形式，通过从宏观到微观的不同维度去分析疾病，可以更早期、更准确地发现疾病的踪迹，评估疾病风险，及时干预，预防疾病发生。此外，通过日益普及的穿戴式生物传感器为基础的健康物联网技术，可以监测慢性病相关的环境和生活风险因素，也为肿瘤、心血管疾病、中枢

神经疾病等慢性非传染疾病的诊断提供了大量有用信息。而要分析如此多不同维度的海量个人健康/疾病检测数据，依靠人力分析远远不够，必须借助先进的大数据分析技术。

传统医疗检验生化指标、影像学图片等，医生根据临床经验去分析、判断，进而针对病症进行医疗决策并治疗。这种诊断方法建立在医务工作者的个人临床实践经验和理论推理基础上，很难迅速推广，而且由于人脑记忆和运算能力的局限性，也很难应对大健康时代迅速增长的海量数据分析的挑战，解决这个问题，需要人工智能技术（artificial intelligence，AI）的参与。

前不久，首部《人工智能蓝皮书：中国医疗人工智能发展报告（2019）》正式发布。报告显示，人工智能前沿技术正在快速融入医疗。大数据与人工智能将被用于精准识别医学影像中的早期病灶、定位致病基因并开展相应的靶向治疗，以及提前预警重大健康风险等。

人工智能技术的三要素为算法、计算能力和大数据。人工智能的概念从首次提出到现在已有60余年，受益于现代计算机技术的进步，GPU大大提升了计算机的性能，并且使之拥有远超CPU的并行计算能力。在算法方面，深度学习是人工智能领域研究与应用的核心算法。随着大数据、互联网和信息科技的发展，在医疗保健、医疗记录和持续监测与研究中产生了大量可量化的数据，这些日渐成熟和丰富的医疗大数据为算法、算力提供了庞大的数据量，通过计算分析过往海量的人类疾病诊断经验，以及大量训练数据的学习，计算机能够提取疾病相关的医疗数据特征，自动挖掘和分析数据特征，获得更精准的疾病诊断指标，更好地揭示疾病相关规律、发展趋势以及生化数据指标的相关性，正迅速成为医疗健康行业实现数字化转型的推动力。物联网和人工智能在医疗健康领域的结合应用，通过更强的计算能力，结合更多的医生经验，可以从不同维度分析更多的健康数据，实现从数据流到事件流再到知识流最后到价值流的转化，从而提供更精准的健康风险评估，避免患病风险发展为疾病，降低医疗成本，真正实现“上医治未病”的人类健康理想，即智慧医疗。

6 总结

医疗健康的研究发展促使对于疾病发生、发展认知的逐渐深入，疾病的检测诊断也由宏观组织、器官向细胞、分子层面进行过渡，这促进了以基因检测为代表的分子诊断技术在疾病风险评估、诊断、个体化治疗等领域的发展。单一的基因组研究依赖于静态的基因序列分析，并不能完整地反映遗传和环境共同作用的结果。因此，在后基因组时代，健康风险评估技术的发展趋势，更多的是基因组、转录组、蛋白质组、代谢组等不同组学技术的有机结合，其中转录组具有随遗传和环境因素改变而变化的特性，与疾病的发生、发展动态变化的特点相符，尤其是基于血细胞转录组分析的 mRNA 检测方法无创、简便、灵敏，可以通过单一的血液样本同时检测体内不同组织、器官以及不同部位的疾病，非常适合肿瘤等重大慢性病大规模人群风险评估。借助健康物联网技术和人工智能技术，可以方便、快速地分析个体海量健康/疾病监测数据，提供实时、准确健康风险评估数据，从不同维度通过健康数据分析疾病，更准确地预测疾病发生，防病于未然。未来将是更多的健康数据、更强的计算能力结合更多的人类经验，用尽可能低的成本，为我们提供更精准的健康风险评估。

重症患儿父母的健康需求与哀伤教育

尹婧婷[1]，张新庆[2]

（1 北京协和医学院护理学院　北京　100730；2 北京协和医学院人文学院　北京　100730）

摘　要：儿童重症监护病房（PICU）患儿的父母由于子女的病情会产生各种程度的悲伤，同时也会因患儿及自身特点产生各种各样的需求。尤其在丧亲期间，子女死亡的父母的精神和身体健康程度往往会下降，医生的心理疏导和治疗在此时至关重要。本文将从PICU患儿父母的悲伤来源、需要、缓解悲伤的措施三个方面进行讨论，因为缓解PICU患儿父母的悲伤同样是PICU医护人员的必要任务之一。

关键词：PICU患儿　父母　健康需求　哀伤

1　引言：PICU患儿父母的悲伤从何而来

据国际抗癌联盟（UICC）统计，全世界每年有超过16万名儿童被诊断为癌症，约有9万患儿死亡。而据我国肿瘤登记中心数据显示，近10年，我国儿童肿瘤发病率以每年2.8%的速度在上升。儿童肿瘤主要分实体肿瘤和血液系统肿瘤两大类。白血病是最常见的血液系统肿瘤，而实体肿瘤是各种“母细胞瘤”，包括神经母细胞瘤、肾母细胞瘤、视网膜母细胞瘤等。

与成人癌症被称为“众病之王”相比，儿童肿瘤治愈率相对较高，二者在发病机理、治疗方式上都有很大不同。儿童癌症发病快、进展快，但对化疗药物的敏感度也更高，即使肿瘤已扩散，也有治愈的可能。但对儿童来讲，传统的“手术＋化疗＋放疗”方式的长期副作用大，治愈癌症很可能只是未来艰难生活的开始。在发育过程中使用高剂量化疗、放疗不仅可能造成儿童神经发育不全、智力受损、长期抑郁等，甚至会引起新的基因突变。家长在与孩子们并肩作战，患儿的痛苦、家长的恐惧、医疗手段的无力往往会彼此交织。医护人员要帮助那些生命短暂的绝症儿童，尽量少一些疼痛，多一些欢乐。

在我国和欧美国家，患儿的死亡通常发生在医院尤其是儿童重症监护病房(PICU)。因此，PICU的临床医生必须预测、识别和有效治疗濒死儿童的痛苦，并支持儿童及其家庭的心理和精神需求，及时的治疗和支持可以帮助家庭成员适应他们的损失。最后，许多伦理问题围绕着PICU中的EOL（寿命终止）护理，因此，一些专业协会也已经发表了针对这些问题的建议和政策。PICU临床医生应及时了解这些建议和政策，并对其影响保持有效的理解。PICU的医护人员的建议绝不能单方面只关注患儿的情况，因为患儿父母与患儿是相互联系的关系，缓解PICU患儿父母的悲伤是PICU医护人员的必要任务之一。

悲伤是由分离、丧失和失败引起的情绪反应。悲伤的产生依赖于个体对丧失或失败的评价。PICU患儿是踏在生与死边界的一类人，其父母更是被即将到来的丧失和挫败感所折磨，患儿的疼痛感、恐惧感等都会引起其父母的悲伤；除此之外，患儿父母自身的性格特点和心理承受能力也会引起悲伤。

2 识别PICU患儿父母的多元化健康需要

需求是个体对生理和心理方面希望获得的反映，是个体的心理活动与行为的基本动力。个体的需求推动着人们以一定的方式，在某些特定的方面进行更加积极的活动，从而实现自己的需求。个体的需求可分为生理性需求和社会性需求。医护人员要提供的不仅仅是患者身体上的诊断和治疗，更重要的是要了解、适应和满足患者的需求，尽量满足，并提供生理和心理上的双重慰藉。

患儿的需要同样也是患儿父母的需要，患儿父母的需要不仅仅是患儿的需要。PICU患儿父母有参与患儿关怀的需要。PICU患儿有拥有较好的临终感受的需要，所以患儿父母有帮助患儿获得好的临终感受的需要，又因为坦诚和富有同情心的有效沟通对成功的临终关怀至关重要，所以应该创造一个环境，鼓励父母参与对孩子的关怀，并促进有意义的家庭互动。

首先，PICU患儿父母有满足患儿心理社会需求和情感需求的需要。面临生命危险的儿童往往表现出与各种疾病因素相关的心理社会困扰。但儿童一般阅历都很少，对疾病的反应及其对死亡概念的理解在很大程度上受他们的认知和发展水平的影响。[1] 临床医生应满足病人的情感需求，促进父母与子女之间的沟通。

其次，PICU 患儿父母有帮助患儿减少其困惑和恐惧并帮助其建立记忆的需要。卫生组织的研究发现，100%的参与调查的父母对他们决定与即将死去的孩子讨论死亡问题感到满意，而在选择不接受死亡的父母中，只有一小部分人对此表示满意。为垂死的儿童提供公开讨论的机会可以使他们的困惑和恐惧最小化。因此在患儿出现一些心理困扰时，可以组织医护人员、家属及患儿一起讨论死亡问题。

对于患有危及生命的疾病的儿童来说，努力建立记忆和确认他们将被记住是很重要的。[2] 正如纪录片《人间世 2》里病房中每个家长都默契地用手机视频记录孩子生活的一点一滴。患儿确认他们被记住，患儿家属也有了在孩子走后依恋的对象，双方的悲伤都会有所缓解。医院为孩子们准备元旦活动，白大褂手术刀标配的医生们扮成幼稚的玩偶，孩子们也扮演成自己喜欢的人物形象，病房里笑声很多，这是所有人对生的渴望和尊重。

再次，PICU 患儿父母有减轻患儿疼痛的需要。面对接近死亡的儿童，成人患者家属一贯认为疼痛和症状管理是其护理的高度优先事项，[3] 医生也在为这些临终患儿减轻疼痛和痛苦而不懈努力。临床常用止疼药有：右美地丁、右美托咪啶、氯胺酮等。不过，患儿父母除了有用药物减轻疼痛的需要之外，也对替代医学方法有需求。尽管非药理学姑息治疗属于审查的范围之外，但人们对这些疗法的使用似乎越来越感兴趣，因此临床医生必须了解其作用，便于协助患者及其家属通过补充替代医学方法减轻患儿的疼痛。

补充替代医学（CAM）包括广泛的模式，例如手部操作与基于身体体系的推拿、按摩；心身医学的瑜伽、祈祷、禅修；替代医学体系的顺势疗法和自然疗法；能量疗法中的气疗、磁疗、气功；基于生物体系的饮食和草药。《人间世 2》中患儿也采用过用“吃糖就不苦不疼了”的心理暗示办法来帮助缓解疼痛。患儿父母后期报告说，CAM 使他们垂死的孩子受益，并没有造成任何额外的痛苦。[4] 事实证明这种补充替代医学方法确实在减轻疼痛方面有一定作用。

最后，PICU 患儿父母有为患儿提供心灵慰藉的需要。对于儿童绝症患者，医生除了尽心尽力治疗外，还有另外一个选择，即尊重患者意愿，“让他好好地走”。患儿在临终期必然会有想要拥有更多舒适感的需求，在医护人员不能再为患儿的病情好转做些什么的时候，为患儿带来更多的舒适感是医务人员的首要目标，患儿家属自然也会有为患儿提供舒适感的需要。

对于医生而言，在正确做出临床诊断的基础上，合适的临床伦理决策取决于四个要素：符合医学适应证，尊重病人意愿，关注治疗后生活质量，考虑社会经济因素。最基本的是两个：一是考量治疗后的风险－受益比，是受益大于风险，还是得不偿失；二是考虑患者的价值、意愿和选择，按符合病人最佳利益的原则确定治疗方案。

对于重大疾病患者，临床决策一开始就可能有至少两个选项。一是尽最大努力救治，这是一个积极进取、雄心勃勃的选项，医生希望在患者的配合下能一举歼灭顽疾。在治疗之初，这一选项不能算是错误，因为人体很复杂，也不是没有出现奇迹的可能，家属也很可能不会一开始就放弃治疗希望。即使积极治疗，病情仍然可能会持续恶化；也可能出现转机，症状减轻，整体状况好转。另一种选项是一开始就采取姑息疗法，静待病人机体免疫能力好转。当然，这并不是说不做任何治疗，一些常规的治疗还是可以进行的，让患者抓紧时间做想做的事情、完成未了的心愿，如旅游等。

这两种选项，并非只能二选一，而是完全可以根据患者的情况和意愿在两者之间进行转换。如果医生一开始就知道有这两种选项，也许可以更加从容地面对患者的病情变化，并根据这种变化按符合患者的最佳利益的原则及时调整选项。

另外，PICU 中的 EOL 护理在儿科危重护理为患儿提供更多舒适感的过程中也有重要支柱作用，所以医护人员可以提供 EOL 护理。那家长在这个问题上能做些什么呢？经调查发现，一个家庭的个人文化、宗教或精神信仰在帮助为患儿提供更多舒适感的任务中也扮演着重要的角色。事实证明，如果儿童确实持有某些宗教或精神信仰，在儿童接近 EOL 时促进家庭宗教或精神信仰的表达便会为患儿提供更多的舒适感，这件事情也变得非常有意义。

3 患儿父母的心理安抚和医疗帮助

丧亲者的哀伤体验包括：回顾生活、支持缺乏、对未来有不确定感、社会退缩以及平静接受。PICU 患儿父母毫无疑问属于丧亲者，他们的哀伤体验具有普遍性，贯穿于整个临终护理过程中，通过提供全方位支持和死亡教育可以帮助丧亲者顺利度过哀伤期，有助于其重返社会。

与普通患儿家属相比，PICU 患儿父母因为社会经历更复杂的原因更需要在失去亲人期间经历较少的复杂悲伤症状。他们希望医护人员以关心和敏感的口吻进行诚实的沟通。[5] 对父母诚实的沟通包括频繁地更新他们孩子的“骗局”（真实病情）。因为诚实的沟通提高了父母的理解，减少了冲突，避免了因答案的不完整和信息的隐藏使患儿家属感觉被隐瞒和欺骗。PICU 医护人员应信任父母应对子女死亡的能力，不轻视父母—医生与更多以病人为中心的因素的相互作用，提问和情感交谈都会积极影响父母对照顾的满意度，而不受孩子病情严重程度的影响。临终儿童的父母也渴望简单。在儿童生命结束时的高质量交流促进了家庭和医务人员之间的信任，并有助于确保即将死亡的儿童获得最好的照顾。

不少绝症患儿的父母会认为，即便现在的各种治疗方案均没有效果，但总觉得有方案没有经历过，就没有尽到最后的力，心里过不了这道坎；如果自己的孩子去了安宁病房，就等于亲手放弃了孩子的生命救助。“其实也知道，就是舍不得”，代表了无数癌症儿童家庭的心声。孩子是家里最大的希望，家长的接受需要更多的时间。实际上，安宁疗护不是放弃，但需要让“发疯”的父母静下来。世界卫生组织（WHO）提出缓和医疗的原则：重视生命并承认死亡是一种正常过程；既不加速，也不延后死亡，提供解除临终痛苦和不适的办法。疾病末期的孩子和家长所需要的，并非侵入性治疗增加痛苦，也不是放弃不理会。而是减轻痛苦、获得照顾、得到尊重，拥有生命的尊严安然逝去。安宁服务是在生命的末期，不让孩子躺在冰冷的监护室，拒绝化疗插管的痛苦，这最符合患儿的最佳利益。

生和死都是生命的一部分，每个有行为能力的患者也都是独立的人格，拥有自由选择的权利。不过，绝症患儿没有自主选择的意识和能力，通常由法定监护人父母来决定是否坚持采用各种方法来维系幼小生命的存在。面对病痛与死亡的身心双重痛苦，许多坚强的父母都会想过放弃。的确，面对患儿这样丧失自由和尊严地“人工地活着”，死亡或许是结束痛苦、摆脱痛苦的不得已的选择吧。龙应台在《目送》里写道：我慢慢地、慢慢地了解到，所谓父女母子一场，你和他的缘分就是今生今世，不断在目送他的背影渐行渐远。你站在小路的这一端，看着他逐渐消失在小路转弯的地方。死神可以剥夺患儿的生命，不能剥夺孩子的尊严和温暖，所以这些患儿的父母也会好好学着去告别。

生老病死乃人之常情，但是如果个人面对这些境况尤其是死亡时，对自身的情感调控不当可能会陷入长期的哀伤，在身心各方面均易受到伤害，不利于自身的生活发展甚至影响到社会。在丧亲期间，PICU 患儿父母的精神和身体健康状况往往会下降，医生应提供心理疏导和治疗。在儿童生命结束时，父母有许多心理社会需求，临床医生应努力提供护理。父母不仅需要工作人员的支持配合也需要工作人员的关怀和同情心，他们想知道医疗队真的关心他们的孩子。当孩子死后，父母支持网络突然从医疗队转移到主要的家庭成员和朋友。父母面临长期心理问题的风险和更高的身体疾病风险。[6－11] 所以这时患儿父母急需心理疏导和治疗等医疗帮助。

患儿父母可能会经历一系列干扰日常功能的症状，包括对死者的强烈渴望，避免对死者的提醒，侵扰性的想法或无意义的感觉，[12] 所以要对他们进行康复干预。例如与失去亲人的父母在儿童死亡后举行的后续会议可以使父母对 EOL 事件有更清楚的了解，还可使临床医生筛选出表现出重大身体或情感痛苦的父母和/或兄弟姐妹，以便能够进行适当的转诊，使重症监护室的沟通更加完整，增进失去亲人的父母的知识，在心理安抚和医疗帮助下减少患儿父母在丧子后患重病的风险。

4 讨论

对于面临失去孩子的父母来说，减轻孩子的痛苦是一项至关重要的需要。同样，失去亲人的家庭也是如此，所以应该给父母一个平台来表达他们的关切，并确定他们独特的喜好。在保证减轻孩子的痛苦是照顾的首要任务的前提下，对患儿父母进行安抚和医疗帮助。虽然临终儿童的父母将主要关注其子女的需要，但他们自己身体和精神健康问题的风险也很大。医护人员也应将减轻患儿父母的悲伤作为必要任务之一，细心观察，找到更有效的方法。

真正实现儿童临终关怀的理想模式，应是“全人、全员和全程”。其中全员不局限在关怀临终儿童，还要关怀儿童身处的家庭，全程则应该是在儿童病情被发现时即接入服务，可治愈者获得服务后继续进行治疗，不可治愈者则在生命的最后一程，获得平静和尊严，最后离去。

参考文献

［1］McSherry M，Kehoe K，Carroll J M，et al. Psychosocial and spirtual needs of children living with a life-limiting illness. Pediatr Clin N Am. 2007，54：609－629

［2］Levetown M，Liben S，Audet M. Palliative care in the pediatric intensive care unit. In：Carter B S，Levetown M，editors. Palliative care for infants，children，and adolescents：a practical handbook. Baltimore (MD)：John Hopkins University Press；2004：p. 273－291.

[3] Steinhauser K E, Christakis N A, Clipp E C, McNeilly M, McIntyre L, Tulsky J A. Factors considered important at the end of life by patients, family, physicians, and other care providers. JAMA. 2000, 284: 2476-2482.

[4] Heath J A, Oh L J, Clark N E. Complementary and alternative medicine use in children with cancer at the end of life. J Palliat Med. 2012, 15: 1218-1221.

[5] Mack J W, Hilden J M, Watterson J, et al. Parent and physician perspective on quality of life at the end of life in children with cancer. J Clin Oncol. 2005, 23: 9155-9161.

[6] Meyer E C, Burns J P, Griffith J L, Truog R D. Parental perspectives on end-of-life care in the pediatric intensive care unit. Crit Care Med. 2002, 30: 226-231.

[7] Li J, Johansen C, Hansen D, Olsen J. Cancer incidence in parents who lost a child: a nationwide study in Denmark. Cancer. 2002, 95: 2237-2242.

[8] Levav I, Kohn R, Iscovich J, Abramson J H, Tsai W Y, Vigdorovich D. Cancer incidence and survival following bereavement. Am J Public Health. 2000, 90: 1601-1607.

[9] Olsen J, Li J, Precht D H. Hospitalization because of diabetes and bereavement: a national cohort study of parents who lost a child. Diabetes Med. 2005, 22: 1338-1342. [PubMed: 16176193]

[10] Lannen P K, Wolfe J, Prigerson H G, Kreicbergs U C. Unresolved grief in a national sample of bereaved parents: impaired mental and physical health 4 to 9 years later. J Clinical Oncol. 2008, 26: 5870-5876.

[11] Rostila M, Saarela J, Kawachi I. Mortality in parents following the death of a child: a nationwide follow-up study from Sweden. J Epidemiol Community Health. 2012, 66: 927-933.

[12] Meert K L, Donaldson A E, Newth C J, et al. Eunice Kennedy Shriver National Institute of Child Health and Human Development Collaborative Pediatric Critical Care Research Network. Complicated grief and associated risk factors among parents following a child's death in the pediatric intensive care unit. Arch Pediatr Adolesc Med. 2010, 164: 1045-1051.

第四部分

健康风险管理的价值和手段

美国健康风险管理的发展与启示

何　耀

（乔治梅森大学　阿灵顿，美国　22201）

摘　要：随着我国经济社会的发展和人口老龄化程度的不断加深，慢性非传染性疾病（以下简称“慢性病”）已成为人们健康水平和生活质量的首要威胁，管理和控制慢性病的风险具有重要意义。美国是全球第一大经济体，健康产业的发展也居于世界前列，健康风险评估和管理的理论研究及产业实践经验较为丰富，值得分析和探讨。本文采用文献分析法对美国健康风险管理的发展进行全面研究和探讨，结合我国健康风险管理的发展现状和存在问题，提出相关建议，以期促进我国健康风险管理进一步发展，完善慢性病健康管理体系的建设。

关键词：慢性非传染性疾病　美国　健康风险管理　健康风险评估　发展启示

近年来，伴随着我国经济社会的快速发展以及居民生活水平的不断提高，我国经历着人口结构以及疾病谱的转变。人口老龄化程度逐渐加深，[1] 慢性非传染性疾病（以下简称“慢性病”）成为人们健康水平以及生活质量的主要威胁。[2,3] 世界顶级医学期刊《柳叶刀》研究报告（2019 年）指出，[4] 1990 年至 2017 年，中风和缺血性心脏病已经取代了下呼吸道感染和新生儿疾病成为我国疾病负担的主要原因。因此，关注慢性病，尤其是心脑血管疾病的危险因素，进行恰当的健康风险管理对于降低慢性病的疾病负担，提升人群健康生活水平和生存质量极具价值。[5]

美国是全球第一大经济体，健康产业的发展也居于世界前列，包括健康管理、健康风险评估在内的一系列理论研究和产业实践也均率先在美国诞生，因此，对美国健康风险管理的历程和经验进行研究对于指导我国在本领域的发展具有重要意义。[6-8] 本文采用文献分析法对美国健康风险管理的发展进行全面研究和探讨，同时结合我国健康风险管理的发展现状，提出相关建议，以期促进我国健康风险管理领域的持续发展，完善对慢性病健康管理体系的建设，降低慢性病对社会造成的疾病负担。

1 概念辨析

本文研究主要涉及三个健康方面的概念：健康风险管理（health risk management）、健康风险评估（health risk appraisal）和健康管理（health management）。从概念内涵和外延直观分析，"健康风险评估"属于"健康风险管理"的一部分内容，即评估是管理的中间过程，评估属于手段，而管理是系统、完整的科学组合。同时，"健康风险管理"也属于"健康管理"的部分内容，两者相较而言，健康风险管理更具有侧重性，即更加注重对风险的研究，从控制风险的角度维护和促进健康，降低慢性病的发病率、恶化率以及并发症发生率，同时合理控制医疗费用的支出维持在适度范围内。

2 美国健康风险管理的发展历程

2.1 健康促进和健康风险管理意识的萌芽

20 世纪 40 年代中后期，随着第二次世界大战的结束，美国一跃成为引领全球的超级大国，经济社会蓬勃发展，科学技术日新月异。伴随着人民物质生活水平和预期寿命的全面提升，健康成为政府和民众共同关注的对象。[9] 人们逐渐意识到不良的生活方式已经成为健康最大的威胁，饮食不均衡、久坐不动所带来的健康风险越来越大，于是纷纷开展各项健康促进活动，"健康美国人"的健身热潮席卷全美。[10]

2.2 工作场所的健康风险管理

谈及美国健康风险管理理念的发展，在工作场所开展健康维护与促进活动不得不提。为了促进员工的健康水平，保证充足的劳动生产力，同时降低员工生病的风险、节约医疗费用支出，美国的工作场所成为美国健康管理服务业发展的摇篮。[10] 工作场所的健康管理相较于个体化的健康维护与促进，通常是由企事业单位组织实施的团体行为。在此过程中，健康风险管理主要围绕三个方面进行开展：健康体检与健康风险因素评估、健身活动的开展、慢性病预防及管理。自此，健康风险评估作为健康风险管理的重要步骤开始获得特别关注和应用，以至于在上述三方面内容中，成为开展健康风险管理的基础和建立个人健康档案的主要内容，包括如身高、体重、血糖、血压监测等。健康风险评估的开展，使人们实现了客观、科学地管理健康的愿望。

2.3 健康风险评估和管理的理论与技术

（1）弗明翰心脏研究所（Framingham Heart Study）。20 世纪四五十年代，心血管病取代肺炎、流感、结核和腹泻等传染病成为美国人群的主要死因，几乎占总死亡数的一半。1948 年在美国国立卫生研究院（NIH）支持下成立的弗明翰心脏研究所，试图探寻以心血管病为代表的慢性病的病因，奠定了健康风险评估模式的雏形。[11]

弗明翰镇位于美国东北部马萨诸塞州，参与研究的心脏病医生路易斯·罗宾斯（Lewis Robbins）创立了以流行病学为主要研究方法的预测医学，首次提出了健康风险评估的概念，并且推算出弗明翰心脏病发病的预测模式，进而评估得出心脏病的发病可能性及死于心脏病的风险程度，使得心脏病健康风险评估具备了理论基础。几乎与此同时，利用类似的方法，有研究者明确吸烟是导致肺癌的主要因素及造成肺癌死亡的直接原因，并发布了关于吸烟对人群健康危害的白皮书，揭示吸烟与各种慢性病背后的联系。在大量的流行病研究基础上，20 世纪 70 年代，美国卫生保健机构推出了第一代健康风险评估软件。

（2）健康风险管理的年龄表达。美国第一代健康风险评估软件根据个人体检的生理指标、家族和个人病史及生活方式进行评估，估算超过 20 种主要疾病的发病率及疾病总体死亡率的影响及危害。

一般而言，随着年龄的增长，人体的各项机能会逐渐衰退，常规的生理指标能基本反映年龄状况。根据健康风险评估软件，评估某人的健康危险因素所致某些主要疾病的死亡率，结合年龄曲线，可计算出“估算年龄”。[11] 但通过将被评估者的各项可控健康危险因素修改为最低的危险程度，代入健康风险评估模型，可得出“最健康可达年龄”。例如，某人实际年龄为 45 岁，通过健康风险评估模型计算得出其估算年龄为 47 岁，而最健康可达年龄为 41 岁，换言之，由于其处于较高的健康风险水平，其实际年龄虽为 45 岁，但其健康状况相当于 47 岁；但若其通过各方面的干预（如改善生活方式）降低现有的健康风险，则可以达到

41 岁的健康状况。因此，该健康风险评估模式将抽象的健康风险水平换算成年龄表达，通过疾病、死亡率、健康危险因素的相互关系，计算被评估人的估算年龄和最健康可达年龄，再结合其实际年龄，直观形象地阐述了健康风险的影响及其控制效应。[12] 从而有利于健康教育和健康促进活动的开展，提升人们对健康风险的认知水平及管控信心。

美国第一代健康风险评估软件仍然在工作场所使用最为广泛。员工所在的单位为健康风险评估和管理服务付费，从而维持和提升员工健康水平，保证劳动生产力的输出，减少因疾病所导致的重大医疗费用的支出。由此可见，作为医疗费用的付费方，美国的企事业单位成为健康风险评估与管理行动的有力倡导者和推动者。值得指出的是，在工作场所进行的健康风险评估，研究和工作人员十分重视被评估者隐私的保护，从而使得健康风险管理活动能够获得接受和支持，得以顺畅推进。

(3) 健康风险评估技术的进步。1982 年，在美国卡特中心的牵头带领下，医疗和健康专家对第一代健康风险评估软件进行更新与完善。通过大量的文献研究，健康风险评估软件纳入了更多疾病的死亡风险，同时进一步加强评估后的风险管理服务，积极提供后续的一系列预防、保健服务，强调健康的生活方式，使被评估人树立正确的健康观念，倡导通过改变生活方式来干预疾病的进程。

在此过程中，计算机和互联网通信技术的发展同样促进了美国健康风险评估技术的改进，使得健康风险评估慢慢脱离传统依据重大疾病的死亡风险进行预测分析，转向利用更加直观的健康得分作为风险评估的技术指标，进一步促进人群对健康生活方式的认识与采纳。同时，随着个人电脑的普及，健康风险评估作为一种新兴商业模式开始发展。各类小型的健康风险管理企业应运而生，面向大众提供健康风险评估服务以及后续的跟踪和管理服务，推动了健康服务业的深入发展，行业内诸如 Stay Well 和 Well Source 的龙头企业也由此诞生，占据了美国健康风险评估与管理的主要市场。

2.4 美国健康风险管理的发展趋势

随着移动互联网和 5G 通信技术的快速发展，大数据、人工智能已成为科技领域的研究重点，其应用也逐渐渗透至各行各业。其中，以数据收集、分析为内核的健康风险评估与管理行业迎来新的发展机遇。值得借鉴的是，美国高校与商业机构合作进行知识、技术的产业化发展，给健康风险管理行业增添了新的动力和活力。在专业领域内造诣颇深的专家、教师纷纷走出校园与商业企业合作或自行创业，凭借大数据、物联网的应用技术，力争全方位地收集数据，实时传输和分析，更新和细化健康风险评估的技术流程，以期提供更为准确、全面的预测结果，完善后续的管理服务，打造健康风险管理动态发展的闭环。

3　中国健康风险管理的发展现状和主要问题

近20年，我国健康管理的理念、学科建设、人才培养以及产业实践均取得初步发展，大众对健康管理的重视程度也日益提升。对各种健康风险因素的控制管理，降低慢性病的发病及严重程度，成为健康管理领域内重要的工作内容。社区卫生服务中心，工作场所，体检、保险以及健康管理公司作为健康风险管理服务的主要推动者，其发展现状及存在问题值得研究。[13]

3.1　社区卫生服务中心的健康风险管理

作为健康风险管理工作开展的主要场所，我国社区卫生服务中心（以下简称“中心”），面临着庞大且快速增长的慢性病患者，任重而道远。[14] 近年来，中心通过组建以全科医生为主体，护士和公共卫生医师为辅助的团队，构建了提供社区居民疾病和健康管理服务的中坚力量，但健康风险管理工作开展却并不乐观。[15]

文献研究显示，目前，我国社区卫生服务中心的工作内容仍以诊疗或开药为主。抽样调查显示，中心几乎没有进行健康风险管理方面的内容，主要原因是开展健康风险评估的能力和设施不足。针对慢性病危险因素的控制，中心开展的预防及管理工活动单一，仅通过不定期召开健康教育座谈会进行，而干预后的效果评价几乎完全没有涉及。另一方面，中心医护人员的技能培训仍以疾病诊疗和临床新技术的学习为主，而对健康风险管理和健康风险评估相关的理论与实施方案鲜有涉及。同时，中心医护团队的绩效考核也仅依据每日服务的门诊量确定，缺乏与提供健康风险管理服务相关的考核标准。

3.2　工作场所的健康风险管理

为保证企业员工的工作效率，促进企业正常运转，给员工提供健康风险管理服务符合企业发展的长期目标，因此，工作单位也是健康风险管理服务开展的重要场所之一。[16,17]

调查研究显示，为企业员工提供健康管理服务的理念率先在外资或合资等大型企业产生，但除了普通的职工医疗保险及定期体检服务外，大型企业并没有进行健康风险评估及管理活动。另一方面，多数中小企业由于资金和人力资本的压力，在健康风险管理方面也属空白。总体而言，企事业单位并未成为健康风险管理服务开展的主要场所，其尚未获得企事业单位领导层的重视，健康管理（包括健康风险管理）服务仅仅停留在常规体检或不定期组织的文体活动层面，没有涉及健康风险因素的系统管理。[18]

3.3 体检、保险及健康管理机构的健康风险管理

随着大众健康维护和健康促进意识的逐渐提升，加之社会老龄化程度不断加深，为保证健康及医疗卫生服务的充分供给，近年来政府相关部门陆续发布促进健康服务产业发展的指导文件，我国大健康产业迎来蓬勃发展。各类包括体检服务单位、保险和健康管理公司等在内的社会机构对参与医疗及健康产业的发展展现了热烈态度，并发挥着越来越重要的作用，但在完善健康风险管理服务方面仍有待进一步提升。[19]

具体而言，体检机构在完成体检服务后对被检人员体检结果的解读不足，同时，对于被检人员存在的高危健康风险没有进行有针对性的跟进和干预，因此，缺乏实质性的健康风险管理服务。相对而言，健康管理公司除提供必要的体检服务外，同时提供定期的健康教育、健康咨询、辅助就医、保健养生等更多元化的服务，但在健康危险因素控制以及系统化的管理环节仍有待提升。在健康风险管理方面，有调查显示已有部分保险企业开始通过购买国外相关公司的健康风险评估软件，提供健康风险评估的服务项目，但具体的开展情况有待进一步探讨。[20]

4 中国健康风险管理的发展启示

4.1 完善健康风险管理及健康风险评估的理论及实践研究

美国弗明翰心脏研究所对美国健康风险评估和管理的发展具有重要意义，由此可见，大型的流行病学研究不仅具有重要的科研价值，对于发展健康风险管理的理论及实际应用也具有开创性的奠基作用，尤其是对设计和制定恰当的健康风险评估模型提供理论支持。我国居民的生活方式及环境特征均与美国等发达国家存在较大差异，因此，他国的研究模型或不能直接用于指导我国人群的健康行动。

同时，作为健康风险管理的重要基础性工作——健康风险评估对于整个管理环节具有指向性作用，因此，需在评估过程中力争保证客观、科学和准确。所以，在发展健康风险评估理论和技术的同时，也需要制定配套的健康风险评估技术的管理规范。[13]

4.2　注重工作场所健康风险管理的开展

目前，在工作场所开展系统的健康风险管理并没有引起企业管理层的重视，相关的健康管理活动也仅停留在定期的员工体检活动。值得指出的是，工作场所人员的聚集性和协同性对于集中开展健康风险管理提供了天然便利的渠道，因此通过工作场所进行健康风险管理具有较大的成本效益。[16,21] 以美国为代表的发达国家所开展的健康风险管理本身也是来源于工作场所的健康促进活动。

诚然，我国现有企业往往因为控制成本的考虑，缺乏较高积极性主动开展员工健康风险管理活动。因此，政府层面需要做好鼓励和引导，通过政策或资金支持等手段逐步促进各类企事业单位开展健康风险管理，让部分企业起到示范作用，从而激发其他企业广泛参与，并逐步将给员工提供的健康风险管理服务转变为一项福利制度，成为企业人才竞争的有利因素。另一方面，尝试推动健康风险管理与保险机构的结合，为保险公司开展健康风险管理提供必要的政策支持。

4.3　注重健康风险管理服务闭环的打造

美国健康风险管理发展经验表明，健康风险评估作为健康风险管理和控制的首要步骤，对科学性和准确性提出了高要求。但是，风险管理并不等同于风险评估，如前所述，风险管理强调系统性、完整性的服务过程。目前文献研究表明，对如何开展评估后的健康风险管理并未有特别值得借鉴的内容，大多集中于分散化的健康教育或医疗咨询及指导，不足以构成整个风险管理的服务闭环。对多数参加健康风险评估的人员而言，即便认识到自身的健康风险，但缺乏系统性的健康干预指导，以及干预后的效果评价。因此，完善健康风险评估后的管理服务，建立科学、有效的评价机制将是未来健康风险管理活动的重要内容。

参考文献

[1] Li J M，Han X L，Zhang X X，et al. Spatiotemporal evolution of global population ageing from 1960 to 2017 [J]. BMC Public Heulth，2019，19 (1).

[2] 李配瑶，王黎君. 中国人群重点慢性病疾病负担现状 [J]. 包头医学院学报，2017，33 (07)：138-141.

[3] 王莹，宫舒萍，高昌，等. 2011—2017 年济南市居民死因分析及疾病负担研究 [J]. 中国慢性病预防与控制，2019，27 (06)：468-471.

[4] Zhou M G，Wang H D，Zeng X Y，et al. Mortality，morbidity，and risk factors in China and its provinces，1990—2017：a systematic analysis for the Global Burden of Disease

Study 2017 [J]. The Lancet，2019，394.

[5] 杨俭，李远庆，陈晓禹，等. 我国中老年慢性病患者疾病直接经济负担研究 [J]. 中国卫生经济，2019，38 (05)：71-73.

[6] 丁小宸. 美国健康产业发展研究 [D]. 吉林大学，2018.

[7] 余莉，董微微. 美国健康服务产业发展经验对我国的启示 [J]. 中国商论，2017 (23)：75-76.

[8] 程承坪，吴琛. 健康战略下发达国家发展养老健康产业借鉴研究——以美国、德国、日本为例 [J]. 当代经济管理，2018，40 (03)：83-88.

[9] 曹晓红，朱敏. 美国“健康国民”行动及其启示 [J]. 学理论，2014 (05)：79-80.

[10] 严慈庆. 健康管理与健康风险评估 [J]. 健康研究，2018，38 (01)：1-8.

[11] Mahmood S S，Levy D，Vasan R S，et al. The Framingham Heart Study and the epidemiology of cardiovascular disease：a historical perspective. [J]. The Lancet，2013.

[12] 曾冬梅. 健康风险评估的方法、原理及其在健康管理中的应用 [EB/OL]. [2019-07-21]. https://wenku.baidu.com/view/66290403eff9aef8941e0626.html.

[13] 李江，陶沙，李明，等. 健康管理的现状与发展策略 [J]. 中国工程科学，2017，19 (02)：8-15.

[14] 王雪. 健康管理在社区运行的服务模式设计研究 [D]. 河北师范大学，2018.

[15] 周光清，夏瑶，崔华欠，等. 我国城市社区健康管理的问题与对策研究 [J]. 中国全科医学，2018，21 (07)：852-855.

[16] Saifullah. 工作场所健康管理实践：国家和组织的一个可行选择 [D]. 浙江大学，2019.

[17] 钱玥. 工作场所健康促进实践 [A]. 浙江省医学会健康管理学分会. 2015 年浙江省医学会健康管理学分会学术年会暨健康管理学学科与学术发展论坛论文汇编 [G]. 浙江省医学会健康管理学分会：浙江省科学技术协会，2015：1.

[18] 柴玲，童莺歌，陈佳佳，等. 慢性病员工工作场所健康促进和锻炼行为的研究进展 [J]. 护理学杂志，2018，33 (01)：107-109.

[19] 孙喜岩. 健康教育在体检中心健康管理中的应用及可行性分析 [J]. 中国医药指南，2019，17 (19)：297-298.

[20] 樊兴颖，禄晓龙，常悦，等. 贵州健康管理机构健康风险管理现状及对策 [J]. 卫生软科学，2018，32 (02)：17-19.

[21] 周平. 促进健康必然要从工作场所开始 [J]. 高科技与产业化，2017 (04)：42-45.

从健康素养视角看癌症风险管理

李英华

（中国健康教育中心　北京　100011）

摘　要：近10年，我国恶性肿瘤的发病率和死亡率持续增长，成为严重的公共卫生问题。健康素养是癌症风险管理的重要内容，也是评价癌症风险管理成效的重要指标。健康素养与个体的癌症风险意识、癌症早期症状识别、癌症筛查行为、治疗依从性、疾病自我管理能力和癌症转归密切相关，对癌症的发生、发展及结局有重要影响，在癌症三级预防的各个环节均发挥着积极作用。

关键词：健康素养　癌症预防　癌症筛查　癌症治疗

全国肿瘤登记最新数据显示：[1] 2015年全国新发恶性肿瘤病例数约为392.9万例，平均每天超过1万新发病例，每分钟有7.5人被确诊为癌症。近10年，恶性肿瘤发病率每年保持约3.9%的增幅，死亡率每年保持约2.5%的增幅。随着老龄化社会进程的加快，中国50岁以上人群的伤残调整寿命年（DALYs）归因于癌症的比例高达24.66%。[2] 癌症已经成为重大公共卫生问题，严重影响城乡居民健康状况和生命质量，影响我国人均期望寿命的增长。健康素养是癌症防控的重要预测因素，[3] 公众健康素养不足是癌症防控的重大风险因素。健康素养是癌症风险管理的重要内容，也是评价癌症风险管理成效的重要指标，与癌症预防、筛查、治疗和结局有着密切的关联，在癌症三级预防的各个环节均发挥着积极作用。

1 健康素养概念及意义

健康素养是指个人获取和理解基本健康信息和服务，并运用这些信息和服务做出正确决策，以维护和促进自身健康的能力。[4] 目前，我国主要从三方面来评价一个人是否具备健康素养：①是否具备基本健康知识和技能；②是否具备健康生活方式与行为；③是否具备维护和促进健康的基本技能。[5]

世界卫生组织（WHO）指出，健康素养是健康的重要决定因素，是预测人群健康状况的较强指标，与人均期望寿命、生命质量高度相关，通过直接影响人的生命和生活质量，进而影响社会生产力的水平和整个经济社会的发展。[6] 与收入、就业情况、教育水平及种族相比，健康素养对个人健康状况的影响更为突出。

健康素养是人与健康环境之间的桥梁。[7] 健康素养影响个体的健康理念、态度、知识、行为、技能、卫生服务的获取和利用。提升公众健康素养，有利于提高公众癌症风险防范意识，充分认识致癌危险因素，了解和掌握癌症早期症状识别知识与技能，养成健康生活方式与行为，定期体检，合理利用卫生服务资源，提高癌症的早期发现率和早期治疗率，显著改善癌症的预后和转归，是从根源上有效降低癌症发生的最根本、最有效、最具成本效益的策略和措施。

2 健康素养与癌症风险管理策略

癌症风险管理要坚持预防为主，分类施策，针对不同健康状况的目标人群，健康素养提升的工作重点和预期目标是不同的。

对于健康状况良好的人群，提升健康素养旨在帮助他们掌握更多的健康知识和技能，鼓励他们养成健康生活方式与行为，目的是希望他们一生远离癌症，健康老龄化，获得更高的健康预期寿命和更高的生活质量。

对于具有一种或几种致癌危险因素的人群，提升健康素养旨在帮助他们对自身的致癌危险因素有一个清晰的认知，积极采取行动，去除或控制致癌危险因素，避免癌症的发生。

对于已经患癌的人群，提升健康素养旨在帮助他们对所患癌症有一个全面的认知，积极遵医嘱治疗，争取早日康复；对于不能彻底治愈者，提升健康素养旨在帮助他们提高对疾病的自我管理能力，理性对待诊疗结果，减轻痛苦，控制或延缓疾病的进展，力争达到病情长期稳定，与癌症“和平共处”，减少失能、致残和过早死亡。

3　健康素养与癌症预防

癌症是一种生活方式疾病，可防、可控、可治。中国约有50%的癌症死亡病例归因于不健康的生活方式。[8] WHO明确指出，1/3的癌症是可以预防的，1/3的癌症是可以通过早期诊断得到根治的，1/3的癌症可以通过适当治疗减轻患者的痛苦，延长生命，提高生活质量。[9]

研究表明，健康素养与个人的癌症风险防范意识、癌症早期症状识别、癌症筛查行为等密切相关，对癌症的发生、发展及结局有重要影响。提升公众健康素养，有助于提升公众癌症风险防范意识，提高癌症认知水平，避免致癌危险行为发生。与健康素养不足人群相比，具备健康素养人群掌握更多健康知识与技能，有更高的疾病风险意识，[10,11] 吸烟、饮酒、不合理膳食、缺少运动等与癌症相关的不健康生活方式与行为显著降低。[12－14]

Mitsutake等[15] 对2970名20－59岁的日本网民进行了网上问卷调查，发现健康素养水平与结直肠癌知识知晓率相关。Peterson等[16] 采用方便抽样方法，对美国田纳西州50岁及以上病人的健康素养及所患癌症知识知晓率进行了研究，结果发现，低健康素养组结直肠癌知识知晓率为64%，健康素养良好组为75%，健康素养水平较低的病人对结直肠癌筛查相关知识的了解较少，并且在完成结直肠癌筛查上存在较多障碍，包括不知道该怎么做、感觉尴尬、需要付出时间、没有感觉到健康问题或者症状、害怕检测出问题、害怕检查时疼痛、不想为了做检查而进行特殊饮食和清洗肠道、担心费用及交通问题等。

健康素养不足与多种致癌行为有关，其中，研究较为深入的是健康素养与吸烟行为。吸烟是一种慢性、成瘾性疾病，吸烟和二手烟暴露可导致肺癌、心血管疾病、呼吸系统疾病等多种疾病，而肺癌是我国发病率最高的癌症。[1] 研究表明，[17] 低健康素养人群现在吸烟率是健康素养良好人群的1.68倍。与健康素养良好的吸烟者相比，低健康素养吸烟者对尼古丁有更高的依赖性，对吸烟造成的结局预期更乐观。另一方面，健康素养对戒烟行为也有较大影响。健康素养良好的吸烟者，有较高的戒烟率，随着健康素养的提升，戒烟率提高约24%（OR＝1.24，95%CI：1.06－1.46）。[13] 国内研究也表明，健康素养高的人群，更倾向于不吸烟（OR＝1.018，95%CI：1.001－1.056）。[14]

一项针对大学生健康素养与生活方式的研究表明，与健康素养低的大学生相比，健康素养高的大学生吃早餐的比例显著增高，而吸烟、饮酒、点外卖、长时间上网（>5h/d）等不健康生活方式比例显著降低。[18] 对于高中生的研究也表明，健康素养得分越高的学生，不吸烟、不饮酒率越高。[19] 健康素养水平高的人，体育锻炼率和吃新鲜蔬菜水果的比例均显著升高。[14,20]

4 健康素养与疫苗接种

很多癌症的发生与感染有关，中国有20%－30%的癌症可归因于感染。[8] 通过疫苗接种预防感染的发生，是癌症预防的有效策略。例如，接种乙肝疫苗可有效降低乙肝病毒感染率，从而预防肝癌的发生；接种人乳头瘤病毒（HPV）疫苗可有效预防HPV感染，从而预防宫颈癌的发生等。2011年，Ratzan[21] 提出疫苗素养这一概念。健康素养可以影响人们对疫苗接种的认知，促进采纳疫苗接种行为，进而避免癌症的发生。进一步研究发现，健康素养较高者对疫苗接种更加审慎，更加关注疫苗的保护效果及其副作用。[22,23]

5 健康素养与癌症筛查

提升公众健康素养，有利于提高公众对癌症防治知识的全面认识，提升公众的癌症筛查意识，有助于癌症早期发现。公众健康素养不足，癌症防治知识缺乏，不具备对癌症早期症状、癌症危险信号的识别能力，癌症筛查参与率低，是导致我国癌症早期发现率低的主要原因。根据自身家族史、致癌危险因素暴露情况，有针对性地参与癌症筛查，及早发现早期癌症或癌前病变，进行早期干预，可有效避免癌症对健康的危害。

Oldach等[24] 对10项有关健康素养与癌症筛查（结肠直肠、乳腺、宫颈和前列腺）的研究结果进行分析，发现健康素养与癌症筛查率呈正相关，与健康素养良好者相比，低健康素养人群的癌症筛查率显著降低。Miller等[25] 对50岁以上患者的研究结果显示，健康素养良好的患者中，69%的调查对象知晓至少1种筛查试验名称，而低健康素养组的比例仅为13%（$RR=0.21$，95%CI：0.07－0.64，$P<0.01$）。Kobayashi等[26] 对2010－2011年英国老龄化项目中3087名调查对象的研究结果显示，健康素养良好人群中做过结直肠癌筛查的比例为58%，低健康素养人群为48%；多因素回归模型分析结果显示，健康素养良好者做过结直肠癌筛查的比例是低健康素养者的1.20倍（$OR=1.20$，95%CI：1.00－1.44），健康素养不足可能是英国普及结直肠癌筛查的障碍之

一。Li 等[27] 对 3157 名华裔老年人研究结果显示，健康素养良好的华裔老年人进行癌症筛查的比例是低健康素养者的 1.39－1.72 倍。Rakhshkhorshid 等[28] 对女性研究发现，低健康素养者乳腺癌风险意识较差，乳房自检行为较低。有关健康素养与宫颈癌筛查研究表明，健康素养良好的人群宫颈癌的筛查率在 69%－92%之间，低健康素养人群筛查率在 24%－36%之间，低健康素养和低宫颈癌筛查率呈正相关。[29,30] 美国一项针对 18100 成年人的大规模国家调查发现，低健康素养和低前列腺癌筛查率呈正相关。[31] 丹麦一项针对 10030 名 53－74 岁首次接受结直肠癌筛查的居民调查表明，参加筛查的居民健康素养良好者的比例显著高于低健康素养者，男性具备健康素养的比例为 44.8%，女性为 50.4%，而健康素养不足的比例分别为 18.1%和 13.7%。[32]

6 健康素养与癌症治疗

提升公众健康素养，有助于癌症患者接受规范治疗。健康素养高的癌症患者及家属，规范治疗意识更强，在治疗过程中能够与医务人员保持良好沟通，能够更好地陈述病情，理解医疗指令，反馈治疗感受，参与医疗决策，积极配合治疗，有更高的治疗依从性，也往往有更好的治疗效果和健康结局，医疗费用支出相对较低。Wilson 等[33] 认为低健康素养患者对疾病知识和自我护理技能的接受程度较低，干预前后低健康素养患者自我护理知识和技能得分均显著低于健康素养水平较高的不同对照组。

2004 年，美国医疗保健研究与质量局和医学研究所分别发布健康素养与健康结局的系统综述报告，两个报告均认为健康素养不足与卫生服务利用、正确理解医嘱、慢性病管理等密切相关联，主要表现为不能有效利用癌症筛查等预防性卫生服务资源，在就诊过程中不能正确理解医嘱、出现更多的医疗差错，可避免的就诊率高、住院率以及死亡率高等。[34] Berkman 等[35] 对 2003－2011 年关于健康素养的研究进行系统分析发现，低健康素养与更高住院率和急救率、更少接受乳腺筛查和流感疫苗接种相关联，并且表现出更差的正确服药能力和理解说明书能力等。

Cho 等[36] 研究表明，在影响药物依从性的 7 个因素中，5 个因素与病人的健康素养相关，分别是：正确理解治疗方案、遵医嘱用药的信念、减少疾病恐慌、阅读药品标签能力和理解医嘱能力。Rust 等[37] 对健康素养与治疗依从性开展进一步研究发现，健康素养与用药依从性呈正相关（$r=0.29$，$P<0.05$），

开展进一步研究发现，健康素养与用药依从性呈正相关（$r=0.29$，$P<0.05$），健康素养对用药依从性的总体贡献率是8.5%。

7 健康素养与健康结局

健康素养与自评健康状况、生命质量和健康结局密切相关。2003年加拿大国际成人素养调查（IALSS）结果显示，[38] 自评健康状况与健康素养得分呈正相关，低健康素养人群自评健康状况为“一般或治疗不佳”的比例是健康素养良好者的2.5倍。Dewalt等[39] 通过Meta分析发现，相对于健康素养良好人群，低健康素养人群的死亡率要高出1.5—3倍。在老年人群中，低健康素养与更差的总体健康水平和更高的死亡率相关联。

Song等[40] 对1581名新确诊的前列腺癌患者的健康相关生活质量和健康素养之间的关系研究表明，良好的健康素养水平与更好的精神状态和身体状态显著相关，低健康素养患者更易焦虑和精神紧张。Husson等[41] 对1643名在荷兰Eindhoven肿瘤登记局注册的结直肠癌生存者进行问卷调查发现，与中等或高健康素养生存者相比，低健康素养生存者疾病自我管理能力和生命质量更差，表现为吸烟、不遵循医嘱和不遵循生活指导的比例显著增高，精神状态和身体状态更差，焦虑水平普遍偏高，健康素养对生命质量的贡献率为1.5%—6.2%。

8 健康素养与医疗成本

健康素养不足不仅影响健康结局，还造成患者接受更多可避免的治疗性医疗服务（住院、急救等），导致经济成本增加。Vernon等人[42] 对《医疗消费专家组小组调查》（2003年）数据进行分析，认为健康素养不足对美国经济产生的代价为每年1060亿—2380亿美元之间，占全民医疗支出的7%—17%。如果考虑健康素养不足的未来成本，真实值可能接近16000亿—36000亿美元。

9 健康素养与医患关系

提升公众健康素养，有助于提升癌症患者及家属的癌症信息素养，也有助于减少医疗纠纷和医患矛盾。健康素养高的癌症患者及家属对癌症预防、癌症治疗、癌症转归等癌症防治信息有较强的获取、理解、甄别、应用能力，更倾向于选择正规医院就诊，不轻信偏方或虚假广告；也能够一定程度上理解医学的局限性，理性对待诊疗结果，避免盲目地把疾病引发的不良后果简单归咎于医护人员的责任心和技术水平，进而减少医疗纠纷和医患矛盾。

综上所述，健康素养与癌症认知、致癌行为、癌症筛查、治疗依从性、健康结局、医疗费用支出、医患关系等各个环节均有着密切关联，健康素养不足是癌症管理的重大风险因素。关于健康素养与癌症风险管理的研究，在国外也是一个比较新的研究领域。上述研究主要是国外研究结果，有些研究还存在样本量小、人群局限、设计不够严谨等问题，也有一些不同的研究结果报道，提示在健康素养与癌症风险管理研究方面还需开展深入系统的研究。

目前，我国关于健康素养与癌症预防、筛查、治疗和结局关系的研究尚处于空白，对健康素养在癌症防治中的作用认识还不充分。2011 年，Diviani 等[43]提出癌症素养的概念，我国也有个别学者对癌症健康素养开展了探索性研究，相关研究尚处于刚刚起步阶段。希望上面的介绍能够给相关研究者带来借鉴和启迪，也希望有更多的研究者关注健康素养与癌症防治研究，为政府卫生健康决策提供更加充分的循证依据。

10 展望

随着我国人口的老龄化和工业化、城镇化进程不断加快，慢性感染、不健康生活方式的广泛流行，环境污染、职业暴露等因素的逐渐积累，我国癌症防控形势仍将十分严峻。癌症的发生是一个多因素、多阶段、复杂渐进的过程，癌症风险管理贯穿癌症预防、筛查、治疗、康复等各个阶段。

从健康责任来讲，癌症风险管理是一项社会系统工程，需要政府、社会、个人（家庭）三方面协同发力，共同应对广泛的致癌危险因素，形成政府积极主导、社会广泛参与、个人自主自律的良好局面，持续提高健康预期寿命。从卫生服务提供来讲，癌症风险管理需要持续推进供给侧结构性改革，完善防治策略、制度安排和保障政策，加强医疗保障政策与公共卫生政策衔接，提供系统连续的癌症预防、治疗、康复、健康促进一体化服务，提升健康服务的公平性、可及性、有效性，实现早诊早治早康复。从个人（家庭）行动来讲，癌症风险管理就是尽早关注癌症预防、践行健康生活方式、减少致癌相关感染、定期防癌体检、关注癌症危险信号、接受规范治疗、重视康复治疗、合理膳食营养。

党中央高度重视癌症防控工作，出台了一系列癌症防控、救助政策和措施。2019 年 3 月，国家卫生健康委发布了《癌症防治核心信息及知识要点》。2019 年 6 月，国务院下发了《关于实施健康中国行动的意见》，为了积极有效应对当前的突出健康问题，在全国实施 15 项专项行动，其中第 12 项行动就是“癌症防治行动”，明确了个人、社会和政府应该承担的健康责任。随着健康中国战略的实施，尤其是《“健康中国 2030”规划纲要》和《健康中国行动（2019—2030 年）》的实施，提升公众健康素养在摆脱我国癌症发病率居高不下的困境的努力过程中将发挥越来越重要作用。

参考文献

[1] 孙可欣，郑荣寿，张思维，等. 2015 年中国分地区恶性肿瘤发病和死亡分析 [J]. 中国肿瘤，2019，28 (1)：1-11. DOI:10. 11735/j. issn. 1004-0242. 2019. 01. A001.

[2] 王丽敏，陈志华，张梅，等. 中国老年人群慢性病患病状况和疾病负担研究 [J]. 中华流行病学杂志，2019，40 (3)：277-283. DOI：10. 3760/cma. j. issn. 0254-6450. 2019. 03. 005.

[3] Cartwright L A，Dumenci L，Cassel J B，et al. Health literacy is an independent predictor of cancer patients' hospitalizations [J]. Health Literacy Research and Practice，2017，1 (4)：153-162.

[4] United States Department of Health and Human Services. Healthy People 2010 : Understanding and Improving Health [EB/OL]. [2019-11-06]. http://www. healthypeople. gov/2010/Document/pdf/uih/2010uih. pdf,2000.

[5] 李长宁，李英华. 健康素养促进工作现状及展望 [J]. 中国健康教育，2015，(2)：233-237. DOI：10. 16168/j. cnki. issn. 1002—9982. 2015. 02. 033.

[6] World Health Organization Regional Office for Europe. Health literacy：the solid facts [EB/OL]. [2019-11-06]. http://www. euro. who. int/__data/assets/pdf_file/0008/190655/e96854. pdf Geneva:WHO,2013.

[7] Chiva G B , Hamilton W , Martins T . The impact of health literacy on diagnosis and outcomes of symptomatic cancer by ethnicity：a systematic review protocol [J]. Systematic Reviews，2018，7 (1)：164

[8] Islami F，Chen W，Yu X Q，et al. Cancer deaths and cases attributable to lifestyle factors and infections in China，2013 [J]. Ann Oncol，2017，28 (10)：2567-2574. DOI：10. 1093/annonc/mdx342.

[9] WHO. National Cancer Control Programmers：Policies and managerial guidelines [M]. Geneva：World Health Organization，1995.

[10] 李英华，毛群安，石琦，等. 2012 年中国居民健康素养监测结果 [J]. 中国健康教育，2015 (2)：99-103. DOI：10. 16168/j. cnki. issn. 1002-9982. 2015. 02. 001.

［11］李英华，李莉，聂雪琼，等. 中国六省城乡居民糖尿病高危因素和风险意识调查［J］. 中华预防医学杂志，2014，48（7）：555－560. DOI：10. 3760/cma. j. issn. 0253－9624. 2014. 07. 005.

［12］Stewart D W，Vidrine J I，Shete S，et al. Health literacy，smoking，and health indicators among African American adults［J］. J Health Commun，2015，20 Suppl 2：24－33. DOI：10. 1080/10810730. 2015. 1066465.

［13］Martin L T，Haas A，Schonlau M，et al. Which literacy skills are associated with smoking?［J］. J Epidemiol Community Health，2012，66（2）：189－192. DOI：10. 1136/jech. 2011. 136341.

［14］张楠，苏明珠，顾建华，等. 济南市社区居民癌症健康素养现状及其对相关行为的影响［J］. 中国肿瘤，2019，28（7）：494－498. DOI：10. 11735/j. issn. 1004－0242. 2019. 07. A003.

［15］Mitsutake S，Shibata A，Ishii K，et al. Association of eHealth literacy with colorectal cancer knowledge and screening practice among internet users in Japan［J］. J Med Internet Res，2012，14（6）：e153. DOI：10. 2196/jmir. 1927.

［16］Peterson N B，Dwyer K A，Mulvaney S A，et al. The influence of health literacy on colorectal cancer screening knowledge，beliefs and behavior［J］. J Natl Med Assoc，2007，99（10）：1105－1112.

［17］Hoover D S，Vidrine J I，Shete S，et al. Health literacy，smoking，and health indicators in African American adults［J］. J Health Commun，2015，20 Suppl 2：24－33. DOI：10. 1080/10810730. 2015. 1066465.

［18］袁雪晴，于天贺，李路旋，等. 河北省大学生健康素养水平与健康状况的关系研究［J］. 中国健康教育，2018，34（12）：1072－1075，1089. DOI：10. 16168/j. cnki. issn. 1002－9982. 2018. 12. 004.

［19］谭雪庆，余小鸣，宋玉珍，等. 三省市高中生健康素养与吸烟、饮酒行为的关联分析［J］. 中国健康教育，2017，33（3）：199－202. DOI：10. 16168/j. cnki. issn. 1002－9982. 2017. 03. 002.

［20］高婉迎，丁秋允. 城乡老年人体育锻炼行为与健康素养调查研究——以保定市为例［J］. 医学研究与教育，2017，34（2）：45－52. DOI：10. 3969/j. issn. 1674－490X. 2017. 02. 009.

［21］Ratzan S C. Vaccine literacy：a new shot for advancing health［J］. J Health Commun，2011，16（3）：227－229. DOI：10. 1080/10810730. 2011. 561726.

［22］Veldwijk J，van der Heide I，Rademakers J，et al. Preferences for vaccination：does health literacy make a difference?［J］. Med Decis Making，2015，35（8）：948－958. DOI：

10.1177/0272989X15597225.

[23] Amit Aharon A, Nehama H, Rishpon S, et al. Parents with high levels of communicative and critical health literacy are less likely to vaccinate their children [J]. Patient Educ Couns, 2017, 100 (4): 768-775. DOI: 10.1016/j.pec.2016.11.016.

[24] Oldach B R, Katz M L. Health literacy and cancer screening: a systematic review [J]. Patient Educ Couns, 2014, 94 (2): 149-157. DOI: 10.1016/j.pec.2013.10.001.

[25] Miller D P Jr, Brownlee C D, McCoy T P, et al. The effect of health literacy on knowledge and receipt of colorectal cancer screening: a survey study [J]. BMC Fam Pract, 2007, 8: 16. DOI: 10.1186/1471-2296-8-16.

[26] Kobayashi L C, Wardle J, von Wagner C. Limited health literacy is a barrier to colorectal cancer screening in England: evidence from the English Longitudinal Study of Ageing [J]. Prev Med, 2014, 61: 100-105. DOI: 10.1016/j.ypmed.2013.11.012.

[27] Li C C, Matthews A K, Dong X. The influence of health literacy and acculturation on cancer screening behaviors among older Chinese Americans [J]. Gerontol Geriatr Med, 2018, 4:2333721418778193. DOI: 10.1177/2333721418778193.

[28] Rakhshkhorshid M, Navaee M, Nouri N, et al. The association of health literacy with breast cancer knowledge, perception and screening behavior [J]. Eur J Breast Health, 2018, 14 (3): 144-147. DOI: 10.5152/ejbh.2018.3757.

[29] Garbers S, Chiasson M A. Inadequate functional health literacy in Spanish as a barrier to cervical cancer screening among immigrant Latinas in New York City [J]. Prev Chronic Dis, 2004, 1 (4): A07.

[30] Garbers S, Schmitt K, Rappa A M, et al. Functional health literacy in Spanish-speaking Latinas seeking breast cancer screening through the national breast and cervical cancer screening program [J]. Int J Womens Health, 2010, 1: 21-29.

[31] White S, Chen J, Atchison R. Relationship of preventive health practices and health literacy: a national study [J]. Am J Health Behav, 2008, 32 (3): 227-242. DOI: 10.5555/ajhb.2008.32.3.227.

[32] Gabel P, Larsen M B, Edwards A, et al. Knowledge, attitudes, and worries among different health literacy groups before receiving first invitation to colorectal cancer screening: Cross-sectional study [J]. Prev Med Rep, 2019, 14: 100876. DOI: 10.1016/j.pmedr.2019.100876.

[33] Wilson F L, Mood D, Nordstrom C K, et al. The effect of low literacy on the self-care behaviors of men receiving radiation therapy [J]. Nurs Sci Q, 2010, 23 (4): 326-333. DOI: 10.1177/0894318410380254.

［34］US Department of Health and Human Services. National action plan to improve health literacy 2010［EB/OL］.［2019－10－21］. http://www. health. gov/communication/hlactionplan/.

［35］Berkman N D，Sheridan S L，Donahue K E，et al. Low health literacy and health outcomes：an updated systematic review［J］. Ann Intern Med，2011，155（2）：97－107. DOI：10. 7326/0003－4819－155－2－201107190－00005.

［36］Cho Y I，Lee S Y，Arozullah A M，et al. Effects of health literacy on health status and health service utilization amongst the elderly［J］. Soc Sci Med，2008，66（8）：1809－1816. DOI：10. 1016/j. socscimed. 2008. 01. 003.

［37］Rust C F，Davis C，Moore M R. Medication adherence skills training for African-American breast cancer survivors：the effects on health literacy，medication adherence，and self-efficacy［J］. Soc Work Health Care，2015，54（1）：33－46. DOI：10. 1080/00981389. 2014. 964447.

［38］Towbin J A，McKenna W J，Abrams D J，et al. 2019 HRS expert consensus statement on evaluation，risk stratification，and management of arrhythmogenic cardiomyopathy：Executive summary［J］. Heart Rhythm，2019，16（11）：e373－373e407. DOI：10. 1016/j. hrthm. 2019. 09. 019.

［39］Dewalt D A，Berkman N D，Sheridan S，et al. Literacy and health outcomes：a systematic review of the literature［J］. J Gen Intern Med，2004，19（12）：1228－1239. DOI：10. 1111/j. 1525－1497. 2004. 40153. x.

［40］Song L，Mishel M，Bensen J T，et al. How does health literacy affect quality of life among men with newly diagnosed clinically localized prostate cancer? Findings from the North Carolina-Louisiana Prostate Cancer Project（PCaP）［J］. Cancer，2012，118（15）：3842－3851. DOI：10. 1002/cncr. 26713.

［41］Husson O，Mols F，Fransen M P，et al. Low subjective health literacy is associated with adverse health behaviors and worse health-related quality of life among colorectal cancer survivors：results from the profiles registry［J］. Psychooncology，2015，24（4）：478－486. DOI：10. 1002/pon. 3678.

［42］Vernon J，Trujillo A，Rosenbaum S，et al. Low health literacy：implications for national policy，2007［EB/OL］.［2019－10－21］. http://www. docin. com/p－1430388742. html.

［43］Diviani N，Schulz P J. What should laypersons know about cancer? Towards an operational definition of cancer literacy［J］. Patient Educ Couns，2011，85（3）：487－492. DOI：10. 1016/j. pec. 2010. 08. 017.

健康风险管理中的安宁疗护与生命尊严维护

张永超

（上海师范大学哲学系　上海　200234）

摘　要：首先，对于健康风险管理中的安宁疗护与生命尊严维护问题，本文通过伦理层面的知情权与人格尊重、医疗层面的互动沟通、护理层面的心灵信仰呵护、分享层面的心灵和解等问题展开。旨在阐述安宁疗护的基本理念，尝试从“被动病人”回到“服务主体”（全称为“服务对象的主体性”），从“病人”优先回到“人”。由此我们才会更多考虑到对服务对象的人格尊重，并逐渐唤醒其主动性、积极性和互动参与意识。有这样的行为自主性，才有生命尊严可言。在这样的语境下，我们会更多看到，服务对象对于许多事情的自主判断具有决定性的意义。其次，“安宁疗护”之“尊严维护”是生命之事。“生命尊严”之建构是庄严和神圣的，“生命尊严”之维护当考虑现实问题的直接性和复杂性。我们应看到人生的完整性和贯通性，不能将“病人”封闭起来，那样，他的记忆和前半生似乎都变得无处安放，应当考虑人生的不同阶段及其贯通性，这样才能更接近了解一个“人”而非“病人”的身心灵历程。最后，对于当事人的心理层面、灵性层面，我们也应给予更多重视，只有此种深层次的化解、尊重与沟通，才能真正达到“安宁疗护”之目的。

关键词：安宁疗护　生命尊严　自主性

1 引言：为何要关注“安宁疗护中的生命尊严”

本文的主题设定在于“安宁疗护”，一般认为主要针对“重症患者”的身心灵呵护。但是本文所秉持的理念：尊重生命、服务意识、互动沟通则是共同的。换句话说，这些理念不是某些人的专利，而是大家的共同需要，不仅需要以此对待其他人，同时也期待以同样的方式被对待。因为本文尝试提出首先是“人”，然后才是“病人”的界定。也就是侧重首先去尊重一个“人”，而非将他界定为“病人”带来尊重或呵护。人生是一个道场，这就包含了对“人”的尊重，这样才有尊严可言。

同样这里的“生命尊严”也不仅仅是“重症患者”的专利品，不是首先医生宣布他为“重症患者”，在医疗手段有限的情形下，医护人员在想方设法赋予其“生命尊严”，好像病人特供一样。“尊严”是大家的必需品，而且恰恰是在善待、尊重他者中自行获得。所以安宁疗护中，不仅仅涉及“当事人”的生命尊严，同时也涉及医生、护士、家属、亲友的“生命尊严”，倘若我们只为了维护“当事人”的“生命尊严”，而无法保证“医生、护士”的尊严，在我们看来也是不完整的，甚至是有遗漏的，这样对于当事人“生命尊严”的维护可能是一种抹黑和污损。同样，家属和亲友在如何对待“当事人”以及“医护人员”也是一个“尊严生成”过程，诸多的“医患纠纷”，一方面让部分医护人员名誉扫地、性命不保，同时也可以看出部分家属的行为并未以恰当的方式赢得“尊严”和大家的“尊重”，对于逝去的当事人，若他地下有知，他大约不会认为他的离开是“体面”的、“有尊严”的。所以“生命尊严”是个同一网络中共生共长的精神形象，一来它是开放的，二来它源自对待他人的行为方式；通过善待他者，为我们赢得尊严；事情是自己做的，尊严是他人给的。所以当事人的参与互动是必要的，否则一切行为若出于医护人员代理，那么，其“尊严”只是象征性的。这也是本文以“当事人”为中心的缘由所在。

关于安宁疗护对象“生命尊严”的达成，本文认为，至少我们应考虑到如下四个方面：伦理层面的知情权与人格尊重、医疗层面的互动沟通、护理层面的心灵信仰呵护、分享层面的心灵和解等问题。这四方面的共同点在于对“心灵”的看重，无论是人格尊重还是互动沟通，无论是信仰呵护还是心灵和解，这些都是关于疗护对象“人心”的问题。如果说，医疗的侧重在于生物性身体的病态修复、制止或舒缓，那么安宁疗护的侧重则在于人心的尊重与内心安宁的达成。下面我们先看一下伦理层面。

2 伦理层面：知情权益与人格尊重

这里面首先要处理的是对于疗护对象医疗诊断的诠释。比如，医生给出了某种类似于“临终症候”的诊断，我们一般都会将其视为“坏消息”“噩耗”“晴天之霹雳”。由此而纠结于是否将此“坏消息”传达给当事人，进一步会出现更加纠结的“知情权益”问题。一方面，他是当事人，有知情权；另一方面，又怕这种“坏消息”“噩耗”加重他的病情。因此一般亲友家属，在此阶段就陷入了心理纠结甚至近于“崩溃”的边缘，自然，各个情境不定，有些更严重，有些则无足轻重。

问题在于，一旦陷入此种“心理纠结”，我们会发现，疗护的重点便不再是“安宁疗护”而是纠结化解。问题在于，当亲友护理者的内心都是诚惶诚恐的，很难想象他会给予服务对象一种“安宁”“平静”“慈善”的护理品质；就如同，当医生、护士整个人都是焦头烂额的，很难想象，他的医护品质能达成“安宁疗护”的目标。很多时候，我们只是注目于服务对象本身，但是，却忽视了服务者和服务对象的互动共建层面。我们尝试以“服务对象为中心”，只是以其为判准和目的，并不意味着，应忽视甚或认可损害医护人员、亲友家属的生命尊严。同样，我们期待达成服务对象的“安宁疗护”效果，但并不意味着应忽视甚或认可损害医护人员、亲友家属的心理状态。因为，那些正是与服务对象为中心相互配合的，当“中心”没有陪衬或辅助，也就无所谓“中心”了。

所以，所谓的“坏消息”“好消息”只是一种人为的判定。逐渐地，我们当首先减弱此种“好—坏”的语词色彩，尽量回到“生老病死”这一基本的自然生命历程。换句话说，无论如何认定，人总是要经历“生老病死”这一过程。怀胎八月，到期不分娩，我们感到是“怪胎”；若人一直发育不长大、成熟，也是可怕的；同样，若一个人不会老，依然不可思议。那么，每个人都会逝去、离开，为什么我们就不准别人“离开”呢？为什么认定“离开”就是坏消息呢？这些问题其实是需要我们大家共同思考的，我们对死亡缺乏练习，缺乏反省；但是，又无可避免，事到临头，无法逃避，所以只能手忙脚乱。与其那样，不如，大家提前面对，练习死亡，谈论死亡。其实，没有对“死亡”恐惧心理的超克，内心是无法安宁的，生命尊严也无法获得。我们看到那种将生死置之度外者，面带微笑慷慨赴死、从容就义者，有种大义凛然的尊严气概，那种哭哭啼啼、颤抖乞怜中死去的，非要说他维护了“生命尊严”，总难让人心服吧。

由此来看，安宁疗护的事情其实要有个预备期。无法等到医生宣判了我们再进入“紧急状态”。其实，生命就是死亡的练习，人的生老病这一历程就是慢慢在走向死亡的。只是，此种“死亡练习”都是不自觉的，只是在医院里，我们才进入了自觉场景。其实，安宁疗护的核心问题之一在于对生命自身的自主和自觉。倘若一个人对自己的生活，对生活中的他者没有自觉的关爱、自主的反省，那么在面对自己的“临终”或“死亡”，要想获得“生命尊严”也是很难得。这里想说的是，“安宁疗护”其实不限于“临终期”，整个一生都是一个“安宁疗护”的过程，每一个阶段心灵的“安宁”都是需要的，不是只有生病了、临终了才需要。换句话说，若一个人一生都睚眦必报、锱铢必较、焦头烂额，只是躺倒在病床上尽力让他“安宁”，其实是很难的，或者意义不大。

只是本文主题侧重在“临终期”的“安宁疗护”，所以我们更多关注这一人生阶段，但是，我们还是应看到“生命流程”，如一条河流；我们只想截取一段，那是不行的。所以说，临终期“安宁疗护”的问题，严重性不在于技术手段和陪护技巧，关键在于服务对象整个的生命状态。这就造成了“诊断证明”传达的复杂性。要视人而定，因人而异。我们常说，有些人看得开，没事；有些人，看不开，千万不能告诉他。这其实不仅仅是面对死亡的态度，更多是面对生命的态度。对于人的生老病死没有一种自觉，明明知道，人都是要死的，但却无法接受自己也会死的事实。在这种情形下，知情权可能不是首要的问题，而是对当事人的人格尊重，无伤原则优先于知情告知。

但是，无论是看得开或看不开，无论是否当事人知情，想办法请他配合治疗都是必要的。而且，要给予某种希望，当事人的主动参与，更易达成“安宁疗护”的效果。在这一过程中，应当注意医患关系，这一点比当事人的“知情权益”更值得留意。一方面是当事人与医护人员的沟通、关系协调，另一方面是亲友家属与医护人员的协调沟通。亲友家属这时候心急如焚，总想问个究竟，总期待医护人员能更用点心；但是，看到的他们总是来也匆匆、去也匆匆，甚至焦头烂额、心不在焉，所以难免怒火中烧，忍气吞声。这样的状态，任何一个导火索，都容易点燃爆炸。其实，很多时候，都是因为误解造成的。比如，对于生命历程的误解，我们不准“死亡”出现在自己或亲人身上；对于医生的误解，感觉他们来去匆匆，是心不在焉或不负责任。但是若看一下医生的生态处境，我们会发现他们高度紧张、超负荷运转，他们只能那样，否则自身生命难保的。亲友家属要多了解，不仅仅是服务对象的心理，也要更多了解医护人员的情况，了解多了自然会产生理解，有了初步理解，彼此才会有沟通的意愿以及彼此宽容的雅量。为了当事人也应这样做，倘若没有此种沟通协调，医患冲突一旦发生，当事人的“安宁疗护”其实是很难达成的，处于医患冲突中的当事人，其“生命尊严”更从何谈起呢？

3 医疗层面：互动沟通与配合参与

我们习惯于做一个“被动的病人”，医生让做什么，就唯命是从。但是，问题在于其实当事人的积极配合就是一种很好的治疗。而且有当事人的积极配合才有尊严维护问题。毕竟，生命尊严并不像打点滴那样，慢慢输入我们体内。生命尊严源自我们自主的行为，无论是善待他者，还是善待自己，都需要自觉、自主的行为。否则的话，很难维护“生命尊严”。比如说，植物人状态，亲友可以用心呵护，但是，更多维护的是亲友自己的尊严，很难说那是植物人自己的尊严，自然我们可以说，因为亲友的用心呵护，植物人比较“体面”地“活着”。但是，比如，他提前有“生前预嘱”之类，不愿意停留在“植物人状态”，那么亲友和医护人员遵行这一“预嘱”，我们甚至可以说，当事人不仅“体面”而且“带着尊严”离开，大家只是遵从了他的自主性决定。

包括治疗分寸的把握。医疗手段的尴尬在于，它不断在发展，而且种种宣传让我们沉醉于“科技万能”，给人以“飞速发展”的幻觉。但是，医疗科技，如何飞速发展，还是无法满足人们的心理预期，尤其是无法及时回应生命各种状态的复杂性。所以一方面我们期待医疗技术包治百病，另一方面，我们或者亲友又往往处于“无药可治”的临界状态。再加之“生命维持技术”的发展，插管让一个人可以长时期地活着，或者说“无法死去”，这是一个更为棘手的问题。所以，治疗的分寸如何把握，成为一个当事人、亲友共同面对的难题。

我们总盼望奇迹，也确实有奇迹，但是奇迹之所以为奇迹，正在于其稀少而且不可预期。这样就为治疗限度预留了一个缥缈的想象空间，也为当事人以及亲友家属留下了一个现实而又棘手的决断难题。这个也涉及当事人的自主意识，至少有些情况下，是符合这一情境。我们看到众多医护人员的反思与提醒，或许“生前预嘱”对我们大家都是必要的，至少在我们清醒的时候，对于我们未来可能出现的问题，给出一种自主性的建议，或许是必要的。这是对儿女的尊重，也是对我们自身的尊重。不愿意自己的身体在不经过自己同意的情况下，随意处置，这或许也是一种生命尊严的维护。由此提前预备，便无后顾之忧，然后才有可能达成“安宁疗护”或“生命尊严”。我们可以尽力尝试达成医疗手段与心理预期的中道平衡中实现自我的“生命尊严”。

4　护理层面：心理安慰与灵性信仰

护理层面我想强调“身心灵”的全人照顾问题。在临终期，固然减缓痛苦，延长生命，都是重要的事项。但是在我看来，更值得留意的也常常为人忽视的，是当事人的“身心灵”全人呵护问题，尤其是心理层面和灵性信仰层面。

人的可贵倒不在于其肉体生命，若从肉体生命去看，人与其他的动物很难分别。但是人有心理，有思维，而且有信仰需要，这才是关键。尤其是在医院里，肉体的问题，很大一部分交给医生和护士了，亲友家属也会尽力照顾好当事人的身体需要。但是心理空间往往忽略了；尤其是灵性层面，常常荒芜了。但是，实际上当人的肉体生病时候，更值得留意的是心理浮动和灵性渴求。

心理活动是复杂的，如何建立信任，聊天、沟通，做心理交流；在正常人之间，其实都很难。我们常说，知人知面不知心，我们看到的只是他们愿意向我们呈现的样子，但是，他内心的真实所想、苦楚、难言之隐，往往我们是不知道的。与当事人的心理交流倒不是一种隐私好奇，或者心理窥探，而是一种“心理陪护”，这是一种深度信任，然后深度分享，对当事人才是一种释怀和放松。这比打点滴、盖被子难多了。医护人员基本没有时间做这个工作，亲友家属，或者没考虑到这一层，或者没时间，或者没办法。总之这一层很重要，但往往是被忽略了的。本文在后续研究中，尝试给出一些建议。

当然，更复杂的倒不是心理，而是“灵性层面”，这比“心理活动”又更进一层。当事人的“灵性渴求”，往往被忽视是因为各人对“信仰”有着不同看法，甚至是完全相反的看法。心理活动还是属人的灵性活动，则有属神的一面。在不信神的亲友看来，当事人的灵性渴求，可能是胡言乱语；这是极大的伤害，因为信仰对一个人往往是神圣的、不可亵渎的，但是，在别人看来甚至是反感的，不可思议的。当事人处于被动状态，不想被亵渎，所以信仰层面只好隐藏得更深。这就需要亲友的宽慰、化解，更多应协助其实现。比如，信基督的，可请教友沟通；信天主的，可协助其做弥撒；信佛教的，可给他放些佛教诵经或音乐……有共同的信仰更好，可以有更多互动；若无共同信仰，尽量多协助，少说话，这就是很大的尊重。对于一个有信仰的人，倘若灵性信仰不安，安宁疗护不可能成功，他大约也不会认为自己是“体面”的、有“尊严”的；只有参与了信仰活动，他才会认为得到了赎罪、忏悔。才能心安。

所以说，只有身心灵的顾全才有尊严可言。

5 分享层面：心灵和解与慷慨分享

我们常常以为临终患者只是一个“被动病人”，似乎“病人”就应该是“被动的”。但是，问题在于许多事情，尤其是关于当事人的事情，只能当事人自主决定或解决。也只有出自当事人自身的决定，才更有意义、更体面、更有尊严。比如心灵层面的恩怨化解与宽恕忏悔、身体层面的大体捐赠和器官移植、财产层面的债务处理与遗产划分。有些事情，不能代劳，代理、代办只会减损其价值或意义。

心灵层面的恩怨化解与宽恕忏悔。各人的情境复杂，但是，在情况允许的情况下，为当事人创造条件请他去做心灵和解是必要的。比如，兄弟姐妹之间的仇怨，有些一辈子不说话，但是，临终了要不要和解？有些好朋友发生了误解老死不相往来，如今离开了要不要和解？尤其是当事人有愧疚的事情，是否请他将歉意表达和释怀说出？另外，对于有信仰背景的当事人，是否应协助其做忏悔告解？自然，我们可以代劳，比如事后代为道歉或忏悔。但是，代劳本身就减损了“道歉”或“忏悔”的神圣意义，许多时候我们不是想听“道歉的话”，而是，期待对方的诚意和姿态；不是想与对方一刀两断，只是想让对方做出某种心意表示。而代劳的话，这层意义完全减弱了。忏悔更是这样，那是灵与灵的沟通，灵魂是独特的唯一，换句话说，是不可替代的。正因为不可替代，所以人才有尊严可言。

身体层面的大体捐赠和器官移植。自己的身体自己做主，一般而言，倘若自己无意愿，亲友家属，尤其是子女晚辈很难将其做“捐赠处理”，一来犯忌，二来于心不忍。这个决定，只能当事人自己做出。而且，也只有源自当事人的自主决定，这样的捐赠才凸显生命的尊严和神圣。而且，这个决定要提前做出，因为临终时，倘若神志不清，一来没有做出清醒决定的能力，二来大家很难认定，很难当真，也许是清醒的、发自内省的自主决定，但是那样的情境下，大家也很难当真。包括器官移植的问题，比如说角膜捐赠，这些都需要提前处理好，因为相关技术人员还要把握时间上的有效性。这些都应源自当事人自己，而不能有其他人代劳，否则容易引起非议。就如同财产方面一样。

财产层面的债务处理与遗产划分。与当事人身体不同，财产方面是需要亲友家属共同完成的。首先，不能代劳，这样极易引起非议。所以还是应出自当事人的自主决定，但是亲友家属可以给出善意提醒，比如表现某种“恭俭让”，或者说照顾最弱小的兄弟。这让当事人会内心安慰。再比如，可以出谋划策，成立某种基金，用于慈善、救济或教会捐赠等，这样让当事人的遗产处理有着更好的去向，这样才有意义。自然，前提是债务处理，若当事人清醒时就能主动完债，这是令人敬重的。据说苏格拉底去世前，就交代如何给邻居还债。傅雷夫妇共同离开时，也详细交代了雇工佣金、财务处理等事宜。这让人看到体面的人生、悠然而逝，以及伟大的人格尊严。而且这些只有出自当事人才更有意义，更体面。

经由上述身心灵层面的安顿，我们可以看到当事人并非离去，而只是以另一种方式活着。其尊严令人敬仰，其体面令人追怀。这样，他不仅达成了“安宁疗护”，而且站在了众人之上。这样的人生，值得仰望和致敬。他不仅完成了“生命尊严”的守护，而且成了我们后人致敬、效仿的对象。

6　小结：生命尊严的储存与预备

“安宁疗护”之“尊严维护”是生命之事。前面我们已反复提到，“安宁疗护”是大家共需的，并不限于重症患者。意思是并非一个人未生病时不需要“安宁疗护”，躺在病床上了就急需要“安宁疗护”。我们想坚守这样的信念：安宁疗护是贯穿一人一生的，而且是大家可以共享的。我们本文侧重的是重症患者的“安宁疗护”，但是，我们并不局限于认为只有重症患者才需要“安宁疗护”。同样的道理，本文侧重直面重症患者的“生命尊严”问题，但是，我们同时坚守这样的信念：生命尊严是贯穿一人一生的，而且是大家共同建构的。并非一个人，健康时不需要尊严；也并不意味着，我们只看到病人需要“尊严”，医生、护士以及亲友家属不需要考虑“尊严”问题。第一，“生命尊严”是大家共同参与的结果，倘若只有一个人或只注目于一个人的“尊严”，那将毫无意义，因为没有他人参与，一个人无所谓“尊严”和“体面”；第二，“尊严”是生命之事而非死亡之事。“尊严”的获得源自善待他者的自主行动。我们看到《入殓师》中专业的“化妆技巧”，这固然突显离开时的干净、体面，但很难说“化妆可以赋予一个人尊严”。同样我们也看到史书中记载阿喀琉斯对赫克托尔的羞辱，但是，赫克托尔的英勇善战还是为自己赢得了尊严，别人的羞辱并不能剥夺个人行为获得的尊严，正如同一个人邋遢猥亵无信无能，化妆师也无法为其赢得尊严一样。

所以，本文的“安宁疗护”尝试以“服务对象”为中心，尝试从习惯上的“被动病人”转换为一种“服务主体”，至少对于一部分“重症患者”应充分尊重其人格独立性，行为自主性。一旦他们的内心主动性被唤醒或被认可，第一，这反而有助于他们身体疾病的治疗，第二，我们将会看到，他们可以通过他们的自主行动，赢得医护人员以及亲友家属的尊重。前面我们说过，“生命尊严”不像打点滴那样我们慢慢输送给被动的病人，生命尊严只能通过他们的行动，尤其是善待他人的行动自主获得。前面我们也反复说过，首先，我们应将服务对象作为“人”看待，然后才作为“病人”看待。优先意义上，他是一个应当得到尊重“人”，而且他是一个有自主性的“人”，只有认可这一点，其“生命尊严”才有来源和承载。自然，这是就一般理念意义上说的，下面我们会提到不同情境的复杂性，但是即便面对没有自主能力的服务对象，只要其意识是清醒的，我们都应首先将其视为一个人来尊重。

“生命尊严”之建构是庄严和神圣的。在上述意义上，尊严是生命之事，我们将进一步提出，这样的“生命尊严”是神圣的、庄严的。尽管本文尽量避免学术化语言，尽量会安排一些案例分享，但是我们还是要留意这样的事实：生命之事是高度复杂的，尽管语言尽可能简单易懂，但是，生命尊严之事不是那样轻松易得的。毋宁说，生命尊严，是庄严的、神圣的。若可以达成这样的共识，那么就意味着，“生命尊严”需要充分的心理准备、智力投入，自觉的反思学习和智慧品味。这件事本身就很复杂，因此我无论如何努力，也没办法将它轻描淡写，或者将它写成唾手可得。这点，也请读者留意，在这娱乐化时代，确实有许许多多短平快的娱乐条目，琳琅满目的一次性消费，但是，人生是复杂的、不易的，生命尊严是庄严的、神圣的，需要用心呵护和坚守的。在任何时代，生命尊严都是弥足珍贵的。这也是我们自觉守护、探寻的理由。

在这个意义上，我们不太认可“临终阶段”视为人生的“谢幕”，似乎是一个悲惨的颓然倒地、英雄末路的过程；相反，我们尝试提出生命的告别期其实是人生的点睛之笔，漫长的人生道路，这是一个需要认真地、有尊严地为自己画上句号的时候。没有这一笔，人生是漫无边际和不圆满的。只有用心将这一笔画出来，人生才是完整的。尽管我们看重这一“点睛”之笔，同时我们也认为，人生的其他阶段，比如说“龙体”的勾画、创造是重要的，倘无人生其他阶段的努力，“龙体”是残缺不全的，“点睛之笔”便无处安放，可能只是一个“点”而无法称为“睛”。所以说，生命尊严是庄严的和神圣的，并不意味着只是躺到病床上人生才变得庄严和神圣，而是说整个一生，尤其是在青壮年时就要珍惜生命的庄严和神圣，这样临至晚年，才好下笔。这也是前面说“尊严是生命之事”的真实意义。本文侧重“安宁疗护”的临终阶段，但是我们应看到，人生的不同阶段是贯通的，倘若看不到前或后，这样的生命是静止的、僵化的，但尊严是有动态生命的。“安宁疗护”的理念正是要恢复人生的自然面貌、生命的本然特质，这样才有尊严可言。

“生命尊严”之维护当考虑现实问题的直接性和复杂性。最后，我们应看到“生命”作为有机体的复杂性，这也是生命的尊严和神圣之所在。之所以需要认真看待这件事情，正因为有机体生命是极为复杂的，很难找到一个实用手册，对每一种情况都有说明，按部就班就可以。很多时候，许多情境需要直接面对和灵活应对。尽管前面我们提了一些相关理念，但是，针对具体的“安宁疗护”情境，只能用心琢磨，这里没有包治百病的药。医院里，对不同的病人，可能走的流程、用的药大致是相同的。但是，对于人心的事情，则只能因人而异。比如，身体照顾方面，有些人有不同的忌讳，这与前期个人的生活习惯有关，比如擦拭身体、换洗衣物，有些人很在意，需要其他人回避，甚至需要异性回避，这些都是留意的细节。再比如说心理层面，有些话只愿意对某些人讲，所以尽可能找对的人，而不是挖空心思让服务对象说，他不是不愿说话，他只是不愿对你说，说出来反而难受。再比如灵性层面，有人信佛，有人信道，有人信天主，有的只是信老家的山神，这里似乎无法推敲谁的信仰更合理，更不能以粗暴的方式斥之为迷信，而应根据情境适当予以成全。否则，此种灵性深处的纠结，只会让人更痛苦。再比如和解层面，有兄弟姐妹反目的，或许碍于面子都不愿首先张口，但是若有和解意愿，创造合适的情境，成全这种和解，则是令人如释重负的。但是要把握火候，而且不能勉强；要弄清楚是否真的有和解可能和意愿。避免适得其反。这些都需要用心，人的复杂就是这样，充满偶然、变数，不确定因素太多。只有细致入微，用心呵护，才可能真的达成“安宁疗护”和“生命尊严”。

（本文获得“上海市高峰高原学科建设计划项目”资助。）

市场价值是健康风险管理的价值核心

袁利玉

（北京　100020）

摘　要：健康风险管理是一门新学科，是针对越来越高的非传染慢性病发病率、恶化率、死亡率和高额医疗费用所带来的个人、家庭、社会问题，应用保险风险管理理念于健康领域预防疾病、降低费用的创新理念。以人为本，综合运动、养生、疾病预防、营养、医学、保险学等综合方法和手段，结合新科技、新技术，在生命过程中以风险管理的理论指导疾病预防、治疗使个体保持健康、提高生命质量的新模式、新思路。一改过往疾病管理、健康管理的分段式健康干预方法，而从个体整个生命阶段为整个过程，以个体健康状况为出发点，运用多种综合手段，结合信息技术，为个体提供全面、系统的健康保障服务。这也是符合现代人日益提高的健康需要趋势，满足多种多样的、整体性的现代健康需求服务保障。市场化运作给健康风险管理提供了应用和检验平台，通过市场，健康风险管理理论将得到验证；通过市场，健康风险管理也将得到广泛推广。新的技术、方法、思路、模式的广泛应用，不仅能普惠人群更能促使社会更稳定、科技更发展，也能节约资源、提高资源利用率，更能促进对人类本身的研究深入和发展。

关键词：健康风险管理　市场价值　核心

健康风险管理发源于美国，兴起不过二三十年，是应对如今越来越高的非传染慢性病发病率、恶化率，为了解决越来越高的慢性病医疗费用支出等一系列问题，在医疗健康领域引入保险学风险管理理论，提前做好风险应对预案以避免或减轻预期健康和身体损失的新思路、新方法。并且这种思路也符合科学和医学对人体本身深入研究和认识的未来发展方向。健康风险管理的兴起是由人群寿命的普遍延长、对生命质量的要求提高以及慢性病威胁和医疗费用持续提升所带来的市场迫切需要，所以从市场角度看，健康风险管理将会形成一个行业，满足健康消费需求，提供健康保障。

健康风险管理从概念来分析不过两层：一是健康风险；二是风险管理。健康风险管理其实就是对影响健康的风险因素进行风险管理。为什么不是对健康风险进行管理？健康风险是影响健康的风险因素，共分为四大类：环境因素，心理、行为因素，生物、遗传因素，医疗服务因素。其中环境因素就分为自然环境因素和社会环境因素。就说自然因素，阳光、空气、水，生命必需的三个因素，不仅仅是生存要素，同时也会是风险因素，要进行管理首先要评估，[1] 对不同人群、不同地域、不同时间等的评估就是个高昂成本，更别说这几类风险因素对健康的影响是相互影响、相互依存的，应该说这个思路对目前的科技水平和管理手段来说是基本不现实的。风险管理在健康范畴是保险学概念，[2] 风险管理是在历史数据、经验进行总结归纳的基础上，对未来有可能发生的、有可能带来损失的事件，提前做预案，以期在面对风险事件时有避免事件、减少损失、经济补偿的可能。事实上，多数人在面临风险损失时，大都未能自我避险、减损。举个身边的例子来说。在学校的一个春天，有一位同学活蹦乱跳地去参加集体活动，很兴奋。过了两天再见时，他躺在床上不停咳嗽、满面潮红。据同学讲，因为淋了雨穿着湿衣服在室外待了半天感冒了，咳了两三天在同学催促下去医院就确诊是肺炎，因为发现得早，服药就好了，省去了住院治疗。如果他能及早做好预防，避雨、保暖、就医，可能结果不过仅仅是感冒而已。在中国古代医学典籍《黄帝内经》中就有这样的话："夫病已成而后药之，乱已成而后治之，譬如犹渴而穿井，斗而铸锥，不亦晚乎？"[3] 但要做到事前预案，并不难，要做到遇险而避、遇险自救却是难点。第一，我们很难做到全面预防，也不可能把大部分时间都用在这里面；第二，即使已有许多的预案，在恰当的时机采用恰当的预案也需要非比寻常的能力。所以大部分人总是需要一些简单、明了的预防措施，需要明确的针对目标。

说起健康总是与疾病相关联，无病即健康，这是朴素的健康观，能够祛除疾病也是向健康迈进的一个重要成果，但要排除疾病的影响也是难之又难。20 世纪 70 年代人类已命名的疾病种类就有一万多种。而且这个数量还在不断增加，医学未命名、未发现的疾病仍然具有客观存在性。生命对于每个人都是一个漫长而短暂的过程，追求长寿、健康远离疾病困扰是绝大多数人的愿望，要健康、长寿，先要远离疾病困扰。做最坏打算，往最好努力，也正是风险管理的主旨。孩童时期易患感冒，每次都是痛苦不堪，咽喉肿痛、高烧，严重到水、食不进。去医院就诊多是肌肉注射，形成了医院恐惧症，一进医院腿就抖。青少年时期抗生素流行，平时就备些待感冒好服用。工作后每到冬季感冒流行必患呼吸道感染，最严重一次连续三周点滴。后来因为睡眠呼吸暂停综合征做了扁桃体切除，也是怕了服药，换季注意添减衣物，感冒注意避免刺激性饮食、休息、保暖，后来的十几年再没感受当初的痛苦。虽然主刀医生告知手术以后会避免以前的感冒严重困扰，但是自己也是用了十几年的生活才确认，而且也从没有在哪里得到扁桃体切除手术可以避免呼吸道疾病的科学理论或证据，毕竟这不像那些疾病疫苗那么明确，而且这种方法还真是不好随意应用。

中国古代有许多的神话传说，也有秦皇求仙、明皇修仙的历史记载。如今我们都知道丹药中有重金属不可取，但古代圣贤所注重的许多养生方法、理论却历代流传。就像《黄帝内经》不仅是古代医学典籍，同时也是养生典籍；相传为华佗所创的“五禽戏”也因为能够祛病强身被世代流传。有一位朋友爱饮白酒，一呼而应，自称半斤无事，每周必饮一两次，每次都要尽兴。但这位朋友却又极重养生，每年夏天睡眠基本不吹空调、不开窗，发热基本靠物理降温和穴位按摩等诸多别人不用或不知的方法。每年体检这个饮酒且抽烟的朋友检查结果却都比我们绝大多数人要好。夏天去过他办公室几次，临近下班时间就见此君在腿上摸来按去，问之说是自己在排湿按摩；每和他聊天都见他摇头晃脑，问之说在做颈部保健操。我们都以为他卖弄，可据他亲近的朋友说此人常年如此，所以他身体状况比我们许多人要好。中国传统文化中有许多的养生方法，这些通过历史经验验证的方法却未能广泛推广和应用，究其原因不外乎两个主要原因：一、没有经过现代科学的研究、验证；二、这些方法需要常年坚持。这对现代科技和现代生活来说，比过去要容易得多。现代社会的发展让我们把目光更多地集中在以前没注意、没时间、没条件注意的方面，健康就是其一。

如今的人群越来越重视健康，有个很醒目的词汇“健康意识觉醒”近年也被众多提及。健康饮食，健康、疾病知识，附近公园自从增加了健步道，每天人来人往，拥挤时堪如闹市，大门两侧一到晚上两拨舞蹈群隔门相望还能互不影响。运动观念的普及不外乎是为了强身健体、预防疾病，一些慢性病如高血压、糖尿病等的预防措施都有适量运动、减轻体重等。健康意识、健康欲望、健康需要是近些年才涌现出来的吗？马斯洛需求层次理论中，[4] 健康保障需要是仅在满足第一层生理需要（呼吸、水、食物、睡眠、生理平衡等）之后。健康保障不只是医疗机构的服务、医疗保险，而应该是围绕个人身体的所有健康范畴的服务。根据马斯洛层次需求理论两个出发点：需要是每个人都有的，低层次需要满足了自然会向高层次需要发展；多种需要未获满足，迫切需要居首。第一点是普遍的人人有需要，需要是多种的、复杂的；第二点是个别的，迫切需要是个体主观选择的结果。人的各种需要并不会消失，随着社会、科技等的发展而有提高，毕竟人的欲望是无止境的。新中国成立几十年，我国人均寿命已有长足增长，2017 年人均寿命达到 70 多岁。[5] 现代人早已摆脱了活下来就行的目标，而更多的是考虑如何活得久、活得好，在物质文明逐渐丰富的过程中，对健康保障的需要也在不断提升。拿个简单例子来看：过去分娩基本在家自然分娩，现在不仅有专科妇产医院，孕期还有定期检查。这不仅仅是现代医疗卫生体系的大发展，更是健康消费需求提高的证明。菲利普·科特勒和凯文·莱恩·凯勒是这样定义需要、欲望和需求的：[6] 需要是人类基本要求的描述；欲望是需要的具体目标化；而需求是有支付能力的欲望。随着社会发展、生活水平提高特别是具备了支付能力后，“健康”不再是欲望而成了需求。有需求才会有供给，才会有交易。从公元前 357 年发生的，“扁鹊见蔡桓公”[7] 故事中，我们不难发现：没有交易的市场，扁鹊周游行医列国在蔡桓公的招待过程中就试图交易；没有足够准确的信息，蔡桓公对自己的健康状况都不了解，双方对对方的了解都不足够；没有双方的交易意愿，蔡桓公拒绝交易；没有平等、公平的环境，蔡桓公病情轻微时认为扁鹊是“医之好治不病以为功”，而病情严重时扁鹊不仅不医治更是“逃秦”说明扁鹊是有生命之险，最后结果是扁鹊落荒而逃，蔡桓公“遂死”。即使社会发展到了如今，作为消费需求的一方，要做到对自己的健康状况准确掌握也不是容易的事，而要保证医疗服务的质量和标准更是古今难题。

医患交易有一个思维上的误区：医患交易基于疾病或疾病威胁，交易的目的是消除疾病或疾病威胁。这里默认隐含了“人”这个交易的需求方，从本质上来说交易是因为疾病或疾病威胁对需求方的影响引起了交易的发生，而交易的结果应该是消除疾病或疾病威胁对需求方的影响，换个说法是医生的医疗服务使病人排除疾病的影响或恢复了健康。扁鹊路过虢国，使虢太子“起死回生”的故事里，[8] 扁鹊最后的回答“越人非能生死人也，此自当生者，越人能使之起耳”

也正说明了这一点。疾病治愈、疾病治疗是统计结果和方法研究，而实际应用或实际操作上，都是得以病人为个体和整体，没法分割开来，这一点在中国传统中医体现得更为明显。在健康风险管理中，也是以人基准点出发来考虑的，健康风险管理的落实和实际操作更是如此，只有每个人都做好了自身的健康风险管理，群体的降低发病率、恶化率、死亡率才能降低，医疗费用也能减少，从经济学角度看，也是提高资源利用率。

在市场中，需求方、供给方对需求和供给有各自不同的审视。事实上，需求总是大于供给，这取决于两点：一、需求先于供给；二、需求难以充分满足，人的欲望是无止境的。这也导致了需求、供给双方有不同的价值判断，对产品、服务需求方和供给方有各自不同的价值观，市场交易的发生不是简单的价值观之间画了等号，而是各自的价值观能够相互找到共同点，取得了一致性认同。在这个过程中，需要、欲望、需求是先决条件，毕竟供给是根据需求来的，如果没有需求，新产品、服务、科技、模式只会是存放在保险柜里的设计或专利等。健康风险管理从词汇分析来讲，包含的范围不应该只是某种或某几种风险、疾病风险，现代科技如基因检测等可以预测人的某些疾病风险高低，但并不能预测疾病时间、不能预测其他疾病就没有可能，再说也不是肯定疾病的发生，那不是风险而是事实。所以，健康风险管理应该是针对所有有健康保障需要、需求的人，而且即使患了某种疾病也不代表就不患其他疾病，从人体健康角度看，健康风险管理不只是病前防范，患病后的医疗服务也应属于健康风险管理的一部分。从需求看包括健康、养生、疾病知识的教育、咨询及服务，医疗服务、科技等服务还有健康保险，健康风险管理应该是一整个服务体系，那么在市场上，应该提供一系列的服务来满足需求，从个体需求角度看，这也是满足个体的多种需求。

另外，从需求看，健康风险管理是以人为基本的，是一个长期的过程，促使健康保障需要变化的是整体寿命的延长和对生命质量的要求提高。从风险管理角度看，预案、预防并不是前天、昨天做，明天就应用，从养生来看就比较清楚，养生方法需要长期坚持，最后才看出结果，这不像疫苗一旦应用长期受益，而是长期应用长期受益或一旦受益。所以，要满足需求就需要提供能够针对个体的长期的需求的产品和服务，这样才能真正实现风险管理的作用，真正实现生命质量的提高。

再有，市场中交易双方要遵循自愿、平等、公平和诚实信用原则。健康范围的市场交易中，需求方消费的是健康方面的服务，选择谁的服务、哪里的服务、什么时间服务是个人自由、主观选择，而供给方提供服务不过是帮助需求方实现对健康方面的需要。在保证交易给对方的服务或货币的质量和标准，不得强迫交易，不得欺诈，诚实守信等约束外，双方也有各自的权力和责任。其中特殊的有：需求方对自己的身体健康负责，而供给方对自己的健康服务而这个服务应该是针对个体身体状况的。通俗说，就像《国务院关于实施健康中国行动的意见》里说的“每个人是自己健康第一责任人”，[9] 而供给方提供的是针对“个人”的服务不是对疾病、疾病威胁的服务；在当今信息社会中，不能缺少的是信息和数据，市场交易的信息、数据，供需双方都应当有各自的权力和责任，双方都应提供必需的信息和数据，而对信息和数据各自的权力和责任都应该明确。

健康风险管理脱胎于每个人健康保障需要，是一个新的学科、新的行业，而在健康风险范畴引入风险管理的观念也将不止是在个人健康保障方面发挥作用。健康风险管理的市场化也可以在科学研究、提高资源利用率、环境保护、人类进化研究等方面发挥更多作用。健康风险管理以个体为出发点，挖掘“个体人”在健康保障方面的各种需要，提供完整的服务体系，包括但不限于教育、咨询、医疗服务、医疗保险等服务，结果也不只是让每个人保持健康、远离疾病、降低医疗费用那么简单，也不仅仅能让每个人、每个家庭生活更幸福，进而让社会更稳定。对需求的研究和满足将促使医疗、人类科学研究向更深层次发展，比如人类寿命和人体免疫系统等的研究、疾病的病因及防治、人体生理系统研究等。对健康风险管理信息和数据的统计分析也有助于判断周围环境因素如空气、水、装饰材料、服装、首饰等各类环境风险因素对健康的影响，并促使生产、生活等各环节更重视环境保护。健康风险管理长期数据分析结合气候、自然环境变化，也能在研究人类适应环境、进化方面提供科学研究支持。健康风险管理最直接的作用，就是在经济上，不管是减少发病率还是降低医疗费用，至少能让医疗服务、医药等消费更多提供给更需要的人，减少人类社会的自然资源使用，提高资源利用率是毋庸置疑的。健康风险管理的价值除了扩大市场规模，提高人群幸福度，促进社会稳定和发展，推动科学研究之外，还应该有更多，但这一切都依赖于健康风险管理成功的市场化，其市场价值才能得以体现。

参考文献

［1］魏迎宁，康典．寿险风险评估理论·实务·案例［M］．北京：中华工商联合出版社，2014.

[2] 乔治·E. 瑞达，迈克尔·J. 麦克纳马拉. 风险管理与保险原理 [M]. 8 版. 刘春江，译. 北京：中国人民大学出版社，2015.

[3] 春秋战国医家汇编，宋庆峰主编. 黄帝内经 [M]. 沈阳：辽海出版社，2016.

[4] 马斯洛. 人本哲学 [M]. 唐译，编译. 长春：吉林出版责任集团有限责任公司，2013.

[5] 世界卫生组织 WHO. 世界卫生统计报告 2017 World Health Statistics 2017 [R]. 2017. http://apps. who. int/iris/bitstream/handle/10665/272596/9789241565585 - eng. pdf?ua=1

[6] 菲利普·科特勒，凯文·莱恩·凯勒. 营销管理 [M]. 15 版. 何佳讯，于洪彦，牛永革，等译. 上海：格致出版社，上海人民出版社，2016.

[7] [清] 王先慎集解，姜俊俊校点. 韩非子 [M]. 上海：上海古籍出版社，2015.

[8] [西汉] 司马迁著，崔瑞泽编. 史记 [M]. 沈阳：辽海出版社，2016.

[9] 国务院. 国务院关于实施健康中国行动的意见 [R]. 2019. http://www. gov. cn/zhengce/content/2019-07/15/content_5409492. htm

5G 时代的健康风险评估，路在何方

程昌明[1]，张文英[2]，李香菊[2]，花　芳[2]，李萍萍[2]
贺　文[3]，李　雅[1]，李　莹[4]，赵文华[4]，王　瑛[4]，聂　鋆[5]

（1 华夏帮服科技有限公司　北京　100094；2 北京大学肿瘤医院暨北京市肿瘤防治研究所《癌症康复》编辑部，恶性肿瘤发病机制及转化研究教育部重点实验室　北京　100142；3 中山大学肿瘤防治中心《癌症》杂志编辑部　广州　510060；4 中国抗癌协会　天津　300382；5 北京大学肿瘤医院暨北京市肿瘤防治研究所胸部肿瘤内二科，恶性肿瘤发病机制及转化研究教育部重点实验室　北京　100142）

摘　要：健康是什么？从最初的“没有疾病”到今天世界卫生组织对健康的最新定义——一种在身体上、精神上的完满状态，以及良好的适应力，而不仅仅是没有疾病和衰弱的状态，可以看出，在当今时代，我们对于健康的要求已经不再满足于单纯的生理健康，而是拓展到心理、社会等更加广泛的领域。我们不再相信那些千人一面、老生常谈式的健康意见，而更加渴望作为一个独一无二的个体得到更加个性化的健康指导。我们也不再满足于被动接受社会医疗体系的管理，我们更乐于作为健康管理的亲历者主动参与自身管理健康的整个过程。

作为促进和保持健康的一种重要手段，健康风险评估（health risk appraisal，HRA）自 20 世纪 40 年代由罗宾斯（Lewis C. Robbins）医生首次提出以来，经过约 80 年的发展已经逐步发展为涉及流行病学、卫生统计学、行为医学、临床医学、心理学等多种学科的交叉学科，成为健康管理的关键技术。健康风险评估在肿瘤等恶性疾病早期筛查及糖尿病、高血压等慢性病管理方面发挥着重要作用，通过对健康风险的分层管理（risk stratification），提供了个体化（personalized）的健康指导，实现了对疾病的早期预警，从根本上降低了疾病发生率，同时也极大减轻了整个社会的医疗负担，促进整个国家健康产业的发展。

随着 HRA 的不断发展，个体在自我健康管理中的角色越来越主动，同时也能够更好地实践自身健康管理，推动了从以医疗机构为主体到以个人为主体的管理健康角色转变。同时，社区和全科医学在 HRA 的过程中也同样扮演了举足轻重的角色，未来社区医学服务中心会陪伴个体从出生到去世的每一个阶段，同时社区也会逐步成为个体与医院之间沟通的纽带。

在这个万物互联、数据快速传输的 5G 时代，我们已经深刻感受到了物联网、大数据和人工智能给我们生活带来的冲击，也促发了新一轮的健康革命。手机以及手环等智能穿戴设备每天都在产生海量的数据，可安装在智能手机中的心电图、超声等应用软件正在不断颠覆我们的医疗模式。随着人工智能技术的快速普及，无须接受专业医疗知识培训，我们就可以及时获得对个体海量健康数据的分析结果，我们真正进入了健康管理的精准医疗时代。

健康并非是与生俱来、一成不变的，在这个智能时代，我们每个人必须快速了解和接受未来医疗带来的健康革命，从被动接受健康管理到主动参与管理健康过程，精准管控自身健康风险，才能实现从个体到公众再到社会的多维度健康，从而达到健康未来的美好愿景。

关键词：健康　健康风险　健康管理　5G 时代　大数据　个体化医疗

1　健康及健康风险的概念

健康（health）作为人类永恒的话题，正如马克思所说："健康是人的第一权利，一切人类生存的第一个前提，也是一切历史的第一个前提。"从个人层面来说，健康状况直接影响个体的生命长短以及生活质量；而就国家和社会层面而言，个体的健康状况或国民的健康状况也直接影响国家的发展和民族的繁荣。因此，随着社会和经济的不断发展，健康的概念在不断演变，与此同时无论是个体民众，还是国家社会，对健康的重视度也越来越高。2013 年国务院印发了《关于促进健康服务业发展的若干意见》，2016 年中共中央、国务院印发了《"健康中国 2030"规划纲要》，这些文件从宏观政策角度有力支持了促进和改善人民健康、加强健康管理的进程，也标志着我国的健康管理开启了一段新征程。

1.1　健康概念的演变

健康是一个具有强烈时代感的综合概念，随着现代社会经济和各个学科的快速发展而逐步深化。远古时期生产力水平极其低下，人们认为无病就是健康。后来生产力水平逐渐提高，健康的概念也随之进步，演变为生物学上的适应，即指没有疾病和伤残等，建立了以生物机体和机体的生物性为研究重点的生物医学模式，这是一种机械唯物论的健康观。再后来随着医学模式由单纯的“生物医学”向“生物—心理—社会医学”演变，健康的维度也在不断拓宽，进入20世纪中期以后，健康由过去单一的生理健康（一维）逐步发展到生理、心理健康（二维），又进一步发展到生理、心理健康和社会适应良好（三维），再到现在的身体健康、心理健康、社会适应健康和道德健康（四维）。其中三维概念是由世界卫生组织（WHO）于1948年提出的，即“健康不仅是没有疾病或不虚弱，而是身体的、心理的和社会的完美状态”。到1989年，WHO进一步定义了全新的四维健康概念，即“一个人在身体健康、心理健康、社会适应健康和道德健康四个方面皆健全”。

1.2 健康的不同维度

WHO四维健康新概念是伴随着全球21世纪医学快速发展的需求应运而生的，也是生物医学模式向生物—心理—社会新模式改革发展所必需的，使得医学从单纯的疾病治疗转变为预防、保健、养生、治疗、康复等相结合，药物治疗与非药物、无药物治疗相结合，并同时全面考虑与环境自然和谐发展，与科学和社会协调协同可持续系统化地发展，这也与我国传统医学的概念，如2000多年前的《黄帝内经·素问·四气调神大论》中“圣人不治已病治未病”相一致。四维健康概念不仅同时考虑了人的体能和精神方面，还纳入了社会适应性和道德健康。其实这四者互相依赖，社会适应性归根结底取决于身体和心理的素质状况，而道德健康则取决于自身教育情况和社会风气的影响等，而道德修养的要求则更高一些，即健康者不以损害他人的利益来满足自己的需要，具有辨别真与伪、善与恶、美与丑、荣与辱等是非观念，能按社会行为的规范准则来约束自己及支配自己的思想行为。

1.3 健康风险的概念

因为健康不仅仅是指没有疾病或身体不虚弱的状态，而是包含身体、心理、社会适应能力和道德的全面的状态，而在现今社会健康受到包括环境、生活习惯、卫生医疗条件、遗传因素、教育程度和道德修养水平等各种因素的影响，因此需要全方位地关注健康。

随着快速的城镇化、加剧的人口老龄化以及科技的飞速发展，人们的生活方式大都静坐少动、热量摄入过多，这些不健康的生活方式和行为方式导致人们健康风险急剧增大，近些年来非传染慢性疾病如高血压、糖尿病和癌症的患病率井喷式发展，这些疾病患病率的提高和健康风险的增大给社会和国家带来了沉重的医疗负担。

随着健康和健身知识的科普力度加强，人们对健康的认知越来越深入，对健康风险的认知需求也越来越高，健康需求也开始转变，由传统、单一的医疗治疗型向疾病预防型、保健型和健康促进型转变，因此深入了解健康风险，协助人们降低健康风险，是利国利民的健康工程。

2 健康风险评估

健康风险评估（HRA），其概念是用于描述和估计某一个体未来发生某种特定疾病或因为某种特定疾病导致死亡的可能性的一种方法或工具。[1] 这种分析过程的主要目的在于评估特定事件发生的可能性，但不做出明确诊断。

HRA 主要是为了帮助个体综合认识健康风险，包括健康危险因素多元化和多种危险因素无病症，从而鼓励和帮助人们修正不健康的行为，以便制定个体化的健康干预措施，评价干预措施的有效性，最终实现有效管理人群健康。

2.1 国内外健康风险评估的现状

HRA 的概念最早由美国罗宾斯医生于 20 世纪 40 年代提出，最开始成为预测医学（prospective medicine），这是 HRA 概念的雏形。在后续的 10 年时间内，美国疾病控制中心和加拿大卫生与福利部组织医学专家、流行病学专家、医学统计学专家开始制定 HRA 所需的各种表格，研究各种不同危险因素和相关疾病之间的关系，并评估个体不同程度的危险因素对于主要疾病死亡率的影响。[2] 20 世纪 70 年代，美国和加拿大总结了 10 年来 HRA 的成果，研发了第一代美国成年人 HRA 软件。到 20 世纪 80 年代，美国推出了用于个人电脑的第二代 HRA 软件，对第一代软件进行了修改和升级，与此同时，HRA 在发达国家得到了广泛的研究和推广，出现了一批以 HRA 为基础，开展健康管理、促进健康活动的公司和研究机构，健康管理也开始蓬勃发展。

而我国的 HRA 以及健康管理起步比较晚，健康管理理念与发达国家差距很大。直到近些年，随着社会发展和人们生活方式的转变，与环境、生活习惯和饮食密切相关的癌症、心脏病、心脑血管病等慢性疾病暴发，成为危害人群健康的“头号杀手”，慢性病导致的死亡已经占到总死亡人数的 85%，伴随的疾病负担也达到了总疾病负担的 70%左右。这一切促使了 HRA 和健康管理的加速起航，国家期望采用全民 HRA 和健康管理提高人民的健康水平，遏制医疗经费的过快增长。目前我国的健康管理机构数量在不断增加，但大多数仅以体检为主，一般不进行系统的 HRA，这也造成了医疗经费的浪费。因此研发适用于国人的 HRA 的方法和系统也是当前亟须完成的任务。

2.2 疾病的风险分层及管理

HRA 主要是针对个人，以问卷方式搜集个人生活方式及健康危险因素信息，完成风险评估分析。由于给予某一种或几种特定原因造成的死亡或患病风险定量的预测或评价，通过提供健康教育和（或）健康咨询服务，能够帮助个人改变一个或多个健康危险因素，进而降低患病或死亡的危险。

HRA 对人群进行风险评估分类，将人群分为健康、低风险、高风险、患病、治疗疾病和控制并发症等多种类别。对于健康人群主要是进行健康促进以及维持，而对低风险和高风险的人群则以预防为主，避免或者降低他们罹患疾病的概率；对于已经患病的人群则再次进行疾病风险评估，对于急性疾病进行治疗，而对于慢性疾病则进行合理的疾病管理，这也是应对现代社会高发慢性疾病的基本策略。

2.3 健康风险评估的策略

HRA 按照应用领域分包括临床评估（体检、门诊、入院、治疗）、健康过程及结果评估（健康状况评估、患病危险性评估、并发症、预后）、生活方式及健康行为评估（膳食、运动等生活评估）以及公共卫生监测与人群健康评估（从人群角度进行环境、食品安全、职业卫生等方面的健康评估）。

按照功能分则可以分为一般健康状况评估、疾病风险评估、疾病风险评估与健康管理策略。其中一般健康状况评估主要是通过调查问卷、危险度计算和评估报告 3 个基本模块进行的，当然其本身也有一些局限性，如无法获得完整病史，不能代替医学检查，也不能诊断疾病。而疾病风险评估则主要是通过从某种疾病入手筛查出患有指定疾病的个体，引入需求管理或疾病管理，评估特定干预措施所达到的健康结果。其运用严谨的统计学方法和手段进行评估，注重客观临床（如生化试验、影像学检查等）指标与未来特定疾病发生和危险性流行病之间的关联，主要适用于医院或体检中心等。

疾病风险评估通过选择要预测的疾病（病种），不断发现并确定与该疾病发生有关的危险因素，应用适当的预测方法建立疾病风险预测模型，验证评价模型的正确性和准确性。随着现代医学的快速发展，疾病的诊疗手段也在不断地进步，以肿瘤为例，其诊断过程经历了从宏观到微观的发展历程，即器官、组织、细胞和分子的过程。虽然目前大多数肿瘤的确诊还要依赖组织活检，但是随着分子诊断的快速发展，液体活检在各种疾病领域内都快速发展，相信液体活检取代组织活检的那一天指日可待。与传统的组织活检相比，液体活检创伤小、耗时少、容易取材，而且可以反复取材。目前肿瘤领域内主要的液体活检方式包括肿瘤血清标志物、循环肿瘤细胞（CTCs）、循环肿瘤 DNA（ctDNA）以及外周血转录组 mRNA 等技术。

相比其他几种技术，外周血转录组 mRNA 技术在健康和疾病状态检测、肿瘤的超早期筛查、治疗效果的评估以及复发监测方面更有优势。[3] 因为血液不间断地循环流动和与周围组织细胞持续地相互作用，可以接收、传输和响应众多的生物信号，并动态参与了几乎所有细胞、组织和器官的调控、监测、代谢以及免疫功能的维持等，因此血液所有这些行为或功能，都可以诠释为维系机体的动态平衡，保证机体的正常功能。研究者经过近 20 年的研究证实循环血液细胞可以作为“侦察兵”监测并应对体内的微环境改变。血液细胞也受感应产生相对应的变化，通过对其基因表达的转录子（Transcripts）的定量检测，可以识别和验证与疾病或机体状况紧密相关联的 mRNA 转录子。不同组织、不同部位的异常变化都反映在同一流动中的血液系统中，因而这种监测、检测血液细胞转录子的方法有很大的潜力，能够通过一个单一的血液样本，同时监测机体内不同组织、器官以及不同部位的多种疾病或健康状态的异常。可以在对外周血中的基因表达的探索与研究的基础上，检测和诊断人体所罹患的疾病，如检测癌症不依赖于病灶所在组织或细胞，也不需要知道病灶确切的位置，为基因转录组学的应用开启了广阔的天地。目前该技术在包括肺癌、肝癌、乳腺癌、结肠癌、宫颈癌、鼻咽癌、前列腺癌等多种癌症的治疗中已经获得了良好的应用，同时在非肿瘤疾病包括精神病、神经性疾病、骨性关节炎、心血管疾病和胃肠道疾病等完全不同性质、不同类别的病种的治疗中也得到了广泛的应用。

3 健康风险评估中的角色转变

随着慢性病的发病率越来越高和人群平均寿命的不断延长，民众对健康的需求也越来越高，同时对 HRA 的认识也不断深入，普通大众对自己的身体和生活状况也越来越关注，医患关系正在逐步改变，医院和个人的角色也在转变，未来的医疗将逐步从以医院、医生为主体向以患者个体为主体转变，患者个体开始更多地参与到整个 HRA 和健康管理的过程中。[4]

3.1 个体：我的健康我代言

传统的医疗模式是“家长式医疗模式”，即疾病的诊断、治疗、管理预后等所有的选择是以医生为主，因为医生是最专业也对相应疾病更了解的人，甚至在病情的告知上也是如此，就如现在国内很多癌症患者还是会被隐瞒病情，不能充分自主选择，当然这不仅仅与医生有关，也有我们的整个医疗文化以及家属选择有关。

而如今，随着个体对健康的认识越来越深入，同时智能穿戴设备逐渐普及，个体对自身健康数据的掌握越来越多，他们开始成为自身健康管理的“积极参与者”。要让患者成为医疗过程中的中心，因为他们对自己的健康更为熟悉，更加擅长发现自身的健康风险或者疾病变化。在未来，医疗健康领域内我们要充分利用个体自身的优势，争取早日实现真正的医疗民主。

3.2 社区：终身陪伴

在 HRA 和健康管理发展的过程中，社区是不可忽视的一个环节。近些年来随着全科医学的快速发展，社区的作用也越来越重要。[5] 依据 WHO 的说法，人群中只有 10%左右的患者需要专科医生诊治，而 80%－90%甚至更多的基本健康问题可以交给训练有素的全科医生和社区卫生服务工作人员来解决。而且社区参与一个人的出生、成长、生育、疾病、终老的所有过程，提供预防、治疗、家庭康复、医疗保健和健康教育的全方位支持，更符合现代社会民众的健康需求。

近几年随着我国经济的快速发展和老龄化的加剧，慢性疾病和老年退行性疾病发病率不断攀升，而我国人口众多医疗资源相对不足，且分布不均，慢性病威胁和医疗负担加重促使我们将社区引入 HRA 和健康管理的范畴内，社区健康管理已经成为这其中不可或缺的一部分，发展社区健康管理是社区群众越来越迫切的需要。

社区健康管理通过调动个体和群体及整个社会的积极性，有效地利用有限的资源来达到最大化的健康效果，是对社区中个体或群体的健康进行全面监测、分析和评估，提供健康咨询和指导以及对健康危险因素进行干预的全过程。实施社区健康管理能够将被动的疾病治疗变为主动的健康管理，实现疾病从治疗到预防的质的转变。[6]

3.3 医院：上医治未病

现代社会慢性疾病已成为威胁人类的头号“杀手”，而且像糖尿病、心脑血管疾病、肿瘤等疾病的发病率越来越高，各级医院的医疗负担也越来越重，可即便如此，还是无法满足整个社会的医疗需求，究其原因主要是因为我们太过于重视二级预防和三级预防，即医院主要以临床治疗为目标，而忽略了一级预防的作用。

慢性疾病的预防主要有三级预防措施。包括一级预防，即病因预防，也就是我们传统医学中的“上医治未病”，在疾病尚未发生时针对致病因素或危险因素采取措施，也是预防疾病和消灭疾病的根本措施。二级预防亦称“三早”预防，三早即早发现、早诊断、早治疗，是防止或减缓疾病发展而采取的措施。三级预防亦称临床预防，主要是防止伤残和促进功能恢复，提高生存质量，延长寿命，降低病死率，主要是对症治疗和康复治疗措施。

未来的医院除了关注二级和三级预防外，通过健康教育促使人们获得健康的行为和生活方式，避免影响健康的危险因素，协助个体和社区实现 HRA 和健康管理，尽量减低慢性疾病的发病率，从而促进整个社会的健康。[7]

4 智能时代的健康风险管理

处在第四次科学技术革命浪口的我们，面临的是智能的时代，也是大数据的时代，而智能时代为我们的 HRA 和健康管理带来了机遇和挑战。医疗数据信息系统、医疗物联网和以人工智能为基础的多维组学和大数据预测正在将我们带入一个新的医疗时代，精准医疗和个体化医疗的时代。

4.1 个人医疗数据：移动设备/智能穿戴

今天的我们，处在 5G 时代来临的风口，同时也身处大数据的时代，数据将带来医疗革命，造就个体化医疗的时代。未来的我们，随着智能设备的普及以及医疗模式的转变，我们每个人将拥有自己的医疗数据信息系统。[8] 如嵌合在手机中的便携心电图、超声设备，贴在角膜上的眼压计，戴在手腕上的血压计等，这些设备可以让我们随时随地获取自身数据，而不用去医院或者通过医生检查。此外近些年组学的发展，也使得我们每个人的医疗数据信息系统更为复杂和精准。

未来我们的医疗数据信息系统可能包括表型组（身高、体重、眼睛和肤色等）、生理组（血压、心率、呼吸等）、解剖组（解剖信息）、基因组（DNA）、蛋白组（蛋白）、转录组（mRNA）、代谢组（人体的代谢产物）、微生物组（寄居在人体内的微生物）、表观基因组（基因组修饰对遗传的影响）以及暴露/环境组（个体暴露过的所有环境），而这所有的组学则是对人体的一个全景描述，可以提供与 HRA 和健康管理相关的所有资料。[9]

4.2　医疗物联网：远程医疗

2005 年《ITU 互联网报告 2005：物联网》提出了物联网（Internet of things）的概念，即基于射频识别（RFID）、传感器、小型化等技术将所有物体从感官和智能上相连接。而医疗物联网（Internet of medical things，IoMT）是物联网技术在医疗领域的应用，其最早应用是在欧洲，其最初是基于使用带有传感器功能的手机采集病人状态、医疗参数和药品配送信息的功能，建立起更加完善、便捷的疾病监控和预测系统。随着技术的进步，IoMT 可以更进一步测量和监视人体生命体征，记录人们的健康情况，从而在 HRA 和健康管理中广泛应用。

随着人工智能和 IoMT 的快速发展，移动医疗和可穿戴设备等也促进了远程医疗的快速发展，成为近些年迅速兴起的医疗健康产业，移动医疗用户规模和远程医疗市场规模不断扩大。

最近 5G 远程医疗的消息甚嚣尘上，如全国首例基于 5G 的远程帕金森病“脑起搏器”植入手术和 5G 心脏介入手术等，5G 技术的发展也为远程医疗奠定技术支持，从长远来看，5G 远程医疗可能大有可为，未来 5G 将带来全新的医疗服务，三甲医院高水平的专家可以通过远程手术，直接对偏远地区的患者进行治疗，这可以减轻由于医疗资源分布不均衡所造成的医疗负担，为未来医疗事业的发展塑造了美好的愿景。[10]

4.3　以人工智能为基础的多维组学和大数据预测：精准医疗/个体化医疗

目前我国健康医疗行业核心痛点是医疗服务能力无法满足由于老龄化、疾病谱变化等所导致的日益增长的服务需求，同时医疗资源严重不足和分布不均也制约各种新技术的发展。而人工智能的应用则能使问题迎刃而解，人工智能在 HRA 中的应用可以有效提高整体健康水平，减少大病/大规模疾病暴发的概率，也可以缓解医务人员如全科医生、护士缺乏的问题。人工智能的应用总体可以分为风险预测和实际干预两个部分：风险预测即 HRA，包括对个人健康风险的预测和对公共卫生事件的预警；干预则主要指开展个性化、全程化的健康管理服务。再细化一下，人工智能设计了 HRA 和健康管理、疾病预测、辅助诊断、辅助决策、辅助治疗、康复机器人、虚拟助手、药物挖掘、临床试验等与医疗健康相关的各个环节。[11]

随着人工智能、机器学习等在医疗领域内的快速席卷，以及高通量测序技术和多维组学的快速发展，精准医疗/个体化医疗的时代已经到来，并将成为未来医疗服务的新型模式。关于精准医疗的概念，这是一种新医学模式，能够推动定制医疗实现，即为患者提供个性化的临床决策、服务和药物，在这种模式中，借助的工具包括分子诊断、图像和数据分析软件等，用于选择最佳的治疗方案。作为下一代诊疗技术，精准医疗对生物医药行业来说具有极其重要的意义。精准医疗真正实现了“因人而异”，结合现代信息技术与传统的医学方法，对人群进行细分，科学地解读与人体健康风险和疾病本质密切相关的生物医学大数据，从而实现“在正确的时间，为正确的人，使用正确的药物”，也真正实现了以患者需求为中心的医疗模式。

5 被动到主动：从健康管理到管理健康的演进

通过 HRA 和健康管理我们要实现以不同健康状况人群的健康需求为导向，在对个人或群体进行健康状况分析和评估、健康危险因素检测和预测的基础上，向个体提供专业的健康咨询和指导、健康危险因素干预、健康教育促进以及治疗康复等与健康相关的所有知识。

虽然 HRA 和健康管理在国内的起步较晚，但是发展速度却比较快，且借助 5G 时代人工智能、大数据、医疗物联网和精准医疗的快速发展，相信未来的 HRA 和健康管理肯定会有新的天地。未来我们会有责任清晰、分工明确的健康管理机构，有足够的提供 HRA 和健康管理服务的专业人员，有健全的各种协作、激励机制，从而促进 HRA 和健康管理服务的蓬勃发展。HRA 和健康管理将陪伴每个个体从出生到死亡的全过程，提供专业的健康指导、咨询、健康风险因素监测等，个体将拥有促进和维护自身健康的能力，全民参与共建健康社会的目标将会得以实现。

参考文献

[1] Goetz A A, Duff J F, Bernstein J E. Health risk appraisal: the estimation of risk [J]. Public Health Reports, 1980, 95 (2): 119-126.

[2] Hill L, Faine N. Preventive medicine and public health: using health risk appraisal in

clinical practice [J]. Western Journal of Medicine，1992，156（5）：535-541.

[3] Mohr S，Liew C. The peripheral-blood transcriptome：new insights into disease and risk assessment [J]. Trends In Molecular Medicine，2007，13（10）：422-432.

[4] Johnson B，Slovic P. Presenting uncertainty in health risk assessment：initial studies of its effects on risk perception and trust [J]. Risk Analysis，2010，15（4）：485-494.

[5] 范美玉. 基于大数据的精准医疗服务模式研究 [D]. 武汉：华中科技大学，2016.

[6] 李运明. 国人健康风险模型及风险评估方法研究 [D]. 西安：第四军医大学，2011.

[7] Kisling L，Das J. Prevention Strategies [M]. London：Stat Pearls Publish，2019.

[8] Hamet P，Tremblay J. Artificial intelligence in medicine [J]. Metabolism，2017，69：s36-s40.

[9] Angione C. Human systems biology and metabolic modelling：a review-from disease metabolism to precision medicine [J]. Biomed Research International，2019，19：1-16.

[10] 程琳琳. 5G远程医疗是作秀还是确有所为？[J]. 通信世界，2019，10：1-1.

[11] 埃里克·托普. 未来医疗——智能时代的个体医疗革命 [M]. 郑杰，译. 杭州：浙江人民出版社，2015.

初探企业员工健康管理的方法

孙俊红

（北京达世康咨询有限责任公司　北京　100101）

摘　要： 2019 年 7 月，健康中国行动推进委员会制定《健康中国行动（2019—2030 年）》，积极应对当前突出的健康问题，采取有效干预措施，努力使群众不生病、少生病，提高生活质量，延长健康寿命。这是以较低成本取得较高健康绩效的有效策略，是落实健康中国战略的重要举措。企业中最重要的资源即是人力，而人力健康是人力资源管理中最重要的部分。企业对员工的健康管理可以有效提高企业的人力资本质量。本文通过对企业健康管理现状及需求的分析和探索，探讨在企业中如何切实有效地应用健康管理，实现企业与员工的共同健康发展，为健康中国建设担当企业社会责任。

关键词： 企业员工　健康现状　健康管理

1　企业员工目前的健康现状

新中国成立后特别是改革开放以来，随着工业化、城镇化、人口老龄化进程加快，中国居民生产生活方式和疾病谱不断发生变化。心脑血管疾病、癌症、慢性呼吸系统疾病、糖尿病等慢性非传染性疾病导致的死亡人数占总死亡人数的 88%，导致的疾病负担占疾病总负担的 70%以上。

目前，在节奏快、压力大和中国居民生产生活方式的整体背景下，我国企业员工的健康问题不容忽视。我们通过自拟问卷调查表的形式，对 691 名来自不同企业的员工做过抽样调查。调查表内容包括个人基本信息、个人健康状况、健康素养调查三部分。该人群年龄阶段主要集中在20－49岁，性别比例基本持平，服务单位大部分在国有企业、合资和外资企业，行业分布以采矿业/制造业/批发零售业、文化/卫生/教育/娱乐/服务业居多。该人群对生活大部分满意的人占比50%，但在过去一个月，精神上常感到紧张、焦虑或沮丧的人也超过50%，说明这群人的生活及工作压力相对较大，20%的人曾经因为请病假等健康因素影响到工作。该人群健康素养部分，超过50%的人非常注重健康，有自己是自身健康的第一责任人理念，超过50%的人对健康素养的基础知识有一定程度的了解，对略微专业实用的知识了解较少，很想多途径学习。该人群目前对健康知识的了解大部分是通过电视、报纸和网络媒体，希望通过多种途径根据自身需求向更多专业医疗名家学习，能够通过多种现场活动和体验更多地了解和学习简单易操作的提升自身健康的方法，以助自身保健。

还有另外一组数据，也颇有参考价值。某金融企业2017年度对员工172人进行了员工团体体检，主要年龄集中在39岁以下，占所有员工比例的86.6%。对体检的各项数据进行统计分析后，反映的健康状况具体如下。与生活方式有关的异常情况：超重及肥胖36%，血压7%，血糖6.4%，血脂47.7%，尿酸16.3%；超声检出的异常情况：肾结石0.6%，胆囊结石1.2%，颈动脉异常1.7%，肝血管瘤2.3%，肾囊肿2.3%，肝囊肿2.3%，胆囊息肉4.7%，甲状腺异常25.0%，脂肪肝37.8%（没有乳腺超声的数据）；女性特有的异常情况：TCT中重度炎症23.3%，慢性宫颈炎20%，高危型HPV阳性13.3%，子宫肌瘤11.3%，附件囊肿8.8%，TCT鳞状上皮内病变5.0%，卵巢子宫内膜异位症2.5%，阴道炎1.7%；男性特有的异常情况：前列腺增生10.8%；肿瘤标志物异常情况：CA724偏高2人，CA242偏高3人；幽门螺杆菌感染情况：C14呼气试验31.3%；骨密度异常情况：骨质流失45.5%；发现的重大疾病线索：放射科异常结论2人，妇科结论异常2人，甲状腺超声结论异常1人。

另有上海市样本企业员工健康现状调查研究发现，只有60%的员工对自身的健康状况较为满意。而患有慢性病的员工占28%。28.3%的员工承认存在一定程度的心理焦虑。以上数据提示，员工的健康问题不容忽视。

据关于油田企业员工健康状况调查的文献研究提示，油田员工慢性病的患病率较高，员工因为健康引起的损失较重。企业应构建专业健康机构、企业、家庭和个人的全方位健康管理网络，降低疾病对员工个人、家庭及企业的危害。

以上数据及研究表明，企业员工的健康问题已经成为一个突出的问题，特别是企业优秀的中高层管理人员，这将严重影响企业人力的可持续发展，保护员工的健康，对员工进行健康管理已刻不容缓。只有这样，才能更好地让其为企业服务，并为企业创造更多的价值。

2　企业健康管理是提升企业核心竞争力的有力举措

健康管理是指对个体或群体的健康进行全面监测、分析、评估，提供健康咨询和指导，以及对健康危险因素进行干预的全过程。健康管理的宗旨是调动个体和群体及整个社会的积极性，有效地利用有限的资源来达到最大的健康效果。

做好员工健康管理是落实企业“以人为本”理念的重要体现，是推动企业持续发展的必要举措。企业通过对人力特别是中高层管理人员及公司重点员工进行健康管理，提高企业的人力健康状况及资本质量，可以一定程度提升企业的核心竞争力，最终促进企业的长远发展。

当前，很多的国内企业开始认识到员工健康对于企业的重要性，疾病预防及健康教育获得了企业领导层的关注和认可。很多企业将员工定期体检作为促进员工健康的重要方式之一。部分企业不定期举办不同主题的健康知识讲座，同时引进了企业医务室，解决员工的日常小病问诊寻药问题。随着健康管理服务理念的不断深入，企业针对自身的特点和需求，开展更多方式的健康风险识别及评估，针对风险因素开展健康干预和促进。目前，大型企业应用比较多的员工健康服务项目如下：

（1）健康体检。很多企业积极为员工准备了一年一期的健康体检。健康体检只是健康管理的手段，健康促进才是目的，希望企业通过更多的员工健康评估手段，提高员工自身的健康意识，加强健康管理，为员工的工作及生活保驾护航。

（2）工会不定期组织的健康知识讲座。一般企业的健康知识讲座都由工会牵头组织，在妇女节、儿童节或员工体检后开展不同主题的健康知识讲座。讲座的出勤率也是工会组织者最为头疼的事情，平常员工会有健康讲座的诉求，但是真到讲座现场，却又会因为种种工作原因，出勤率非常低。如何能够让更多的员工参与进来也是企业现有的困扰所在。

（3）企业医务室。为员工提供健康和疾病咨询，发放常用 OTC 药物。

（4）员工健康食堂。部分企业从员工饮食上进行合理化管理，从食材选择到制作都很用心，包括对食材的营养素及能量等成分进行标注，员工进餐时更易于选择合理搭配的营养餐食。

3 企业健康管理方法探讨

根据国外企业健康管理实践经验，健康管理在企业的应用主要体现在人力健康状况改善、医疗费用控制、人力资源分析等3个方面。企业的目的就是通过对员工进行健康管理，一定程度提高员工生产力，提升企业生产效率和经济效益以及竞争力。因此，除了健康效益，工作绩效等人力资本效益，都是企业实施健康管理关注的方向。美国健康与生产效率管理学会对此进行了精辟的论述：健康与生产效率管理整合与员工健康有关、从而影响其工作绩效的所有数据和服务，它不仅测量健康干预措施对员工健康的影响，还测量干预措施对企业生产效率的影响。

习近平总书记在全国卫生与健康大会上提出“要把人民健康放在优先发展的战略地位”。企业要完善员工健康管理措施，为员工提供全方位全周期健康服务。员工健康是企业投资的一部分，不健康的员工无法在工作上发挥最佳表现；通过健康管理改善员工健康状况，减少生产力下降带来的巨大成本，于员工于企业都是双赢之举。

企业人群是健康管理的一类重要目标人群。客观来说，中国部分企业主没有足够能力为员工提供健康管理服务。探究合理的服务及付费模式也是企业主最关心的。

对员工健康管理服务购买意向的研究显示，员工对专业的健康管理有明确的购买意向，接近5%的员工愿意每月承担100元以内的费用，有16%的员工对健康重视程度较高，愿意承担500元以上的费用。这些说明企业健康管理符合企业的人力资本需求和员工对自身健康管理的期待。企业和员工共同支付费用的形式也有待拓展。

3.1 健康管理的前提：风险识别

健康管理的实质是识别和干预健康危险因素，其中包括不健康的生活方式、自然和社会环境因素等。如何更好地识别员工健康危险因素？推荐如下几种方式：

（1）健康体检。根据企业工作特点，制定不同项目的员工体检方案是健康体检的关键所在。体检检查哪些项目，不同年龄、不同工种，同时考虑到性别及既往健康问题，每年有不同项目的体检方案特别重要。这其中，根据企业体检预算的规划，可以包括必选项及可选项，必选项由公司统一付费，可选项根据情况可以由员工企业共同承担或员工自行承担，确保体检的项目是符合员工个人健康需求的，有个性化特点。

（2）健康生活方式风险评估。专业健康管理公司有成体系和有科学依据的健康生活方式风险评估问卷，配合体检，每年让员工参与问卷调查，对生活方式的改善进行评估及干预。

（3）健康测评。针对企业员工工作特点及存在的健康问题，对更细化的专业性健康问题，采取专业健康测评问卷及量表再次进行评估，为制定干预方案提供依据。

风险识别是健康管理的前提。通过以上几种方式，有效利用一切健康筛查的机会，可以找出影响健康的危险因素，对员工健康状况进行专业化评估，了解员工的健康。

3.2 健康管理的重点：风险干预

风险评估是健康管理的基础，通过风险评估，可以对员工健康状况进行低危、中危、高危、疾病状态分组。风险干预是健康管理的重点，加强员工个人在改善自己健康方面的责任，可以促进个人积极参与健康维护及疾病预防的过程。低中危员工主要从生活方式管理进行干预，改变不健康的生活习惯，培养健康习惯，减少健康危险因素，通过健康教育及健康维护，使其保持低危状态。高危员工要积极干预，根据高危因素进行专业化管理，培养健康的生活习惯及状态，减少疾病发生，同时促其向低中危转变。针对疾病状态的员工，要同步进行生活方式管理及疾病管理，减轻疾病对员工的生活质量及工作的影响程度。增加健康干预的有效性，增强员工个人对自身健康改善的积极参与性，控制影响健康的危险因素。

（1）普及健康知识。把提升健康素养作为增进员工健康的前提，让健康知识、行为和技能成为企业员工普遍具备的素质和能力，实现健康素养人人有。把提升健康素养与员工绩效考核或考勤联系在一起，一定程度奖励参与健康讲座等活动的员工群体，使企业工作环境健康化。

（2）参与健康行动。倡导每个人是自己健康第一责任人的理念，激发员工热爱健康、追求健康的热情，养成符合自身特点的健康生活方式，实现健康生活少生病。企业鼓励员工参加健康活动，作为日常绩效考核之一。

（3）提供健康服务。衔接专业第三方机构，为员工提供预防、治疗、康复、健康促进一体化服务，提升健康服务的有效性，实现早诊早治早康复。

（4）提升企业生产力。鼓励和引导企业员工行动起来，对主要健康问题及影响因素进行有效干预，持续提高员工的健康工作年龄，提升企业核心竞争力。优质的员工健康管理服务同时也可以作为吸引优秀人才加入企业的一种方式。

3.3 第三方专业健康管理机构、健康保险机构的参与：实现健康管理专业化及可持续化

企业可以联合第三方专业健康管理机构，进行健康数据跟踪，通过部分可穿戴设备和健康管理路径，管控健康风险，改善健康行为，提高健康素养，对员工的健康指标进行监测，实现员工健康管理的专业化、有效化、可持续化。

健康管理服务费用的支付方式也有待探讨。比如企业支付一部分费用，部分费用由员工自付企业团购的形式，或者企业也可以根据自身情况进行尝试。另外，企业也可以尝试通过为员工购买健康保险，由健康保险公司联合健康管理机构进行员工的健康管理，既能达到管控的目的，又能合理控费，是企业可以采纳的一项有效方式。这种方式在国外也有很成熟的模式可供参考。美国夏威夷保险服务公司就推出过健康通行证计划，该计划完全由保险机构提供资金支持，目的是改善员工的健康状况，降低员工健康风险事件发生率，引导健康行为转变，从而提升员工的健康水平。

4 讨论

结合实际，开展员工健康管理工作的实际做法和有效尝试，找到适合自己企业的切实有效的员工健康管理方法是企业提升人力资本的重要举措。对员工健康状况进行科学评估分析，建立员工健康档案，针对不同人群进行不同程度的健康干预及管理，加强健康教育，养成健康的生活方式，提高企业员工的身体素质，可以有效提升企业的生命力及核心竞争力。

人力是企业的重要资源，员工健康是企业人力资本的重要组成部分。本文对企业员工健康现状、健康管理现状和方式进行的探讨，可为有关企业或健康服务机构、保险公司开发相关服务提供参考。

医疗护理实践中同理心的作用及培育

姚家菲[1]，张新庆[2]

（1 北京协和医学院护理学院　北京　100730；2 北京协和医学院人文学院　北京　100730）

摘　要：同理心是一种人际沟通技巧，将同理心应用于医疗护理工作中，不仅有利于医疗护理工作顺利开展，还可以促进患者的身心健康，因此就有必要大力培养医护人员的同理心。

关键词：同理心　医护人员　患者　护理

一直以来，同理心都被视为是医患、护患关系之间的桥梁，只有医护人员切实设身处地地站在患者的角度，患者站在医护人员的角度考虑问题，医患、护患之间的关系才可以更加融洽，医护人员才可以切实为患者解决问题，促进患者的身体健康，改善治疗结果，同时也可以提升患者的就医体验，提高患者的满意度。笔者将着重叙述同理心在医疗护理工作中的益处以及如何培养医护人员的同理心。

1　同理心是什么

1.1　同理心的含义

同理心（empathy，EMP）是心理学上的概念，又叫作换位思考，指站在对方的立场上设身处地进行思考的一种方式，也就是在人际交往沟通过程中，能够体会他人的情绪和想法，理解他人的立场和感受，并站在他人的角度，去客观地理解他人的内心感受，并且把这种理解传达给他人的一种沟通交流方式。[1] 在护患沟通中，运用同理心，可以与患者产生情感上的共鸣，从而满足患者的需求，减轻患者的负性情绪，让患者体会到温馨的服务和人性化的护理，这有利于患者的治疗与康复。

1.2 同理心与同情心的关系辨析

同理心不是同情心。同情心是给予对方物质上的帮助及精神上的抚慰，它带有怜悯的成分，所表达的是一种不平等的人际关系，在交往中应降至最低。而同理心是充分理解对方，进入对方的精神世界，这并不等于认同对方所有的行为和看法，只是表示理解对方的主观感受和看法。具有同理心的人对周围的一切事物都会非常关心和了解，他们用同理心去倾听，可以给对方提供心理上的极大满足与温馨，更好地解决问题。[2]

同理心包含更多的认知因素，而同情心包含更多的情感因素，两者的重叠部分——共情，含有的认知与情感因素所占比重相同。同时，研究表明同理心的基本动机是利他，同情心的基本动机是利己。利他动机最终所要达到的目标是帮助他人减少痛苦而不期待任何奖励，而利己动机最终是要减轻自己的压力、避免不利的感受或者得到奖励。在临床实践中，同情心与医生治疗的关系像一个倒置的"U"字曲线，[3] 虽然医生对病人一定程度的同情能够提高医疗效果，但是达到一个特定水平之后，同情心将干扰医生做出客观的治疗。而同理心与医生治疗的关系被认为是呈线性的，医生具有越高的同理心，将越有利于治疗结果。

因此，可以得出这样一个结论：在临床实践中同情心必须被控制在一个特定的水平之内，超出这个范围，将不利于治疗结果。而同理心却不需要被限制。

2 医疗实践中的同理心

2.1 具有同理心的一般表现

(1) 专注的行为。专注可以让患者感受到你的爱和关注，这种专注需要护理人员的敏感与警觉，把所有的注意力聚集在患者身上，对来自患者的一切都保持敏感。[4] 其中包括生理和心理专注，生理专注可以通过眼睛注视和肢体语言来表达。"眼睛是开启心灵的窗户"，眼神可以让患者感觉到护士对他的关注。心理关注就是从患者的角度看事情，用心去感受患者的心情，进入患者的内心世界，这样患者才愿意与护理人员真诚交流，也只有这样，护理人员才可以更好地为患者解决问题，从而有利于患者的身体健康。

(2) 真诚的相处。患者是敏感的，任何不坦诚、伪装的行为都可能让患者封闭心扉，不再深入交谈，也无法深入交谈。所以护理人员也要时刻关注患者的喜、怒、哀、乐，内心充满对患者的关爱，还要抛开教导者的角色，主动去了解患者，让患者感到护患交流是站在同一平台上。同时护士要言行一致，让患者放松心态，予以鼓励、支持、信任，使其充满信心。[5]

(3) 尊重的对待。尊重患者、放下权威，尊重其感受，先听再说。作为患者，他是一个独立的个体，应受尊重，再者其本身就很自尊、敏感，容易将事情过度解释，最终伤害他人和自己。护理人员要尊重患者的意愿，不要过早修正，要接纳其情绪反应，让患者有陪伴的感受，觉得护士是愿意与自己在一起的。[6]只有病人发自内心地接受护士，才有可能真的吐露其内心真实的想法，护士才能更好地帮助患者。

2.2 同理心与护理帕金森患者

2.2.1 同理心提升护士在帕金森患者治疗中的作用

当护士应用同理心，站在帕金森患者及其家属的角度，切实体会到帕金森患者及家属的感受，并用言行真诚地表达其对帕金森患者及家属的理解与关心时，不仅可以增加帕金森患者及家属对护士的信任，使帕金森患者及家属更容易接受护士的健康教育及心理干预，增强其战胜疾病的信心，提高帕金森患者对治疗及护理的依从性；还使护患关系变近了，从而提高护士的工作信心，使护士由衷地增强其对治疗帕金森患者的责任感。

2.2.2 同理心可以促进护士与帕金森患者建立良好的护患关系

随着医疗护理模式的转变，护理工作已由对疾病的护理扩展到对患者生理、心理、社会各方面的整体关注。帕金森患者身体形象改变、语言障碍，导致帕金森患者心理异常脆弱与敏感。护士应用同理心，通过专注的行为、真诚的相处、尊重的态度、亲切的语言，多关心帮助理解帕金森患者，多与患者聊天、谈心，耐心解释，及时消除帕金森患者的各种疑问、担忧，让帕金森患者减轻自卑感，增强战胜疾病的信心，同时增加对护士的信任感，也更加善于、乐于去亲近护士，从而与护士建立良好的护患关系。

2.2.3 同理心提高护士护理帕金森患者的质量

护士应用同理心，根据帕金森患者的文化程度，讲解有关帕金森病的原因、表现、治疗、规律等知识，消除帕金森患者对疾病的恐惧和疑虑，帮助帕金森患者正确面对所患疾病，树立积极长期配合医生治疗的思想及战胜疾病的信心。护士通过同理心，能够站在帕金森患者的角度检查、反省、调整自己的工作，不断提高工作质量；通过加强与家属沟通来关心、体贴患者，增加帕金森患者的家庭温暖；在一些适合的时机，护士可以组织帕金森患者及家属参与集体活动，鼓励、赞扬他们互相交流各自好的治疗心得、经验，使患者作为个体处于集体之中，能够自觉调整自己的错误认知和不良情绪，改善与他人的关系，以健康、自信、乐观的生活态度适应现实环境，从而增强帕金森患者及家属的信心，使患者做好回归家庭和社会的心理准备。[1]

2.3 同理心护理对脑梗死患者的影响

脑梗死作为常见的危重急症，致死率和致残率均较高，护理质量与疾病预后密切相关。刘金荣等[7] 在研究采集病例中着重探析同理心护理对脑梗死患者护理服务需求满足及负性情绪的影响，简单来说，护理服务需求指患者住院期间的显性或隐形的需求，如何及时予以满足，使其更好地配合治疗是护理工作的重点。[8]

2.3.1 同理心护理可满足脑梗死患者的护理需求

当前患者对护士的期望值愈渐增高，对护理服务质量也提出更高要求，护理需求能否得到满足不仅影响患者的就医体验，也极大程度影响其治疗依从性。[9] 刘金荣等的研究结果显示，两组神经功能缺损恢复等级比较差异虽无统计学意义（$P>0.05$），但观察组住院环节、护士态度、护理技能、信息告知、情感体验等护理服务需求满足程度评分均显著高于对照组（$P<0.05$）。这与潘艳芳等[9] 的报道结论一致，均提示同理心护理在满足患者护理服务需求上优势更佳。

传统护理服务行为中，相对注重某些显性需求，同理心护理则不仅体现在对于患者的显性需求满足上，还要求护理人员主动识别隐性需求，多方面满足患者护理服务需求。其次，从同理心干预流程看，也涵盖了发掘问题、深入了解问题、认可问题、整合问题、解决或改善问题这一流程，通过对患者语言或非语言性表达的识别，再基于开放式询问、倾听、理解产生共鸣，总结问题，充分获取患者信任，再整合现有的关于患者的资源，给予同理心反应，站在患者角度提供支持或建议，帮助患者解决问题，满足患者的护理服务需求。

2.3.2 同理心护理可改善脑梗死患者的负性情绪

刘金荣等的研究结果显示，两组干预后中文版 ESDQ 评分较干预前均显著下降（$P<0.05$），但观察组低于对照组（$P<0.05$），提示同理心护理或更利于负性情绪改善，分析与同理心护理对各种显性、隐形护理服务需求的满足密切相

关，且这一满足过程不仅限于单纯满足，还包括问题解决或改善。郭宏等[10]对结直肠癌围化疗期住院患者展开共情护理也获得类似结论，认为共情护理可有效改善结直肠癌患者焦虑情绪。进一步比较两组患者的生存质量，结果显示，观察组生存质量优于对照组（$P<0.05$），这与徐丽娟[11]的报道结论相似，其报道指出共情护理可有效改善口腔颌面部肿瘤术后患者生活质量。

但在同理心护理的临床实践中仍有待持续探究，除部分医护人员存在同理心疲乏现象，如何将同理心水平维持在适度范围内，既不忽视患者情感，又避免过度识别其情感及自我悲伤也是护理工作中的重点、难点。

综上所述，同理心护理可提升脑梗死患者护理服务需求满足程度，减轻负性情绪，并改善生存质量。

2.4 同理心护理对偏瘫伴骨折患者的影响

偏瘫患者对身体控制的能力部分丧失，长期生活不便，其抑郁、焦虑情绪障碍发生率显著高于正常人群。[12,13]同时，由于偏瘫患者的平衡能力差，骨折的发生率明显增高。[14]在住院患者中，骨折患者发生焦虑情绪的概率高达50%，而偏瘫患者发生骨折后，两种疾病合并发生将会进一步加剧患者的焦虑不安。[15]

目前临床不论是对骨折患者还是脑卒中患者负性情绪的护理干预主要还是护理人员站在专业的角度对患者开展心理、行为干预，此种护理干预方式是居高临下式的简单说教，理论说教较多，理解、包容、同情的情感投入较少，这种缺乏感情的心理疏导，通常会使患者不易接受，在一定程度上影响了护理干预的效果。[16-18]

2.4.1 同理心护理改善了偏瘫伴骨折患者的焦虑、抑郁症状

传统护理模式主要以“疾病为中心”开展，单纯给予患者医嘱性护理，无法准确体察患者内心需求，而同理心护理则是通过换位思考他人的处境与立场，达到理解他人情感、情绪及需求的目的，并产生情感上的共鸣，是“以人为本”护理理念的具体体现。[19,20]赵花等[21]的研究结果显示，出院时，观察组患者SAS和SDS评分均明显低于对照组（$P<0.05$）。此结果提示，同理心护理改善了偏瘫伴骨折患者的焦虑、抑郁症状。此结果的出现，经分析与下列因素有关：①同理心护理使护理人员站在患者的角度去体会、感知患者的心理活动，对患者的病痛给予充分的理解与关注，并将这种理解转化为一个个贴心而充满温暖的服务，服务质量得到了提升，让患者感受到了来自医护人员的关爱；②护理人员通

过角色互换，对患者的痛苦有了更深入的理解，与患者的沟通更加顺畅，并能与患者产生心理和情感上的共鸣，进一步拉近护患之间的心理距离，增加了患者的安全感与归属感。

2.4.2 同理心护理提高了偏瘫伴骨折患者治疗依从性及对护理工作的满意度

赵花等[21]的研究结果显示，出院时，观察组患者的护理满意度和治疗依从性均明显高于对照组（P＜0.05）。此结果提示，同理心护理提高了偏瘫伴骨折患者治疗依从性及对护理工作的满意度，经分析与下列因素有关：①同理心护理让患者敞开了心扉，护理人员通过患者的真情倾诉了解到患者真实的情感与需求，为采取针对性护理干预提供了可靠依据，极大地提高了干预效果；②同理心护理让患者与护理人员彼此换位思考，使患者对护理人员的认同感增加，对各项治疗与护理更易接受。

综上所述，同理心护理干预可改善偏瘫伴骨折患者的焦虑、抑郁症状，提高患者治疗依从性，增加患者的护理满意度，可积极应用于临床护理当中。同时，同理心护理是一个系统性工程，需要在实践中不断丰富与完善。

2.5 同理心护理对冠心病伴糖尿病患者的影响

冠心病伴糖尿病患者病情复杂多样，患者长期受疾病折磨，极易产生焦虑、抑郁等负性情绪，导致病情恶化，从而影响其生活质量。[22]护理人员作为护理行为的主要实施者，应当在护理过程中注意感知患者情绪并给予充分理解，消除其不良情绪，以提高治疗及护理的配合度。[23]由于糖尿病是终身性疾病，需要长期用药并控制饮食，而冠心病则具有较高的风险性，因此冠心病伴糖尿病患者容易出现各种不良心理，导致病情加重，护士应当以患者为中心，站在患者角度，体现“以人为本”的护理理念。[24,25]

闫莉[26]的研究结果显示，观察组护理后心电图恢复正常时间、心绞痛发作次数、心绞痛持续时间、血糖血脂控制效果、认知程度、心理状态及社会功能各项指标均明显优于对照组。提示同理心护理有助于改善患者情绪，提高认知水平，提高患者疾病治疗效果并改善预后。

综上所述，同理心护理应用于冠心病伴糖尿病患者，临床效果显著，可明显改善患者血糖、血脂水平，提高疾病认知程度，有效调整其不良心理状态，提高治疗效果。

3 同理心的缺失与培育

3.1 同理心缺失的表现

3.1.1 以自我为中心的思维方式

当病人在医生下医嘱时询问药物的作用，是否需要如此长的疗程时，有的医生往往会不耐烦或拒绝回答。这些行为的发生，绝大部分原因是医生没有同理心，或者是同理心缺失。这些过分以自我为中心的医生，不考虑患者的意见和感受，把个人的观点、治疗方案等摆在一个不适当的位置，极大程度地影响患者的就医体验。

3.1.2 “我都知道”的心理源于过于自信

医生对于病人、病人家属以及同事声音的漠视，导致了只关注“病”而不关注“人”，最终可能出现误诊，甚至酿成医疗事故。[27] 这些有“我都知道”的心态的医生一般都过于自信，认为自己的经验丰富，没有兴趣和病人或同事进行讨论和沟通，不愿倾听别人的想法、感受和建议，最终导致不良结果。这些结果的发生，当然都是大家不愿意看到的情形，因此，如何规避这种状况的发生，应引起医疗工作者的足够重视。

3.1.3 过度依赖技术和药物在诊疗中的作用

医生的同理心水平比医生的知识水平更能影响患者的满意度。现在的医疗活动，医生更多地相信生物技术的检验结果和药物的治疗效果，而忽略了对患者的人文关怀，也忽略了人的亚健康状态是不能够通过物理、化学的方法检测出来的。有些医生认为，患者症状的消失就是疾病痊愈的表现，而对患者未表现出来的心理方面的痛苦不加关怀，这些都是医生同理心缺乏的突出表现，[28] 对患者的疾病恢复也是十分不利的。

3.2 加强护士同理心实际运用能力的训练

3.2.1 角色扮演

护士分别扮演不同的患者，设身处地体验和理解患者的情绪、想法。护士之间还可以讨论患者需要帮助、需要理解及需要关心时的言语和动作。

3.2.2 经验传授

提高护士对患者心理理解力的有效方法，是向身边具有同理心的护士学习，观察她们与患者相处时的言谈举止，学习她们善解人意的具体说法和做法，尽可能请她们传授经验。

3.2.3　倾听训练

在与患者讲话时，要遵循倾听的基本原则。专注地听患者讲话，不轻易打断，并用体态语言和简单的言语回应患者，让患者感受到被尊重。仔细观察患者表达的各种非语言信息，通过提问的方式确认患者想表达的内容。[29]

3.2.4　组织心理专家对护士开展同理心技能的团体心理辅导

同理心源于心理学，是心理咨询师必备的心理素质。[30] 心理专家积累了许多同理心应用的经验，可引进此经验，在团体情景下，护士通过模仿多个团体护士的适应行为，从多个角度了解自己和他人。护士之间也可以相互支持，集思广益，共同讨论解决同理心在护理工作中出现的问题，促进护患关系的和谐发展。[31]

3.3　医生同理心的培养

3.3.1　同理心的团队辅导

同理心团队辅导的内容包括以下两个方面：①同理心技巧方面：包括同理心倾听、澄清、情感、回应、释义、准确表达和理解等；②个人自我成长方面：包括自我察觉、敏感性训练等。同理心团体辅导一般通过以下几个步骤进行：第一，要真正承认并重新了解患者的过去及所受到的创伤；第二，要尽量帮助患者，不能有高人一等的思想；第三，要慢慢练习、掌握不带个人感情色彩地去了解患者感受的能力；第四，了解并学习其他有经验的医生是如何运用同理心的；第五，在临床实践中运用同理心，并融入自己的日常生活工作中；最后，参加同理心技能水平的讨论学习小组，总结自己运用同理心的感受，学习他人的心得。

3.3.2　在日常生活工作中训练同理心

医生可以在日常的生活、工作中刻意提高自己的同理能力。例如：①可以与亲朋好友，尤其是同事一起进行练习，两人或者更多的人一起互相表达和倾听，一人讲完之后，另一个人重复前一个人的意思，并讲出前一个人的心理感受。另外，医生之间还可以多谈论一些自己被误会时或被充分理解时的感受，以此意识到同理心的重要性。②在想象中训练。James W. Kurkjian、William Bank 认为可以通过阅读文学作品，感受文学作品中人物的情感体验，训练助人者的敏感性和想象能力。当医生在未进行医疗工作时，可以通过想象医疗场景，不断练习与病人相处、诊疗的状态，从而提高同理能力。[32] ③丰富自己的语言，提高自己的表达能力。医生应该多读书、看报或进行其他能够提高自己表达能力的活动，以便能够丰富自己的语言和情感，提高自己的表达能力，从而准确地表达自己想要表达的内容。④在生活中体察自己，Price 和 Archbold 认为，助人者的自我觉察能力越高，同理能力也就越高。[33]

4 讨论

同理心的应用不仅有利于构建良好的医患、护患关系，更是对患者的治疗结果有着重要意义。因此不难发现，同理心是护患沟通的桥梁，信任、互敬互谅、沟通良好的护患关系是温馨和谐的，是实现优质护理的基石。医护人员应该掌握这种沟通技能，重视其临床作用，将同理心的理念运用到护理的每个环节，为提高护理质量、提升患者满意率做出切实的努力。

参考文献

[1] 谭歌，汤泽萍. 同理心在帕金森病患者护理中的作用分析 [J]. 海军医学杂志，2017，38 (4)：372-373. DOI:10.3969/j. issn. 1009-1754. 2017. 04. 028.

[2] Hojat. Empathy in Patient Care [M]. New York：Springer，2007：14-15.

[3] 李凤仁，高建平，王建. 同理心在护患沟通中的应用 [J]. 护理学杂志，2006，21 (21)：72-74. DOI:10. 3969/j. issn. 1001-4152. 2006. 21. 042.

[4] 斐显俊. 对出院患者护理满意度的调查分析与对策 [J]. 中华医院管理杂志，1997，13 (1)：46-47.

[5] 黄姝. 护士在护理团队中的角色定位 [J]. 医学信息，2015 (29)：361-371. DOI：10. 3969/j. issn. 1006-1959. 2015. 29. 560.

[6] 刘汉龙，刘惠军. 同理心：重建医患信任关系的伦理实践途径 [J]. 中国医学伦理学，2012，25 (3)：347-349. DOI:10. 3969/j. issn. 1001-8565. 2012. 03. 028.

[7] 刘金荣，申华，孙艳华. 同理心护理对脑梗死患者护理服务需求满足及负性情绪的影响 [J]. 齐鲁护理杂志，2019，25 (18)：26-29.

[8] 熊凤清，林玉. 护理干预对急性脑梗死负性情绪及生活质量的影响 [J]. 河北医学，2015，21 (10) ：1718-1721.

[9] 潘艳芳，何忠强，温清霞，等. 同理心护理对经皮肾镜碎石术病人护理服务需求满足及术后并发症的影响 [J]. 全科护理，2015，13 (33) ：3345-3347.

[10] 郭宏，刘军. 共情护理对结直肠癌围化疗期患者生存质量及焦虑情绪的影响 [J]. 实用临床医药杂志，2017，21 (12) ：163-164.

[11] 徐丽娟. 共情护理对口腔颌面部肿瘤术后病人生活质量、希望水平影响的研究 [J].

护理研究，2014，28（32）：4078-4079.

[12] 李红艳. 早期系统化康复护理对急性脑梗死伴抑郁症状患者康复效果的影响 [J]. 护理实践与研究，2013，10（5）：66-67.

[13] 曹艳华，王爱玉. 护理干预对脑梗死偏瘫患者抑郁焦虑情绪的影响 [J]. 齐鲁护理杂志，2016，22（16）：109-110.

[14] 黄江，安帅，冯明利，等. 老年卒中后髋部骨折规范治疗的对比分析 [J]. 中国骨与关节杂志，2015，4（2）：124-127.

[15] 杨建红，陈薇. 针对性心理护理对骨折急诊患者术后并发症及焦虑情绪的影响 [J]. 健康研究，2013，33（6）：449-451.

[16] 鲁娟娟. 系统化心理护理对脑卒中偏瘫患者焦虑、抑郁情绪的干预 [J]. 中国医药指南，2013，11（29）：248.

[17] 郭爱芳. 围术期护理干预在改善四肢多处骨折患者焦虑情绪中的效果 [J]. 临床合理用药，2016，9（6）：150-151.

[18] 陆娜. 放松式心理护理方法对骨折伴高血压患者术前焦虑及血压的影响分析 [J]. 吉林医学，2014，11（32）：72-96.

[19] 刘荣荣，王慧英，朱明明，等. 优质护理服务对血管性痴呆患者生活质量的影响研究 [J]. 海军医学杂志，2015，36（4）：358-360.

[20] 周庆焕，朱硕，肖柳平，等. 十堰市社区护士同理心的现状及其影响因素 [J]. 职业与健康，2016，32（3）：408-411.

[21] 赵花，焦亚娟，杨萍，等. 同理心护理对偏瘫伴骨折患者焦虑、抑郁的影响 [J]. 临床医学研究与实践，2019，4（7）：155-157.

[22] 陆亦欢，林少琴，黄容萍. 门诊护理工作中应用同理心理念的效果观察 [J]. 内蒙古中医药，2015，34（9）：146.

[23] 苏严琳，罗芳，杨承健. 以同理心为基调的护理策略应用于冠心病患者对其期望感知与不良情绪的影响 [J]. 国际医药卫生导报，2017，23（21）：3323-3326.

[24] 郭刚，倪虹 . 根据年龄进行同理心护理模式对肾衰竭血透患者自护能力、情绪及生活质量的影响 [J]. 护理实践与研究，2016，13（10）：133-135.

[25] 项俊之，季诚. 护理同理心的概念及其测评工具的研究进展 [J]. 解放军护理杂志，2016，33（11）：21-25.

[26] 闫莉. 同理心护理在冠心病伴糖尿病患者中的应用效果观察 [J]. 中国民康医学，2018，30（20）：116-118.

[27] 张兰. 糖尿病合并冠心病 43 例全面护理 [J]. 齐鲁护理杂志，2013，19（7）：40-41.

[28] 王咏梅. 多样性护理方式在糖尿病合并冠心病患者护理中的应用效果观察 [J]. 实

用临床医药杂志，2015，19（4）：13-16.

［29］江光荣. 心理咨询的理论与实务［M］. 北京：高等教育出版社，2005：111-115.

［30］陈百越. 治疗者自我涉入：同理心与初期治疗关系的探讨［D］. 台北：台湾中百大学，2004.

［31］樊富珉. 团体心理咨询［M］. 北京：高等教育出版社，2005：9-10.

［32］Brazeau C M，Schroeder R，Rovi S，et al. Relationships between medical student burnout，empathy，and professionalism climate［J］. Academic Medicine，2010，85（10）：33- 36.

［33］Ward J，Schaal M，Sullivan J，et al. Reliability and validity of the Jefferson Scale of Empathy in undergraduate nursing students［J］. Journal of Nursing Meas，2009，17（1）：73-88.

第五部分

健康保险

新技术与健康保险

张剑敏

（中国保险医学研究会　北京　100020）

摘　要： 医学新技术和保险科技正全面和深刻地影响健康保险。这种影响将导致健康保险领域外部市场和内部经营的巨变。本文具体介绍了这两方面新技术在健康保险领域的应用状况，从产品、流程、商业模式、经营主体和产业生态五个方面分析了在新技术影响下，健康保险将发生的变化以及健康保险的发展方向。

关键词： 健康保险　医学新技术　保险科技

2019 年上半年，中国的商业健康保险迎来了重要的历史时刻。根据权威统计数据，上半年，健康险保费收入达到 3976 亿元，以 10 亿元的优势超过车险，成为第二大险种。实际上，20 年来，除个别年份外，健康保险增长速度一直领先于其他险种类别。特别是近 5 年，平均增速为 38.71%。然而高速增长的表象并不能掩盖健康保险发展的不足和隐忧。首先，中国商业健康保险在整个国民医疗保障体系中发挥的作用微乎其微。2017 年，健康保险赔付和给付金额为 1294.8 亿元，仅占当年全国人民看病支出的 4%。其次，提供的保险产品远远落后于人民群众的保障需求。除少数公司推出 3－5 年期的保证续保医疗险外，市场上还没有真正意义的长期医疗保险产品。对于日趋增长的长期护理保障需求更是基本没有相应的产品。再次，超过 3.2 亿人的慢性病患者以及数量更多的亚健康人群基本得不到商业健康保险的眷顾。最后，健康保险经营结果堪忧，由于缺乏有效的风险控制手段，全行业医疗保险经营亏损。重大疾病保险也因公司之间的恶性竞争而面临业务亏损的威胁。

扑面而来的新技术浪潮正在对健康保险产生全面而深刻的影响，这种影响既有正面的也有负面的，健康保险市场需求、健康保险供应商以及健康保险生态将发生前所未有的变化。了解这些新技术，认清它们给健康保险带来的机遇和挑战，洞察健康保险发展方向，无论对于我们个人、企业还是整个社会都是非常有意义的。

1 新技术：健康保险的机遇和挑战

当今，新科技的热点很多，受到各国重点关注的就有数字信息、人工智能、先进制造、能源环境、生物医学、新材料、海洋和航天等领域。与健康保险关系密切的是医学新技术和以互联网技术为基础，以数字技术为核心的保险科技，本节将简要介绍这两个领域的最新进展，以及它们对健康保险的影响。

1.1 医学新技术对健康保险的影响

医学新技术至今还没有得到健康保险业应有的认识和重视。事实上，它对健康保险乃至整个人身保险的影响非常深刻、全面。我们要高度关注的是医疗新技术给健康保险带来极大的甚至是致命的挑战。一是医疗新技术促进人口长寿化的同时，也使各种疾病的发病率和死亡率急剧变化；二是疾病预测和早诊技术使更多疾病被预测和早期发现；三是层出不穷的昂贵的医疗新技术不断拉升医疗成本。由此给健康险带来了人群慢性病患病率增加、非健康寿命期延长、逆选择和医疗欺诈增多、医疗保险经营亏损和疾病保险赔付率失控等严重挑战。

当然，医学新技术也给健康保险带来了新的发展机遇，不断激发出新的健康保险需求，给健康保险带来了新的发展空间。疾病预防和健康管理技术给健康保险的风险控制增添了新的手段。

1.1.1 疾病筛查和早诊技术：健康保险的双刃剑

20 世纪 90 年代以来，CT、核磁共振、超声波、内窥镜、电生理技术、导管介入、血液生化、分子诊断、免疫检测等技术的出现和运用，不但扩展了疾病的诊断范围，也使疾病的发现时间大为提前。

进入 21 世纪后，疾病筛查和早期诊断技术的创新呈现出四个明显特点：一是非浸入性或浸入性降低，许多过去需采取人体组织或静脉抽血的检验方法，现在仅需通过体表检测、排泄物检测或指尖采血就可完成，大大减轻了患者的身体伤害和痛苦感受。二是简便，很多以前必须在实验室里做的病理检验现在都可以在实验室外进行，甚至还可以由患者自检。三是廉价，基因检测、液体活检等技术，一次样本采集，可同时评估多种恶性肿瘤的风险，价格也降到了普通大众可承受的范围内。四是远程化，与移动互联网平台相连接的各种生物传感器及其相关的可穿戴产品被不断地研发出来，人们不仅可连续性地监测自己的多项生理指标，自主进行健康管理，还可以通过App平台获得指标监测分析报告，得到健康管理人员的指导建议和医生的远程医疗服务。

这些技术的广泛应用对健康保险的经营是一个严重的威胁。首先，疾病诊断率的提高意味着重大疾病保险事故发生率和赔付率的增高。其次，保险给付提前，例如肿瘤液体活检可使癌症的发现提前5年。尽管现行的重大疾病保险条款仍规定恶性肿瘤的理赔依据是病理组织学检验报告，但癌症早期筛查技术的运用会促使患者及时做进一步检查，提早明确诊断，从而导致重大疾病保险赔付的提前。再次，逆选择风险增大，如今很多疾病的风险都可用基因检测技术预测出来，或通过早筛技术发现疾病征兆，发现自己患病风险较高的客户就会在就医之前先买一份重大疾病或医疗保险，或为已有的保单增加保额。

当然，疾病预测和早筛对健康保险也并不完全是坏消息。疾病筛查和早诊技术的普及，有助于保险公司有针对性地为客户提供疾病预防、生活方式干预、疾病早期治疗等健康管理服务，防止或延迟诸如恶性肿瘤、急性心梗、脑中风、器官移植、终末期肾病、肝功能衰竭、糖尿病并发症等重大疾病的发生，有利于提高重疾险保单的盈利水平，也有利于降低医疗保险的赔付率。

1.1.2　医疗新技术不断推高医疗费用：医疗保险的心头之痛

有研究认为，医疗费用增长平均有一半应归因于医疗新技术的大量应用。[1]理由有以下几点：一是医疗新技术的研发、生产、使用和维护成本较高；二是医院、医生和病人一般都会青睐医疗新技术，往往当一项新技术一出现，其优点和缺点还未被充分验证时就会受到医疗界的追捧，费用较低的传统技术会被迅速取代；三是在市场竞争和同行技术竞争的压力下，医院和医生在引进和使用新技术的问题上必然会采取激进的态度，而患者自然也希望能有更多的治疗方法供其选择。因此，医疗新技术的使用频率会过度增加，范围会过度扩大，全社会的医疗成本也因此被一再推高，甚至失控。医疗费用不可遏止的上涨是导致医疗保险赔付率居高不下，保险公司经营亏损的重要原因。

对保险公司来说，新的医疗技术在临床上推广运用后，是否要将其纳入保障范围，是一个难以决断的问题。因为并不是每一项医疗新技术的应用都对患者和社会有益：或是因为其效果和副作用没有经过足够时间和病例的验证；或是因为成本太高，卫生经济效益不好；或是与国家法律、社会伦理道德相违背。这些年出现的诸如癌症靶向药物、质子—重离子放疗、手术机器人、介入治疗、干细胞治疗、肿瘤细胞免疫治疗技术等，就常使我国的保险公司陷入进退失据的尴尬境地，既担心将这些技术纳入保障范围会因费用高昂而导致经营亏损，又顾虑不纳入会遭到患者和社会的质疑。

面对这样的尴尬状况，有的保险公司逆向思维，针对效果确切但费用昂贵的治疗方法开发专门的保险产品，或将其作为单独一项保险责任打包在健康保险产品中供投保人选择。例如心脏射频消融手术保险、质子—重离子放疗保险、癌症靶向药物保险等，试图以此化危为机，是否能够成功还有待市场的检验。

1.1.3　基因检测：健康保险的法律和道德困境

基因测序技术已经普遍用于各种疾病风险的预测，有助于疾病的预防、早期诊断和治疗，减少疾病发生率和死亡率，造福于大众健康。但保险业对待基因检测的态度却十分纠结。一方面，拥抱基因检测技术，可以获得更多的客户健康数据，更全面、更精准地评估客户的健康风险，有利于精准营销、精准核保，有利于对已投保客户开展针对性的疾病预防、慢性病管理等服务，控制理赔风险。或针对基因检测结果异常人群开发特定的重大疾病保险，开辟新的业务。

另一方面，基因检测技术不断进步，检测花费降到数百元之内，相对于数十万元的保险赔付，足以激发客户投保前主动去做基因检测，然后根据检测结果来决定是否投保。这种被放大了的逆选择风险，有可能成为健康保险经营的致命威胁。此外，在保险人对客户遗传信息的采集、保密和使用方面缺乏明晰和适用的法律法规条款，存在侵犯个人隐私、基因歧视等违法违规风险。

个人遗传信息（包括基因信息）的获取和使用，在发达国家引起了持续而广泛的争论。站在客户的立场来思考，法律和社会学家们担心如果基因检测结果有问题人群的遗传信息被保险公司掌握，他们的投保申请会被保险公司拒绝或提高承保保费，这违反了公平原则，是“基因歧视”；还担心保险公司泄露客户的遗传信息，给当事人的就学、就业和生活造成伤害。站在保险公司的立场上来看，如果不允许保险公司掌握客户的基因信息，将会因为重要的健康信息不对称造成严重的逆选择后果，威胁健康保险业的生存。由此，在能不能获得客户的遗传信息，要不要根据不同的基因检测结果对客户做差异性核保决定的问题上，保险公司陷入两难的法律和道德困境。

1.1.4　健康管理：健康保险创新发展的希望

健康管理的理念和方法于20世纪70年代在美国随着商业医疗保险的经营模式转变而逐步发展起来。健康管理通过检测人群或个体的健康指标，确定健康状况及影响健康的风险因子，有针对性地实施干预措施，消除或降低风险因子的影响，达到使目标人群或个体提高或恢复健康水平，降低医疗费用的目的。

目前，健康管理可以说受到了中、外保险业前所未有的青睐和追捧。国内几乎所有的健康险公司和寿险公司以及大部分财产险公司都或多或少地开展了健康管理服务，有的保险集团还专门成立了健康管理公司。保险业对健康管理的热情，来自内外两方面的推动力。从外部看，全社会愈来愈认识到，高速发展的医学技术虽然总体上延长了人口寿命，但并没有实质性地降低心脑血管疾病、癌症、糖尿病、慢性阻塞性肺炎等危害人们健康主要元凶的发病人数，人们的生命质量没有得到明显改善，相反，高昂的医疗费用却使家庭和全社会背上了沉重的经济负担，因此疾病预防和健康维护的意识和需求空前高涨。从内部看，健康管理让保险公司看到了突破健康保险发展瓶颈，解决经营困境的希望。例如：通过向客户提供疾病预防、疾病筛查和早诊、慢性病管理等服务，可以降低重大疾病的发生率以及医疗保险赔付；将健康管理与保障内容相结合的创新产品，为健康保险打开了新的业务发展空间，使以往被商业健康保险排除在外的已患病或亚健康人群成为新的目标客户；健康管理能够改善客户服务体验，提升客户忠诚度；健康管理还是保险产品市场推动的有力手段，在吸引客户、获取客户资料、精准销售、促销产品等方面效果明显；最后，通过健康管理，保险公司采集客户医疗健康数据，助力人群健康大数据库的建立，实现大数据分析、客户画像、人工智能风险评估、精准核保、精准定价等手段，达到控制逆选择和保险欺诈，降低经营成本，提高经营效率和效益的目的。

1.2　保险科技对健康保险的影响

随着互联网技术和数字科技的发展，相关技术在保险业的应用逐步增多，让保险界深刻地认识到这些技术在保险业有广泛的应用前景，甚至在很大程度上决定着保险业的未来。这种关注，从资本对保险科技企业的热情上得到充分反映。2018年保险科技的总体融资量达到41.25亿美元，与2017年的22.45亿美元相比增长了84%，其中在健康保险方面的融资额占了一半多。可见健康保险是保险科技最重要的应用领域。

保险科技一词由金融科技引申而来，至今没有统一明确的定义，大多数文献只是罗列了近年来在保险行业应用的具体技术。笔者认为保险科技的概念应该要明确三个内容，即它的本质、边界和目的，因此把保险科技的定义表述为：以互联网技术为基础，以数字技术为核心，运用于保险业务，促进保险业创新发展，更好地满足市场需求，提升客户体验，降低经营成本，提高保险企业的运营效率和经营效益的新科技。

2019 年 1 月，中国人寿再保险公司根据对国内 31 家人身险公司和健康险公司的调研结果，发布了“2018 寿险业健康险保险科技应用发展年报”。该研究发现，目前在健康险业务中应用最多的前三个保险科技是大数据、人工智能和云技术，并预测，未来三年，这三项技术仍将是应用最多的，但区块链和可穿戴产品技术的应用将明显增多。[2]

1.2.1　大数据

与其他保险类别相比，健康保险的经营对数据的依赖性更大，产品开发定价、风险评估和核保、理赔等环节都需要大量医学数据、人群健康数据、个人健康和生活行为数据的支撑。例如，重大疾病保险产品开发需要了解不同年龄、性别、地域人群各种疾病的发生率、死亡率。医疗保险产品开发所需要的数据更多，如门诊、住院发生率，门诊、住院次均费用，药品价格、检查项目价格、手术价格等来自医疗机构的数据，同时还需用到来自社会医疗保险的数据，如社保报销政策（起付线、封顶线、自付比例、三大目录等）；投保人健康风险评估及核保需要了解其现病史、既往症、家族病史、职业、生活行为等。而且这些数据都是动态变化的，仅凭保险公司积累的经验数据远远满足不了应对市场变化和健康保险创新发展的需要。

通过大数据技术，建立大人群和个体的健康风险评估模型，通过多维度的客户标签对客户精准画像，由此可以实现精准的客户需求分析和精准营销，个性化产品开发，精准风险评估与核保。运用大数据技术可以帮助保险公司实时掌握客户的健康状况和生活行为，实施个性化健康管理。大数据技术在逆选择、过度医疗、保险欺诈的识别和防范方面将帮助保险公司扭转被动局面，消除一直困扰健康保险经营的痛点。此外，大数据技术是健康保险人工智能技术研发和应用的前提。可以说，大数据是健康保险领域最为重要，应用最为广泛，投入回报最高的技术。

健康保险经营主体应通过与医疗机构、体检机构、健康管理企业以及大的互联网平台企业开展合作，建立数据采集的能力，成立由医学、保险和大数据专家构成的大数据团队，研发健康保险业务各种场景的大数据应用。

1.2.2 人工智能与机器流程自动化（RPA）

与人身保险其他险种相比，健康保险平均每一份保单的保费收入少很多，但运营环节更多，流程更复杂。例如，投保和理赔环节需要大量的信息录入工作，医疗保险的赔付频率数倍于寿险和意外险，核保、理赔和业务咨询的工作量和复杂程度也远高于其他保险险种，人力成本和运营成本给健康保险经营带来沉重的压力。因此，人工智能和 RPA 技术对于健康保险有重要意义。

目前，已有多家保险公司在健康保险运营的环节上研发和应用了人工智能和 RPA 技术。通过光学字符识别（OCR）技术、图像传输技术解决医疗档案的自动录入；人工智能核保系统的运用使健康保险的核保自动通过率超过 90%；聊天机器人大大减轻了业务咨询的人工压力。人工智能在健康保险领域的应用还处于初始阶段，相信不远的将来人工智能在健康险销售、客户健康状况评估、风险预测、健康管理方案制定和实施、家庭护理机器人、医疗和健康咨询等方面会得到更广泛和深入的运用。

1.2.3 物联网

随着生物传感器技术的不断成熟，物联网技术的应用得到很大普及。目前，物联网技术已经可以通过可穿戴设备远程实时检测人体的血压、心率、心电图、血氧饱和度、血糖、体温、呼吸、体重、体脂、运动量、睡眠等生理指标。与移动互联网技术结合，这些指标可以自动上传到数据平台进行自动分析，并将结果反馈给私人医生、保险公司、客户及其家人。如果某项指标异常，平台会通过智能手机或智能音箱自动报警让客户得到及时正确的处理建议或救治。

生物物联网技术为健康保险打开了一个新的天地，给产品研发、风险评估、健康管理、客户体验带来了强有力的创新手段。可穿戴设备的应用，让保险公司得以将健康管理与保险保障相结合，开发出互动式保险产品。利用可穿戴设备，保险公司指导并监测客户健康管理方案执行和目标达成情况，达成预定目标的给予保费优惠或保额增加的激励。可穿戴设备的应用，让保险公司对客户的健康管理更及时、更精准、更有效。保险公司将可穿戴产品采集的生理指标数据与客户的医疗数据和体检数据相结合，为客户建立健康和医疗档案，更好地为客户提供医疗健康咨询、就医协助、远程医疗等增值服务，提升客户体验，增强客户黏性和忠诚度。

1.2.4　云技术

云技术是支持业务运营的后台技术，所以在业务前端和客户端感受不到它的重要性。但对于健康保险来说，云技术是重要的技术支撑。互联网保险、大数据和人工智能在健康保险中的大量运用，对系统灵活性、应用软件上线的时效性提出更高要求，海量的数据存储、处理和计算给传统的业务信息系统带来极大压力。健康保险供应商，特别是中小型保险公司很难承受系统硬件配置、软件应用等方面的巨额成本。而云技术以其分布式处理，并行处理和网格计算的技术特点，实现了数据存储和计算能力的共享，以其廉价、灵活、可靠、海量数据服务的优势，使实力有限的保险公司也能实现健康保险的创新发展，与实力强大的保险公司共同分享巨大的健康保险市场。事实上不仅中小保险企业，许多大型的保险集团也愈来愈多地利用云技术支持健康保险业务发展。

1.2.5　区块链

区块链技术以其特有的分布式记账、点对点传输、数据不可篡改的技术优势，可以在可靠的前提下实现数据在交易各参与方之间方便的传输和透明共享。按理说，基于这些优势，区块链技术对于健康保险意义重大。例如，区块链技术能够帮助健康保险业务相关利益方（如保险公司、社会医疗保险机构、医院、健康体检公司、健康管理供应商等）打破“信息孤岛”，为客户建立信息数据全面的健康档案。区块链技术使得分别产生于并存储在上述各方系统里的原始数据在各方之间安全、方便地传输及灵活调用，充分发掘数据价值，更好地为客户提供健康保障、医疗和健康维护服务，同时也促进各利益主体自身业务的发展。

遗憾的是，区块链技术至今在健康保险业并没有得到实质意义上的应用。其原因并不在于区块链技术本身，而是受制于行业内和行业间的数据质量（完整性、真实性）不佳，数据结构化和标准化程度低，更受制于出于局部利益考虑而形成的行业数据壁垒。看来，要让区块链技术在健康保险领域真正发挥作用，还有很长的路要走，而且，许多工作是需要从国家层面来推动的。

2　健康保险的未来：迎接新的历史使命

面临大量涌现的新技术以及迅速变化的市场需求，具有多年发展史的健康保险又一次来到了历史性巨变的关头。对健康保险从业主体而言，至关重要的是洞察健康保险未来的变化方向，重新思考和定位健康保险的社会使命和核心价值。如果不能及时而正确地做出应对，以跟上不断变化的客户需求和新技术的发展步伐，就无法保证在市场竞争中长盛不衰，哪怕是现在行业领先、规模庞大的公司也同样如此。

2.1 新技术推动健康保险发生五大变化

2.1.1 产品：由针对大人群的大产品向细分人群甚至个人定制化产品发展

传统的健康保险产品开发由于得不到大数据技术的支持，只能依靠较少的数据参数来分析大人群的健康保障需求，也无法针对细分人群确定产品价格，因此我们看到现在市场上往往是一款产品覆盖男女老少所有人群，只有少数产品针对儿童和老年人而开发，或针对不同性别而开发。在同一款产品的定价上也基本上只依据年龄和性别制定不同的费率。在核保方面只能够依据职业、健康告知、体检报告等有限的信息进行粗略的风险评估，做出核保决定。其结果是客户普遍感到很难找到贴近自己需求的健康保险产品，并抑制了健康人群投保的积极性。

大数据和人工智能技术的应用，使得对细分人群甚至个人的健康保障需求进行分析成为可能，也能够实现对细分人群或个人开展精准的健康风险评估和产品定价。由此，健康保险产品的碎片化将是必然的趋势，甚至会出现将健康保障内容拆分成各种单一保障责任分别定价，单独销售，也可以根据客户自身的需求进行灵活的组合销售。价格也可以做到依据客户个人的健康风险评估而单独确定。

产品碎片化的趋势还表现在针对已患病人群的健康保险。将疾病预测、疾病早筛早诊以及慢性病管理等技术应用到健康保险领域，可以提高保险公司逆选择识别能力和降低客户健康风险的能力，使保险公司有底气打破传统健康保险产品开发和销售禁忌，开发单病种保险产品，将各种疾病的患病人群也纳入保险公司的目标人群。

现在，国内保险公司在产品碎片化方面已经有积极的尝试，出现了针对单一疾病、单一手术或药品保障的保险产品，如乳腺癌保险、宫颈癌保险、牙科保险、癌症质子—重离子放疗保险、心脏射频消融手术保险、冠状动脉支架手术保险、恶性肿瘤靶向药物保险等。针对已患病人群则出现了糖尿病保险和慢性肾病保险。

2.1.2 运营流程：智能化、自动化、远程化与流程重塑

健康保险运营流程总的变化方向是智能化、自动化和远程化，运营成本大幅降低，时效更快，差错率更低，客户体验更好。关于这方面在第一节有较详细的介绍。

更需要我们关注的是，新技术的应用正在重塑健康保险的运营流程，在承保

和理赔两个环节上呈现得最为显著。传统的健康险承保流程是投保人填写投保申请书（投保单），保险公司将投保单上的信息录入电脑系统，核保人依照核保指南评估被保险人的风险，做出是否同意承保或以何种条件承保的决定。对于某些客户，保险公司在做出核保决定前还要求进行核保体检，有的情况下还要做承保调查以核实客户提供信息的真实性，判断有无逆选择风险等。可想而知这是一个耗时、耗力、耗金钱的流程。新技术的运用可以使这一流程简化为客户填写内容简单的投保申请，保险公司将信息自动转录进电脑系统，通过大数据技术自动全面收集客户的信息，再由人工智能核保系统自动做出核保决定。与传统承保流程相比，处理步骤由六个缩减为三个，且可以完全自动化完成。

传统的健康保险，特别是医疗保险的理赔是一个更复杂、更费时、成本更高的作业流程。客户首先要理赔报案，然后提交理赔申请，同时需要提交医院治疗证明、医疗费用发票和社保先期赔付的情况证明等资料，这些资料的录入对于保险公司来说是一个痛苦的环节。然后理赔人进行理赔案件审核，确定理赔方案，在这之前对某些赔付申请还要派人做理赔调查，确认是否有保险欺诈、过度医疗等情况存在，最后才进入赔付金额理算和支付的环节。新技术的应用甚至可以完全取消整个理赔流程。客户在医院的治疗完成后，只需与医院结算需要自己负担的那部分医疗费用就结束了。保险公司通过与医院对接的系统查询相关的信息和数据，与医院直接结算由保险公司承担的那部分费用。

2.1.3　商业模式：由单纯医疗财务补偿到整体化医疗健康服务

现有的健康商业模式是客户为某种健康风险付费获得保险公司提供的保障，当对应的健康风险发生后，客户从保险公司获得合同约定的财务损失补偿。客户因此实现了风险分摊的目的。而保险公司通过运营管理，将风险发生率和运营费用率控制在产品定价时预定的数值以下，同时尽力使保费投资收益率处在预定的收益率之上而获得经营利润。

但如今，这一运行了多年的现代健康险商业模式因为两方面原因要发生改变了。[3] 一是市场需求变化的原因，二是行业竞争加剧的原因，而这两方面的变化都是受新科技的发展而推动的。从市场需求来看，对健康风险的财务补偿并不是人们对健康的终极需求，他们需要的是未患病时能维持或提高自己的健康水平，患病时能得到及时正确的治疗，治疗后能有良好的疾病康复或长期护理服务。从行业内部来看，由于激烈的价格竞争，现有商业模式的获利空间越来越小，国内大多数公司的健康保险业务已出现亏损或面临亏损的威胁。因此，保险保障＋健康管理＋医疗服务＋养老护理整体化的医疗健康服务模式呼之欲出。

其实整体化医疗健康服务在国外已经有多年的实践和成功案例。美国恺撒医疗就是一家将医疗服务和健康保险业务整合为一体的集团公司，他们自建了由综合性医院、诊所和家庭医生构成的医疗网络，通过会员制募集客户成为恺撒会员。保险端每年将收取的大部分会费，按人头包干的方式支付给医疗端。会员患病时并不是通过货币形式得到经济损失补偿，而是得到恺撒集团提供的免费医疗服务。这种医疗与保险之间风险共担、利益共享的机制，激发了医疗端主动为会员提供健康管理服务，主动控制医疗费用的积极性，整体化的医疗健康服务模式产生了良性循环的效果，会员以低于市场的价格得到优质的健康和医疗服务，公司则以此建立了竞争优势，得以稳步扩大自身的医疗业务和保险业务。英国的BUPA、德国的DKV都是将单一健康保险模式向医疗健康整体服务模式转型的成功案例。

这一模式在国内还没有真正出现，但一些大的保险公司已经清楚地认识到这一方向，并开始布局医疗资源和健康管理资源的整合。

2.1.4　经营主体：经营主体多元化，行业边界模糊化

新技术的广泛应用，使健康保险传统经营主体——保险公司所具有的诸如精算技术、核保/理赔技术以及线下销售能力等独特优势日渐式微，而客户流量、数据、场景、医疗资源、健康管理技术等成为经营健康保险的重要条件和新的竞争优势，这就让国内BAT、滴滴、水滴互助这些自带流量、数据和场景的互联网电商、社交和互助平台对于巨大的健康保险市场跃跃欲试，纷纷以参股保险公司、获取保险经纪牌照、与保险公司开展合作等方式切入健康保险市场，或者以互助方式提供类保险产品。它们离健康保险业务的直接经营，只是一张保险公司牌照的距离。除去互联网公司、医疗集团、药商等其他自带优势的业态也是健康保险市场的有力竞争者。

在美国，经营健康保险的主体更是呈现出多样化，行业的边界日趋模糊化。前面介绍的恺撒医疗集团就是以医疗业务起家的。2018年11月，美国最大的处方药零售商CVS以近700亿美元的价格收购了具有153年历史的美国第三大健康保险巨头安泰健康保险公司，成功进入健康保险市场。2018年1月，美国电商巨头亚马逊、金融业巨头伯克希尔·哈撒韦、摩根大通宣布联合组建了名为Haven的医疗保健公司，为它们在美国的数十万员工提供高质量、低成本的医疗服务。从公开的报道来看，实质上这是一个医疗服务和健康保险一体化的自保

组织。

2.1.5 产业生态：构建和融入大健康生态圈

中国政府2016年10月发布了《"健康中国2030"规划纲要》，标志着以提高人民健康水平为根本目的的大健康国家战略的形成。大健康生态圈的概念也随之在社会上流行起来。对大健康生态圈的理解，仁者见仁，智者见智。笔者所理解的大健康生态圈的含义是，服务于人群健康的相关企业和机构，以某种方式相互关联，形成相互依存、相互促进、共同发展的产业集群。

从前面的内容中我们看到，在新科技的影响下，健康保险的市场需求、商业模式和竞争主体都在发生改变，在健康保险市场上单打独斗的保险公司将面临日益严酷的生存环境，难以存活。对于保险公司来讲，要么靠自身实力构建自己的闭环式大健康生态圈，要么积极融入弱关联的开放式大健康生态圈，这是保险公司未来的生存之道，除此之外别无他途。

健康保险与大健康生态圈内的其他产业相比，其筹资和支付的功能使其具有整合生态圈内现金流的先天优势，成为生态圈建设的主导者。资本实力强、业务规模大的保险公司往往倾向于通过自建、参股或并购的方式整合医疗机构、健康体检、健康管理、药品/医疗器械、康复/护理等与人群健康强相关产业的企业，通过资金、客户、数据在这些企业间的相互引流和共享，实现利益协同，构建关系紧密的闭环式生态圈，形成高效率、低成本、服务优的竞争优势。我们可以看到，国内几家大的保险集团采取的就是这一战略。

中小型保险公司则可以加入由其他主体（如医疗集团、药品供应商）主导构建的大健康生态圈或与其他健康相关产业的企业一道，以业务合作的方式，形成关系较为松散的开放式大健康生态圈。

2.2 未来使命：超越风险分担

健康保险自它萌芽的那一天起，就是以解决疾病治疗的财务负担为己任的。时至今日，健康保险的定义也是这样表述的："健康保险指在被保险人身体出现疾病时，由保险人向其支付保险金的人身保险。健康保险的支付范围通常包括医疗费用、收入损失、丧葬费及遗属生活费等。"但进入21世纪以来，科技和社会的发展使人类在成功地控制住饥荒、瘟疫和战争的危害之后，有了新的追求目标：延年益寿、快乐幸福。[4] 人们对医疗与健康的认识发生了改变，世界卫生组织在《21世纪的挑战》报告中强调："21世纪的医学，不应该继续以疾病为主要研究领域，应当以人的健康为医学的主要发展方向。"因此，发展一种"预防疾病，维护和促进健康，并能逆转慢性疾病的健康医学模式”，成为今后社会和医学努力的方向。无论延年益寿也好还是快乐幸福也好，健康才是基础，才是人们追求生命质量的核心保障。

相应地，客户对健康保险的需求也已经从对医疗费用的财务补偿扩大到分享医疗卫生技术进步带来的红利；从希望让疾病得以诊治扩大到让自己的生命更长久、更健康、更有质量。尽管健康保险在今后相当一段时间内的主要功能仍然是解决客户疾病治疗和护理的财务负担，但也不得不面对解决不了让客户不得病或少得病的尴尬现实。显而易见，健康险单一的医疗财务风险分摊功能已经不能适应当今医疗模式的转变，不能满足客户新的需求。因此，健康保险的角色需要从疾病风险的承担者扩展至疾病风险的预防者和健康生命维护者。这是时代赋予健康保险的新的使命。除此之外，通过产品创新、模式创新和大健康生态打造，健康保险还可以在解决医疗健康领域内的诸多弊端和难题中扮演重要角色。

2.2.1　促进医疗资源合理配置和高效利用

医疗界重治疗、轻预防的顽习，对医学新技术的盲目追捧，一项治疗动辄几万、几十万元费用，给患者家庭和全社会造成沉重的医疗经济负担。轻症重治、小病大养、过度医疗造成医疗资源的配置失衡和浪费。健康保险可以利用保险产品的设计、风险控制措施、与医疗机构和健康管理机构的利益机制安排，促进卫生资源向疾病预防和健康维护转移，促进疾病的分级诊疗，抑制过度医疗。

2.2.2　协调大健康产业的发展

大健康产业的发展关键在于其各细分产业之间的相互协调促进。健康保险以其特有的筹资功能、支付功能和投资功能优势，处于大健康产业生态圈中的核心地位，在各产业主体之间形成资金、客户和数据的循环交互，挖掘客户的需求，实现客户和数据共享，并以投资方和付费方的角色帮助其他企业解决融资和营业收入来源，促进大健康产业的发展。

2.2.3　促进医疗公平

医学新技术创造了一个个生命的奇迹，但也极有可能加大社会的贫富差距和不公平现象。赛克瑞是一款美国辉瑞公司研发的针对 ALK 突变非小细胞肺癌的靶向药，国内目前的价格约 5 万元/盒，仅够一个月的用药量，而且需要长期服药。2017 年美国食品药品监督管理局（FDA）审批通过上市的 CAR-T 恶性肿瘤细胞免疫疗法，治疗费用需要 40 万—75 万美元。2019 年，新药物 Zolgensma 正式被美国 FDA 批准上市，又一次刺激了大众的神经，这种药物能够一次性治愈脊髓性肌肉萎缩症，但一次治疗需要花费 212.5 万美元。这些可以救命的新药让我们不得不面对一个残酷的现实，患同样的疾病，富人就能生存，而穷人则只有等死或让家庭背上沉重的债务。健康保险的风险分散功能则在相当程度上可以减轻医疗不公平现象。

健康保险进入了急剧变化的时代，面对这种变化，有的人焦虑，有的人则欣喜。但不论怎样，每个健康保险从业者都应该认真地思考以下几个问题：健康保险会变成什么样子？健康保险将走向何方？健康保险未来的使命是什么？

参考文献

［1］Barbash G I，Glied S A. New technology and health care costs—the case of robot-assisted surgery［J］. The New England Journal of Medicine，2010，8（363）：701-704.

［2］袁梅. 2018 寿险业健康险保险科技应用发展年报［J］. 寿再探索，2018（12）.

［3］Saltman R B，Busse R，Figueras J. Social health insurance systems in western Europe［J］. WHO European Observatory on Health Systems and Policies Series，2004，1.

［4］尤瓦尔·赫拉利. 未来简史［M］. 林俊宏，译. 北京：中信出版集团，2017：18.

我国商业健康保险的发展现状及趋势分析

陈　玲

（上海立信会计金融学院　上海　201209）

摘　要：近年来，我国商业健康保险规模迅速增长，覆盖面大幅提升，在国民医疗健康保障体系中的重要性日益突出。本文在对我国商业健康保险发展历程全面回顾的基础上，详尽分析了商业健康保险发展的现状及存在的问题，并结合目前的市场情况，对我国商业健康保险未来的发展趋势做了大致的趋势分析。

关键词：商业健康保险　现状　专业健康保险公司　趋势分析

1　我国商业健康保险发展历程

商业健康保险是以被保险人的身体为保险标的，保证被保险人在受到疾病或意外事故所致伤害时的直接费用或间接损失获得补偿的保险，是国民医疗保障体系的重要组成部分。近年来，随着我国经济水平的不断提高，商业健康保险的发展呈逐年快速上升的势头，并逐渐专业化、规范化。首先让我们来回顾一下我国商业健康保险的发展历程。

1.1　萌芽阶段

1982年国内恢复保险业务后，第一笔健康保险业务“上海市合作社职工医疗保险”推出。后来又陆续推出了母婴安康保险、分娩节育保险、农民医疗保险、中小学生和幼儿园儿童住院医疗保险等产品。[1] 这一阶段的保险经营是简单粗放的，没有经验数据做支撑，产品开发方面也缺乏精算和专业技术人员参与，能够提供的健康保险大多是技术含量较低的费用型医疗保险产品，不能满足公众对健康保险的需求。

1.2 起步阶段

进入20世纪90年代，随着经济的快速发展，医疗费用也大幅上涨，公费医疗渐渐不堪重负。各地开始探索并逐步试行新的医疗保障制度，试点社会统筹和个人账户相结合的社会医疗保险模式，比较有影响的是镇江模式。在这一阶段，各家寿险公司都开办少量的健康险业务，但仍然是简单粗放的，核保理赔基本沿用寿险的做法。[1] 比较具有亮点的是重大疾病保险的保障非常切合公众的需求，受到热捧。这一时期，恰逢各家公司推行个人代理制，虽然主战场是寿险，但健康险也顺带着把业务做大了，过去主要作为附加险投保的重疾险和医疗保险开始以主险投保，而且以团险业务为主的市场开始让个险业务分一杯羹。

1.3 全面发展阶段

1998年12月25日，国务院颁布了《国务院关于建立城镇职工基本医疗保险制度的决定》，全面推行社会基本医疗保险制度的改革，这标志着在我国实行了40多年的公费、劳保医疗保障制度即将被新的社会医疗保险制度所取代。2002年，第九届全国人大常委会第三十次会议通过了关于修改《中华人民共和国保险法》的决定，规定财险公司经监管机构核定，可经营意外伤害险和短期健康险业务。[1] 这两项规定的出台，极大地促进了商业健康保险市场的发展，表现为产品更为丰富，保障更充分，专业人才得到一定程度的重视，外资保险公司也悄悄布局这一领域，形成了以寿险公司为主的健康保险市场格局。

1.4 优化成熟阶段

截至2006年上半年，已有超过百家保险公司开办了健康保险业务，但仍然存在产品同质化严重、管理不规范、专业化水平欠缺等问题。2006年8月，原中国保监会颁布《健康保险管理办法》，这是健康保险第一部专门化监管规章，详细规范了健康保险产品、经营、销售等方面的实施细则，对于促进健康保险可持续发展，保护投保方的合法权益起到了重要作用，标志着商业健康保险发展正式进入专业化发展阶段。[1] 这一阶段，商业健康保险业务的增速虽然有所回落，但业务质量却有了明显的提升，给予公众的保障更充分。主体形式大量增加，健康保险的供给者不仅有寿险公司，还有财险公司和少量的专业保险公司。2008年后，随着新医改的启动，国家鼓励商业健康保险发展的一系列激励措施相继出台，商业健康保险开始在大病保险、长期护理保险和税优健康险方面做有益的尝试，与社会保险的合作也渐入佳境。同时，在管理上也受到发达国家管理式医疗的启发，跳出了传统寿险经营的思维，开始学习和实践一些与医院和患者方面的合作模式。这一阶段虽然仍旧存在较多问题，但高速发展的空间已经打开，专业健康保险真正迎来了发展的春天。

2　我国商业健康保险发展现状及存在的问题

2.1　总体呈现规模小、增速快的特征

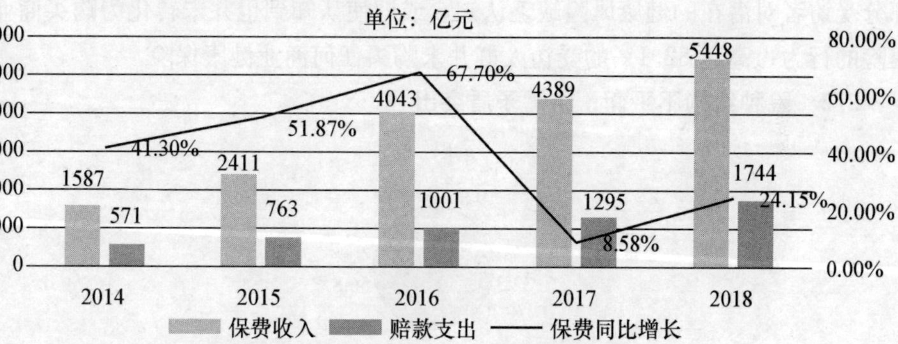

图 1　2014—2018 年健康险经营情况

资料来源：银保监会网站各年保险数据统计整理。

2014 年以来，商业健康保险市场活跃，2018 年我国原保费收入 38016.62 亿元，健康保险保费收入 5448.13 亿元，占原保费总收入的 14.3%，远低于寿险 54.5%和财产保险 28.3%的占比。但是增长速度较快，尤其是在 2014 年后，保费收入迅速增长，2014—2018 年的平均增长率高达 38%，见图 1。2018 年同比增长 24.1%，远超寿险（−3.4%）和财险（9.5%），见图 2。

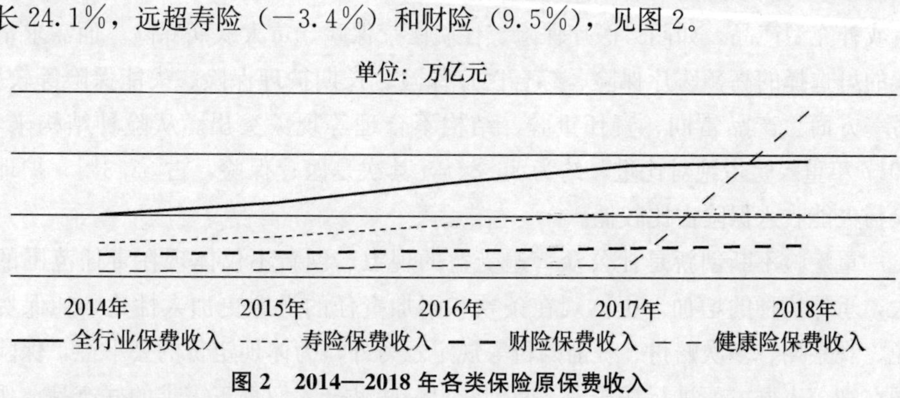

图 2　2014—2018 年各类保险原保费收入

资料来源：银保监会网站各年保险数据统计整理。

不过，商业健康保险的渗透率仍然有限。根据中国保险行业协会《中国商业健康保险发展指数报告》（2018 年大中城市）数据显示，2017 年我国健康险市场的渗透率仅为 9.1%，还有较大的提升空间。具体表现为大部分人仍然只依靠基本医疗保险或者自筹资金来应对健康风险，意外的是，调研发现配置商业健康保险意愿最低的是年收入在 50 万元及以上的高收入人群，且购买的主要是高端医疗保险；只有 30%左右的企业为员工购买了健康保险，且以医疗保险为主；大部分受访者对潜在的健康风险缺乏认知，或即使认知到也并未转化为购买商业健康险的行为；高达 82.1%的受访人群并未购买任何商业健康保险。

2.2 险种结构不平衡，供需矛盾突出

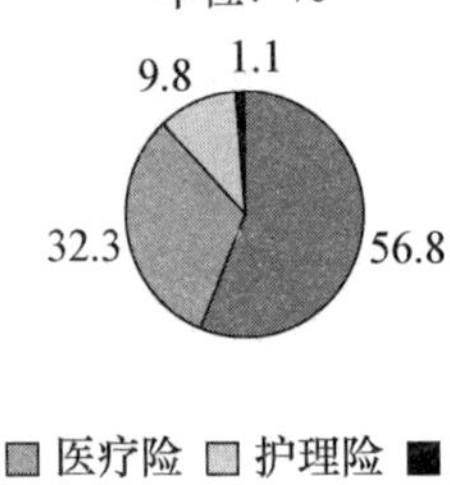

图 3 2017 年健康险各险种保费收入占比

资料来源：2019—2024 年中国健康保险行业市场前瞻与投资战略规划分析报告。

商业健康保险由医疗保险、疾病保险、护理保险、失能收入保险构成。此前发布的《中国商业健康保险研究报告》指出，受各种因素影响，商业健康保险的供需矛盾依然较为突出：一方面，当前市场上提供的健康保险产品主要是一些替代或补充型产品，如门诊医疗保险、住院医疗保险、重大疾病保险。而需求量较大的可选择的高额医疗保险、综合医疗保险、长期护理保险、失能保险等较少。另一方面，产品雷同、责任重叠、结构不合理等现象突出。从险种结构来看，2017 年重疾险占绝对比重，约为 56.8%，其次是医疗保险，占 32.3%，护理保险与失能收入保险占比较低。[2]

重疾险不断创新是让公众普遍受益的现象。创新不仅体现在责任范围的扩大，承保病种的增加，更体现在条款和附加责任的设置更加人性化，如保费豁免、观察期、多次赔付、提前赔付等规定。另外，为体现定价的公平性，保险公司在细分人群方面进行深耕，不断创新出一些贴合人们真正需求的好产品，例如老年防癌险、女性生育安康险等。[2] 保险公司积极融入大健康产业，借鉴国外

经营试行健康管理等举措，都使这个市场焕发出勃勃生机。当然一些老问题仍然没有得到很好的解决，如产品的同质化、一病拆多病承保等。

医疗保险市场上高端医疗保险增长较快，且有由团体客户转向个人客户、由一线城市向二线城市发展的趋势。中低端医疗保险仍然集中在传统的人身险公司和财产险公司，近年来互联网公司加入这一领域的竞争势头很猛。中低端医疗保险产品的优化速度较快，目前在带病体、次优体个性化保单设计、增值健康服务、理赔效率提升等方面进步明显。但仍然存在赔付率高、不保证续保等明显的劣势。

2005 年至今，我国商业长期护理保险得到了一定的发展，但仍不成熟，与其他人身保险产品相比，市场份额相对较小。原因在于，这个险种在发展过程中遇到相关政策及法律法规尚不完善、精算数据缺失、健全的护理服务体系欠缺（价格居高不下是主要原因）等情况，因此商业长期护理保险难以满足 4000 多万失能老人和其他失能人员的长期护理保障需求。在人社部《关于开展长期护理保险的指导意见》的指导下，2016 年 6 月开始了 15 个城市的长期护理保险试点工作。据统计，到 2017 年 9 月，84％的申请人得到了长期护理保险的给付，支付比例 77％，基本达到试点文件预期的效果。[2] 今后，我国商业长期护理保险与社保体系下的长期护理保险如何协调发展，将是需要长期研究和反复实践摸索的课题。

失能保险提供了医疗保险、重疾险之外的对整体生活开支的风险保障，有效规避被保险人失能之后家庭陷入财务危机或生活水平严重滑坡的风险。我国的失业保障给付比例较低，人们一旦因为疾病和受伤长期丧失工作能力，将面临从患病到退休之间的收入真空。重疾险解决的主要是治疗费用和短期生活费用问题，并不能解决被保险人长期带病生活的问题。失能收入保险正好是弥补这个保障断层的保险产品。但是该险种由于鉴定缺乏客观公正性、需求认知低等问题，目前投保率非常低，潜在的风险隐患比较大。

综上所述，虽然各类产品各有所长，但保障需求和险种的供给并未实现较好的匹配。不仅如此，目前我国承保健康保险的保险公司还无法有效地控制医疗方和患者的道德风险，这成为经营中一个难题。如果能像发达国家那样，保险公司有效地介入对医院的诊疗质量和费用的控制方面，并采取一些技术手段有效地降低患者的道德风险，那么经营效益将得到较大的提升。而且在眼科、牙科、精神治疗等领域还有很多的承保空白，不能很好地满足投保人的需求。

2.3　专业健康保险公司数量有限，经营水平不理想

健康险经营门槛相对较低，我国寿险、财险、专业健康险公司都有经营商业健康险的资格，有超过150家保险公司开展了健康险业务。但专业健康保险公司仅有7家，分别是人保健康、太保安联健康、昆仑健康、和谐健康、平安健康、复兴联合健康保险公司以及瑞华健康保险公司。[2] 从而使专业健康保险公司的风险控制、健康管理、定价等专业化优势难以得到普及。

目前，从专业健康保险公司经营情况来看，根据最新披露的2018年四季度偿付能力报告，专业健康保险公司2018年均陷亏损。专业健康保险公司难以盈利的原因主要是：第一，保险公司与医疗机构没有实现完全的信息共享，产品定价缺乏可靠的数据基础，导致很难实现精准定价；第二，保险公司无法介入诊疗环节过程中，控制最终的医疗成本支出，使经营管理成本居高不下，挤占了利润空间；第三，兼营健康保险的寿险公司为追求效益，往往以牺牲健康险的利润来捆绑销售寿险，大打价格战，价格的恶性竞争之下，严格按照出险率定价的专业健康保险公司没有价格优势；第四，专业健康保险公司业务规模效益弱于寿险公司，可用于投资的保险资金不足，难以用投资收益来弥补承保亏损。

2.4　互联网助力健康保险的产品创新与渠道拓展

互联网保险将医疗信息与大数据、云计算深度融合，以医疗云数据中心为载体，为各方提供医疗大数据服务，升级医疗与保险，逐步构建智慧化医疗服务体系。例如，2018年，大特保携手多家合作伙伴，共同启动了“健康险＋医疗大数据”项目，该项目旨在发挥各方在健康险研发和医疗数据融合上的优势，打破保险与医疗之间的坚冰，提高老百姓保障水平和医疗体验。该项目标志着史上最为复杂的医疗大数据实时交互完成，首次改变了商业健康险的底层设计逻辑，在保险定价、风控、投保和理赔流程改造、保险和医疗服务交融等方面实现了巨大突破。

同时，互联网渠道具有不受地域限制、受众面广、信息传递快等优势，直接促成了健康保险的销售。互联网渠道直接促成了健康险保费呈爆发式增长态势，2017年上半年实现规模保费29.1亿元，增幅102％，占互联网人身保险总保费的2.9％，同比增长1.6％；寿险公司的自有平台实现的健康险销售规模也有较大的增长，比如防癌险，甚至增长10倍左右，这一耀眼成绩将使各家公司今后愈加重视互联网销售渠道的拓展。[2]

2.5 税优健康险的推行一定程度上刺激了健康保险的需求

2015年11月三部委发布《关于实施商业健康保险个人所得税政策试点方案》，确定2016年1月1日起在北京、上海、天津、重庆等31个城市开展试点。至今已批示5批26家试点公司，有14家公司近30款税优健康险产品的条款和费率获得原保监会批复。[3] 税优健康险的优点主要体现在：

(1) 税收优惠：购买税优健康险之后，投保人可以享受最高每年2400元的税前扣除福利。

(2) 报销范围广：不受社保用药限制，社保范围内剩余费用可100%报销，社保范围外费用可80%报销，个人赔付比例高达90%。

(3) 允许带病投保且保证续保：明确商业保险公司不得因被保险人既往病史拒保，并保证续保。

(4) 差额返还：医疗保险简单赔付率不得低于80%，低于80%的，差额部分返还到所有被保险人的个人账户。这也意味着保险公司的成本率和利润空间只有20%。

(5) 无等待期：一般的健康险产品都有等待期，等待期越短对被保险人越有利，税优健康险无等待期的设置是一大突破。

(6) 零免赔额：《个人税收优惠型健康保险业务管理暂行方法》规定税优医疗保险不得设置免赔额，意味着这份产品的赔付没有起付线限制。

(7) "医疗险＋个人万能账户"的产品设计：有医疗行为则可以报销，不发生医疗行为则可以积累，个人账户积累可用于退休后购买商业健康保险和个人自负医疗费用支出，但不能取现。

(8) 保障额度高：明确规定医疗保险的保险金额不得低于20万元人民币。对首次带病投保的，可适当降低保额。[3]

2016年开展税优健康保险试点及2017年全国推广以来，共24家保险公司开展该业务，整体发展平平淡淡，在刺激投保需求这一方面远不及预期。截至2018年年底，全行业累计承保仅31.9万件，累计实收保费仅9.4亿元。[3] 造成这一状况的原因主要是：税优力度不大，对投保人没有足够的吸引力；复杂的流程影响了消费体验；产品类型单一，难以满足客户的多元化需求；对卖方即保险公司缺乏减税等激励措施。要改变目前税优健康险"叫好不叫座"的状况，需要提高税收优惠力度、丰富产品形态等。

3 我国商业健康保险发展的趋势分析

3.1 保险公司布局大健康，积极加强医疗健康业布局

保险公司的优势之一，是可以通过保险产品拥有大量客户资源和预付保费，因此保险公司可以此为切入点，进军医疗服务和健康管理行业，直接向客户提供从预防到诊疗的全方位服务，从而打造大健康生态闭环。

实践方面，保险公司正在以自建、参股、战略合作、并购等方式进入医疗服务和健康管理领域，具体包括网上咨询、互联网医院、智能硬件等多种形式。[4] 如中宏保险与1药网母公司111集团合作共建预防、问诊、购药、药品福利管理和健康保障的“大健康”生态闭环服务体系，友邦与微医集团合作推出新型HMO（健康管理组织）和智能医疗云平台“微医云”建设。

目前保险公司作为支付方，为实现合理控费、提高客户黏性、积累健康数据、差异化定价，纷纷主动发起与医院、药企、健康服务商的融合，融合模式可分四类：战略合作、资本运作、自建体系、服务采购。[4] 大型商业保险公司倾向于投资医院等融合模式；中小保险公司则依据自身的特点，与医院在差异化细分领域（如国际部）合作。

3.2 通过分层或分群，实行差异化的客户经营

在过去的经验中，健康险产品设计的理念是以满足需求为导向，容易造成产品的同质化。而现在，基于场景化而设计的保险产品，主要挖掘的是相似人群的行为数据，如根据人们运动场景设计的保险产品，互联网保险公司小雨伞联合平安产险和微信推出的业内第一个运动意外险“动力保”，根据微信用户每天的运动步数，领取一定金额的红包当作保费投保一定数额的保险。有的则是以步数来直接抵扣保费或增加保额。还有一种慢性病管理场景下的产品，是通过监测被保险人的血糖、血压等指标来管理目标慢性病人群，以满足该产品的参保条件。如大特保联合慕尼黑再保险和中国太平研发的糖尿病保险“退糖鼓”，不仅为糖尿病患者提供脑中风后遗症、终末期肾病、截肢及双目失明这四种并发症保障，还联合掌上糖医、微糖、血糖高管推出多款综合服务包，涵盖血糖风险评估、血糖健康重建、医生问答以及糖尿病单项并发症保险等，投保人可根据自己的需求以及预算选择合适的服务包。

中高端客户的健康保险差异化需求，主要集中于健康管理服务方面。因此保险公司加速布局健康管理，可以较快较好地满足目标人群的保险需求。首先，从

长期来看，高效的健康管理服务不仅能提升客户黏性，而且可以使赔付率迅速降低，直接提高公司盈利。其次，保险产品本身具有保险保障功能，如果能介入健康、医疗领域，非常有利于整合资源，延伸产业链，进一步促进保险业务的发展。最后，保险业涉足健康管理服务可以在产品同质化特征明显的市场中快速胜出，抢夺客户资源。

3.3 技术创新成为健康保险公司增强竞争力的关键

技术创新成为健康保险公司的核心竞争力。大家熟知的科技创新手段如区块链、人工智能、大数据等，可以帮助保险公司改变成本结构。首先，流程的标准化，如线上购买、保单管理、核保理赔等环节，改由系统按照标准流程来统一处理，大大地减少了人力的投入，从而降低管理成本。其次，保险公司利用基因筛查、物联网等技术，可对投保人进行日常行为的干预和监测，以预防为主，降低发病率和赔付支出，从而提升利润率。最后，企业根据所掌握的大数据，生成用户画像，细分目标人群，最终实现精准营销，完成由潜在客户向现实客户的转化，提高投保率。[5]

3.4 优化税优健康险，极大地提升商业健康险的投保需求

虽然目前实施的税优健康险，远未达到刺激人们大幅度提高商业保险购买力的目标。但以税收优惠来刺激投保需求，是国际大趋势，也是健康保险实现高速增长的必经之路。针对目前推行的税优健康险存在的一些问题，可以考虑从以下几方面进行优化：

（1）提高税收优惠力度，并考虑建立税收优惠额度的动态调节机制。根据各地经济发展水平、医疗费用上涨情况及个税相关政策等情况，定期调整税前抵扣额度或实行购买税优健康保险一次性进行税前抵扣。

（2）保险公司重视专业力量的投入，配备具有健康险从业经验和医学背景，最好兼具税收相关知识的员工，为需求方提供更专业化的服务。

（3）对承办税优健康险的保险公司给予一定的营业税或所得税优惠，提高保险公司持续开发和运营税优健康险的积极性。

（4）丰富税优健康保险的产品种类，将疾病保险、护理保险、失能保险等纳入健康险税优范围，同时加大细分人群专属产品的开发力度，为不同层次的人群提供能较好满足他们需求的个性化产品。同时，考虑放宽个人账户使用的灵活性，如允许投保人在退休前使用个人账户购买商业健康保险、支付个人自负医疗费用等，以鼓励中青年群体参保。[6]

（5）放宽条款限制，如对既往症的拒保、慢性病定义等争议性较大的问题，尽可能做有利于投保人的解释。

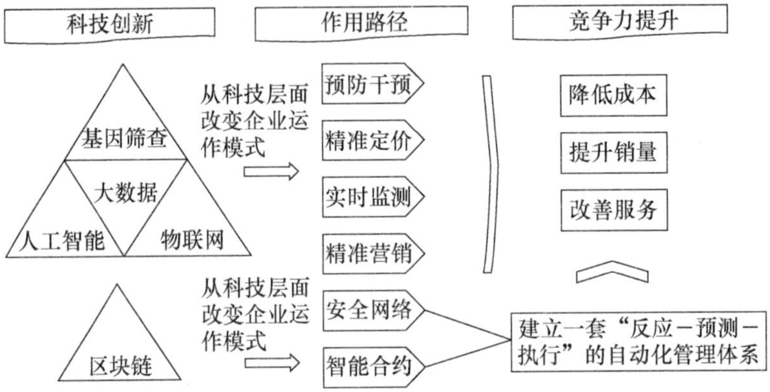

图 4　中国商业健康险行业受科技影响示意图

图片来源：艾瑞咨询。

3.5　健康医疗数据互联互通以及数据的精准运用，有效解决盈利的“瓶颈”

商业健康保险公司盈利困难的主要原因之一就是医疗数据的缺乏。健康保险未来的竞争不仅是产品的竞争，而更多的是信息和数据的竞争。健康保险的定价不仅以大数法则为基础，还需要根据疾病发生率和医疗费用数据建立单独的统计精算制度，如果缺乏医疗数据，保险公司在风险管理上无法规避“逆选择”风险，也无法通过介入医疗服务来控制医疗费用支出。而且缺乏数据支持的定价也难以实现公平性和准确性。[5] 但目前受制于公立医院未放开医疗数据，商业保险公司在健康险领域遇到了一定的困难。针对这一问题，全国政协委员、对外经济贸易大学保险学院副院长孙洁提交提案，建议打破医院“信息孤岛”。具体做法可以通过建立数据共享交换平台，实现区域卫生计生信息平台与各医疗卫生机构之间的数据交换。比如推动医生、居民及卫生管理机构对健康档案共享和调阅、设立医疗社保一卡通管理系统、区域分级诊疗管理系统等措施的实施。[7]

还有一个问题便是数据的精准运用。保险公司会从一些医疗机构采集临床医学数据，但在实际应用中发现数据存在颗粒度较粗、无法精准匹配的问题。这些问题，不仅抬高了人工分析成本，还加大了健康险业务的风险成本。因此，精准的数据匹配将为保险公司获取客户过往全面的医疗数据、核保环节降低客户逆选择、高效实现快赔直赔、自动检测隐瞒或疑似欺诈行为的风控等多方面提供极为必要的帮助。[6]

以上问题，无论是保险公司还是一些保险科技公司均在积极地寻求解决方案。例如，好人生科技“健保云”可为健康险服务的全流程提供数据服务，打破“数据孤岛”，采用“智能药检”识别异常用药、避免药品滥用；通过系统自动进行“智能理赔”风控，避免因患者就医的异常行动、保险公司运营中的不规范操作引起的经济损失等。[7] 可以说，未来商业健康险能否迎来业务量和盈利井喷式的发展，数据共享和精准运用是关键的一环。

参考文献

［1］夏兴荣．我国商业保险发展历程［J/OL］．大众理财顾问，2018（9）．

［2］王沁，王治军．我国商业健康保险的发展现状及趋势分析［J］．中国医疗保险，2017（1）：63-66．

［3］李称心．个人税收优惠型健康保险业务研究报告［J］．中国保险，2018（8）．

［4］叶长华．商业健康保险存在的风险与可持续发展对策［J］．中国保险，2018（9）．

［5］太保安联，安永．中国商业健康险白皮书［EB/OL］．2019．

［6］2019—2025年中国重疾险行业深度调研与发展趋势分析报告［EB/OL］．中国产业调研网，2019．

［7］钱佩华．健康保险发展战略与机遇把握［J］．上海立信会计金融学院学报，2017（6）．

从费用支付管理到疾病风险管理

严　琪，孟海东

（阳光人寿保险股份有限公司　北京　100020）

摘　要：在生命与健康服务产业，健康险公司正经历从买单者向健康管理者的转型，通过管理式医疗实现成本控制，通过疾病风险管理提升服务价值。在这一产品与服务转型中，国内健康险公司积极探索，大胆创新。阳光保险集团独创“保险＋医疗”双轨制半闭环管理式医疗，打造一体化的新型健康服务体系，通过保险产品的丰富与深化，支撑服务运营，并依托健康大数据技术，建立区域内居民素质模型，对疾病风险做精准预测和管理，提升保险服务效率，塑造新型健康生命文化。

关键词：费用支付　疾病风险管理

在生命文化研究中，保险是一个绕不开的话题。人的生命旅程，总会与各种风险不期而遇，其中有些风险，例如非老年期死亡、罹患重大疾病等，常使个人和家庭陷入财政困境。保险通过金融手段，将个体风险分散到社会大人群中，是有效的财务风险分摊工具。[1] 随着保险业发展，特别是医疗保险步入专业化经营，健康险公司开始从客户风险分摊转向客户风险管理：管理医疗费用以提高保险保障效率，提供健康干预以从根源上降低疾病风险。本文将论述健康险公司客户健康风险管理的方法路径，并分享阳光保险集团依托自有医院在“保险＋医疗＋健管”上的创新实践。

1　从费用支付到健康管理：健康险公司的演变

1.1　保险产品定价原理

作为生命健康风险承保者，健康险公司既要保证客户因死亡或患重疾而导致的财务风险能获得有效补偿，又必须将这种补偿控制在保费收入可支付的范围内，以免入不敷出影响保险机构生存和发展。这就需要保险公司运用产品定价工具，依靠统计数据（例如生命表、疾病发生率、疾病平均治疗费用等）和“大数法则”，[2] 来确定保险费率。那么，保险公司是否会为利益最大化，把保费定得越高越好？答案是否定的，因为保险产品不同于普通商品，是具有保障属性的“社会商品”，不能单纯以盈利为目的；而在保险销售上，存在价格—需求—成本模型，[3] 只有将定价控制在“平衡点”之下，才能吸引足够数量的购买者并获得经营收益（见图1）。因此，无论从产品社会属性上，还是从产品市场属性上，保险公司都需要严格控制产品定价。

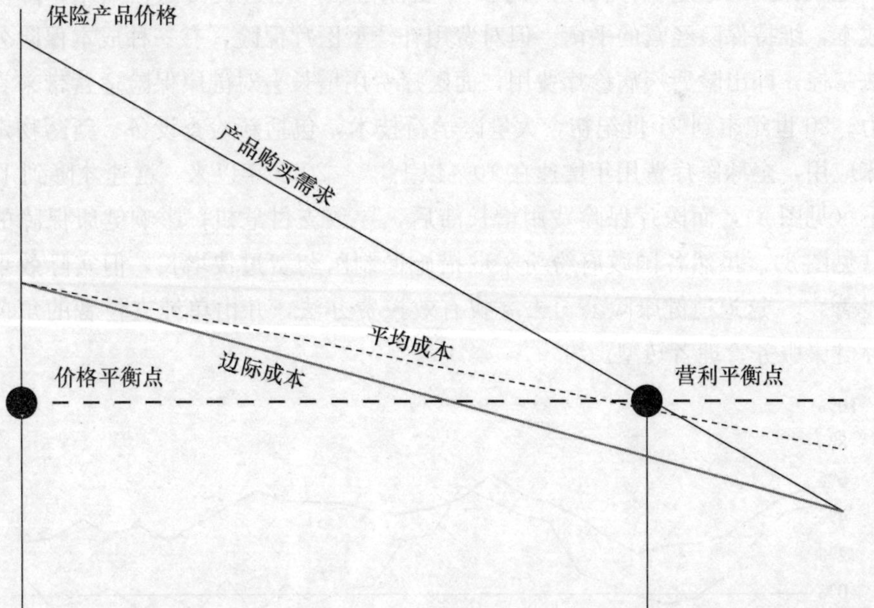

图1　保险产品的“价格—需求—成本”模型

1.2　医疗费用增长对健康保险的压力

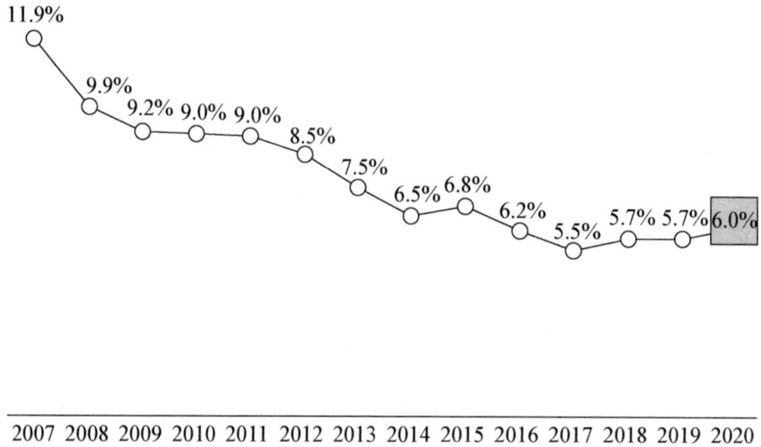

图 2　近十几年全球医疗费用增长速率统计

健康保险产品定价存在“天花板”，健康险公司通过提升运营效率，降低管理成本，维持保险经营的平衡。但对费用补偿型医疗保险，有一种成本保险公司无法掌控，即出险后疾病诊疗费用，而医疗费用增长会对健康保险运营带来直接压力。20 世纪末到 21 世纪初，大量医学新技术，包括新检查设备、新药物走向临床应用，全球医疗费用年增速在 10%以上，[4] 2008 年以来，增速才降到 10%以下（见图 2），而医疗保险费用增长滞后，导致支付危机，影响健康保障的普及（见图 3）。虽然各国政府纷纷采取措施遏制医药费过快增长，但实际效果并不显著，[5] 这逼迫健康险公司去寻找有效控费办法，并由单纯支付者的角色向医疗健康服务管理者转型。

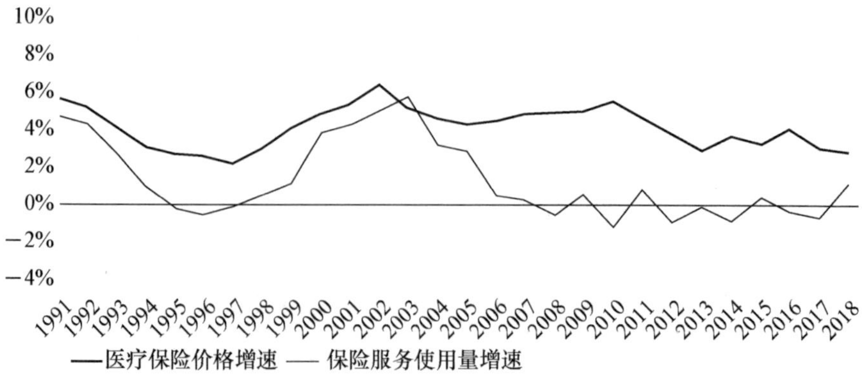

图 3　医疗费用高速增长导致医疗保险价格上升和医疗服务使用量下降

1.3 管理式医疗实现费用控制

在医疗费用控制上，健康险行业取得的一个突破是推动“管理式医疗”模式建立（见表1）。管理式医疗由医疗保险公司与医疗服务机构合作，共同制定医疗服务标准与保费支付政策，形成一个或多个兼顾控制医疗花费和提高医疗服务质量两个目标的健康服务产品，[6] 包括：控费严格的HMO模式、POS模式与ACO模式，和相对宽松的PPO模式。[7] 管理式医疗因控费而降低了医疗保险价格，因此受到个人客户和团体客户的青睐。在美国目前75%以上保险客户选择提供管理式医疗的健康保险，其中大部分选择了PPO服务（见图4）。

通过管理式医疗，保险支付与医疗服务有机融合：健康险公司不再像过去那样被动接收医药费账单，而是主动将产品与服务对接，选取最佳服务和最好疗效进行支付；而医疗服务系统也改变了“多服务、多收费”的旧模式，转而关注服务效率、效果和个体实际需求。管理式医疗使健康保险发挥了最大化的保障作用，更好地服务于个体和群体的生命健康。

表1　管理式医疗服务产品对比

产品名称	医疗服务选择方式	医疗费用支付方式	服务便捷度	控费效果
健康维护组织（health maintenance organization，HMO）	指定初级服务医生（家庭医生），并由其在合作医院网络内为客户安排服务	预收预付，按医疗机构服务客户数量打包付费	一般	较好
优选医疗服务组织（preferred provider organization，PPO）	客户可以选择保险签约医生和医院，也可以选择非签约医生和医院，但不同选择自付比例不同	根据医疗服务项目付费，但有约定的折扣价格	很好	一般
固定医生服务 point of service（POS）	需指定初级服务医生（家庭医生），但可以由医生在合作医院网络内或合作医院网络外为客户安排服务	服务网络内采用预收预付，服务网络外按服务项目付费	较好	较好
责任医疗组织（accountable care organizations，ACO）	服务者是保险公司和一个包含各层级医疗机构的服务网络，为客户提供一体化服务	可以按服务付费，也可以按客户数量打包付费；但付费标准与服务是否达成预设的客户健康改善效果关联	一般	很好

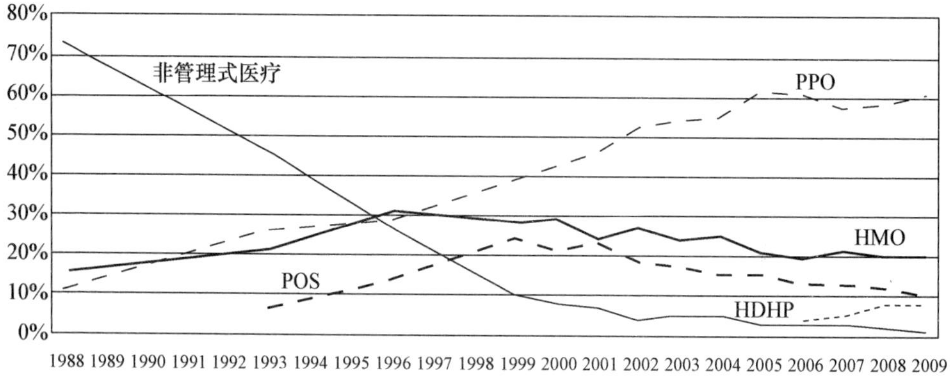

图 4 管理式医疗产品在美国健康险市场占比越来越大

1.4 疾病风险管理的价值

除了管理式医疗，保险公司是否还有其他控制医疗成本的有效路径？近年来国外健康险公司开始尝试为客户提供疾病风险管理（case management）控制保费支付。据统计，[8] 医疗花费中，大约 75%都用在治疗由于健康高风险行为而导致的疾病；另一组统计数据显示，不良生活方式导致的医疗费用增加，同老龄化带来的医疗费用增加同样显著（见图 5）。[9] 而通过积极预防降低疾病发病，就能有效降低医疗费用。有学者测算，在美国，若能通过健康管理使高血压发病下降 5%，则每年可以节约 250 亿美元保费。正因如此，世界各国特别是发达国家，都特别鼓励将卫生经费投入健康管理和疾病预防中。世界卫生组织（WHO）甚

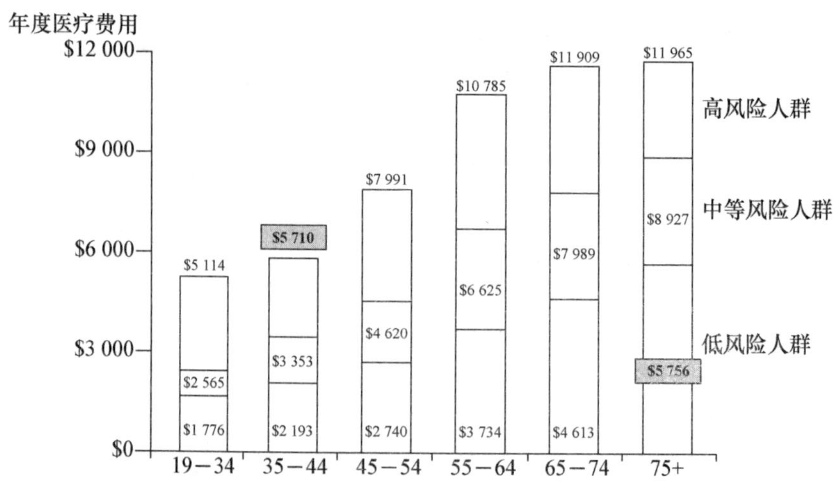

图 5 高风险行为导致的医疗费用增加与老龄化一样显著

至宣称，达到同样健康标准所需的预防投入与治疗费、抢救费比例为 1∶8.5∶100，即预防多投入 1 元钱，治疗减支 8.5 元，节约抢救费 100 元。

保险为大人群提供健康保障，开展疾病预防和风险管理，投入成本少，效果可期。欧美健康险公司通过多年实践，总结出符合保险运营特点的疾病风险管理模式和流程，包括：数据收集与风险分层、针对不同风险等级匹配不同强度的管理项目、干预效果评估（通过理赔数据）等。其中疾病风险分层与管理项目匹配，是健康险公司依托自身数据与运营优势形成的核心技术：将保险客户按疾病发生风险和费用支付风险划分成高、中、低三级，并通过实体服务网络或虚拟服务网络，将疾病管理覆盖 100%保险客户，达到提升健康水平、减少疾病发生的目的，同时为高风险客户定制专属的健康管理项目，有的放矢，提高管理效率和投入产出比（见表 2）。一些健康险公司可提供的疾病管理方案多达上千种，能管理 200 种以上的疾病风险。从实际使用情况看，[10] 这一疾病案例管理有效性达 60%以上，单人月均减少医疗费用超过 10 美元，且持续时间越长，管理绩效越突出。

表 2　针对不同风险客户匹配不同强度的疾病管理

客户分类	高风险客户	中等风险客户	低风险客户
优先级	最优先	优先	普通
沟通方式	电话＋面对面	电话＋线上	线上
沟通频次	每周	每月	根据需要
服务提供者	医生＋护士	护士＋健康管理师	健康管理师
健康管理方式	● 健康档案 ● 疾病管理项目 ● 健康宣教	● 健康档案 ● 疾病管理项目 ● 健康宣教	● 健康宣教
每月宣教时间	240 分钟	60 分钟	根据需要

2　阳光融和“保险＋医疗”模式

2.1　保险办医院

在国内，国家制定健康规划，商业健康险纳入社会保障范畴；[11] 居民健康保健意识提升，需求放大，健康险发展正迎来政策环境利好。保险公司也纷纷加大投入，力图通过拓展健康保险业务实现公司业务转型，但飞速上涨的医疗费用给健康险经营造成困难，大部分保险公司健康险盈利困难。[12] 由于看到国外同业的管理式医疗在降低医疗成本上的显著效果，国内保险公司急切希望能“移植”这一模式到自身的健康保险运营体系中。

健康险公司想要为客户设计和提供管理式医疗产品，需要从管理上、运营上和数据信息上，与医疗服务机构形成协同和协作。对国内保险公司来说，现阶段协同医院最直接的方式就是直接经办医疗机构。基于此目的，国内有实力的保险公司如平安集团、人保集团、国寿集团、泰康集团、中国太保、中国太平、安邦保险等，均开始布局医疗投资，探索“保险＋医疗”合作经营。

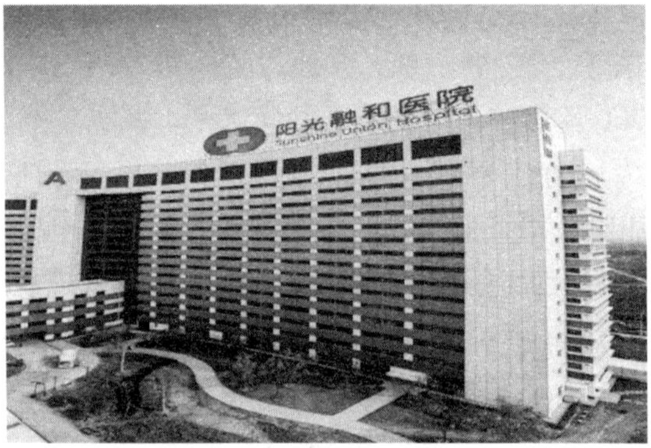

图 6　阳光融和医院医疗大楼

2016 年 5 月，阳光保险集团在山东投资自建的阳光融和医院正式开诊，开放床位超过 1000 张（见图 6、图 7）。医院不仅拥有从全国引进的一流专家、高端仪器设备、与国际接轨的诊疗环境和职业化管理团队，且在开业之初，就和健康保险运营建立紧密连接，在国内开创阳光融和“保险＋医疗”新模式，引起业界广泛关注。

2.2　阳光融和“保险＋医疗”双轨制半闭环管理式医疗

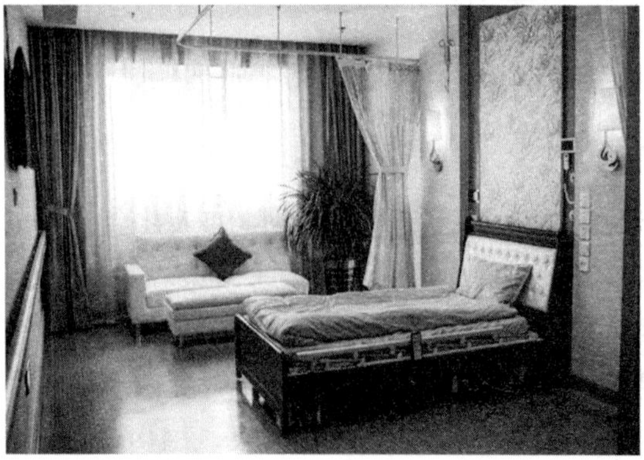

图 7　阳光融和医院的病房设计

理论上，当健康保险与医疗服务相结合，闭环服务是最理想运营模式：保险公司收取保费，按服务人数打包预付医院服务费，由医院向保险客户提供全部医疗服务；而医院也不再接收其他渠道客户，而是调动全部资源为健康保险服务。但在阳光融和“保险＋医疗”实践中发现，这种全闭环存在3个障碍：一是在保险端，阳光保险在当地短时间内还不能吸纳足以支撑一家大型综合性医院运转的客户群体；二是融和医院尚在发展建设中，社区服务网络、专科治疗等还需要进一步完善，尚不足以满足保险客户“全周期”的医疗健康需求；三是融和医院是社保定点医院，医保、商保的交叉支付，也使得完全闭环无法施行。

针对这种情况，阳光设计了“医疗＋保险”一体化半闭环经营模式（见图8）。在医院开诊后1年内，接通了医院和保险的数据、财务与管理、服务各个环节互联互通，并加大在周边地区医疗健康保险营销力度，为项目实施做了全方位准备。2008年1月，新模式启动运行：客户按年度缴纳保费即可成为“医疗＋保险”综合服务体内的会员，享受约定的融和医院高性价比服务，包括体检筛查、门（急）诊与住院治疗、康复治疗等。而对非融和医院的医疗服务，保险不再进行支付；与此同时，保险将这部分会员的保费，全部交由医院用作服务费用，医院核算服务成本，设计服务项目，并在保证医疗质量情况下实行成本控制，从源头上避免过度医疗与资源浪费。这种运营模式形成保险客户、医院服务网络和保险公司之间的闭环。保险公司5年内不从这一体系中盈利，以保证医院实现利润，维持这一新模式良好运转。

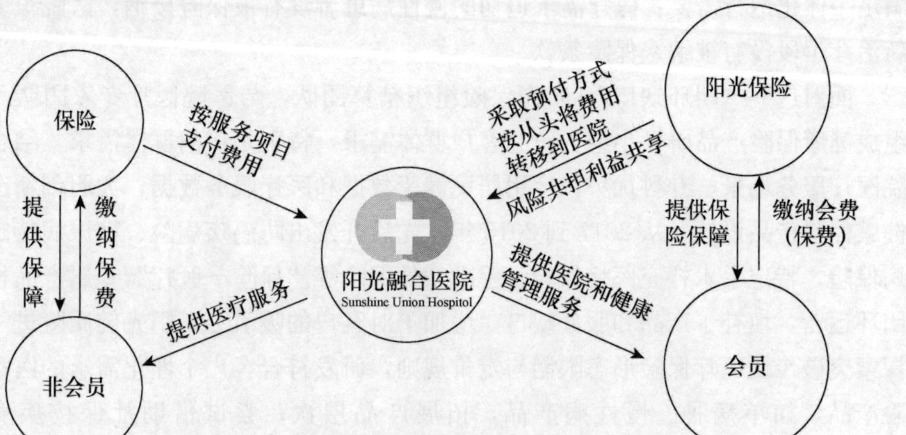

图8　阳光融和“医疗＋保险”一体化半闭环经营模式

在和保险形成闭环经营体系之外，医院也要承接非保险会员的服务，并仍按传统方式计费，这是医疗服务市场的要求，也是维持医院经营的需要。而即使在医院与保险之间，也不是所有保险产品、所有医疗服务都被纳入闭环体系中：一些非常昂贵的检查和治疗就没有被医疗保险包括；而某些定额给付的健康保险也不能打包成为医院的服务提供给客户，因此这一模式是双轨制和半闭环的。

在投入运行 1 年后，“保险＋医疗”创新模式迅速显示出巨大活力：医院服务品牌的支撑打开了健康保险销售局面，阳光成为当地第一保险品牌，健康保险覆盖人口达百万级，参加“保险＋医疗”会员超过 50 万人；而医院来自闭环运营的客户人数逐步上升，到今年已达到门诊人数的 1/5，住院人数的 1/3，并在业务收入、手术数量等核心指标上，为医院带来显著提升，使阳光融和医院成为当地医疗市场领头羊，并初步建成了以融和医院为中心、辐射全地区的基层医疗服务网络，使“保险＋医疗”打造成一体化服务，为阳光客户带来更多价值。

2.3 健康保险产品体系的丰富和深化

保险与医疗全方位对接后，想要形成支付与服务的充分闭环，就需要保险产品形成丰富层次，覆盖客户全周期医疗需求：从健康人群，到已患慢性病人群；从一般疾病的门（急）诊、住院治疗，到肿瘤等重大疾病特殊治疗；从药店、社区到综合医院、专科医院等，都能被纳入保险支付。但在 2016 年筹备“医疗＋保险”一体化运营之初，受限于经验、数据和监管的要求，阳光只开发销售了一款专属医疗险“融和 C”，随着正式运行后客户数量增加，发现这一产品已不能满足一体化运行需要：医疗需求迫切的慢性病患者没有被保险接纳，医院很多最新治疗手段没有被纳入保障条款。

面对这一“闭环缺口”，阳光保险组织精算团队，与医院医疗专家团队一起组成健康保险产品研发小组，研究客户群体需求，特别是疾病群体需求，结合医院医疗服务场景、专科优势，运用居民健康数据和医疗服务数据，大胆创新医疗健康保险产品设计。从 2017 到 2018 年，先后开发出防癌疾病险、糖尿病特定疾病保险、特定手术补充医疗保险、手术意外保险等“保险＋医疗”专属产品投入闭环运营，填补了产品和服务缺口，增加了对客户的吸引力。阳光健康险进一步探索突破传统医疗保险形态限制与定价规则，研发符合客户个性化需求的医疗保险产品，如单病种、慢性病产品，拓展产品层次；尝试借助社保按疾病组（DRGs）付费经验，将按人头付费和按服务单元付费组成复合型付费方式；医院建立节余激励、超费惩罚机制，主动控费，使“保险＋医疗”一体化运行更加高效。

3　依托健康大数据，实现疾病风险精准管理

3.1　建立居民健康素质模型

阳光融和“保险＋医疗”管理式医疗运行后，控制客户疾病发生、维护客户健康状态成为控制医疗服务费用、提高闭环经营绩效的捷径；而维护客户生命健康，也是创新服务模式能带给客户的最大福祉。但采用传统健康管理方式，最大挑战是干预对象不明确，干预目标不确定，影响健康管理项目的科学设计和有效实施。[13] 而依托数字信息技术，建立健康素质模型，可以更准确开展健康现状评估及疾病风险预估，对健康体质、健康素养以及健康状态等相关的生物学信息、环境信息、健康服务信息和个人行为信息数据进行采集、清理和分析，通过大数据技术建立适用“保险＋保险”作业区域的疾病管理模型，为纳入一体化服务的人群设计更加有效的健康干预项目（见图 9）。[14]

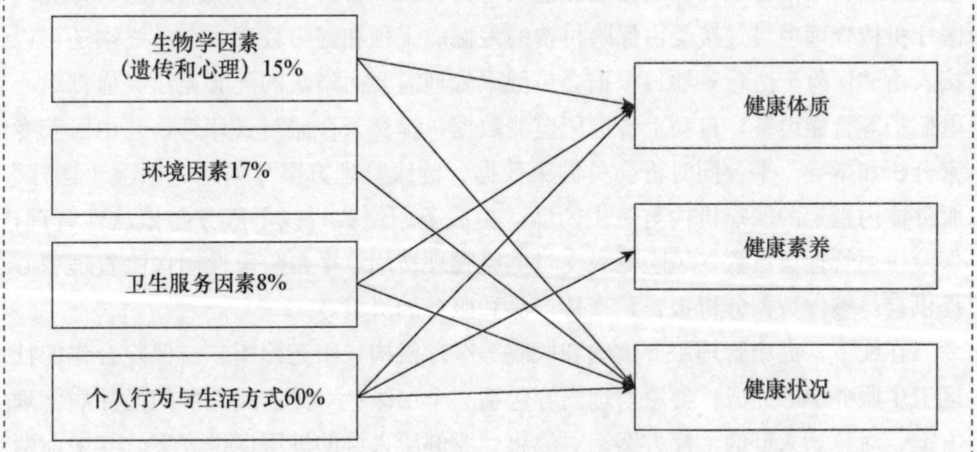

图 9　健康素质内涵与 4 个后天健康影响因素的关联

为获取模型建立所需健康大数据，项目一方面对医院自有诊疗数据和体检数据进行脱敏处理后使用，同时又积极与当地卫生部门合作，通过区域卫生信息平台连通医院、公共卫生及基层医疗机构存储的市民健康信息。数据收集后，分别按照人口社会信息、遗传学信息、健康知识及认知/生活方式数据、诊疗数据、

体检数据等维度进行整理、分析，建立数据相关性和相关度自动分析模型，实现以下功能：

一是“保险＋医疗”会员群体健康大数据综合分析：出具整体风险评估，发布客户健康白皮书，绘制健康风险因素图谱和疾病风险图谱，并预测医疗服务量，完成保险产品的合理定价。

二是生成会员个人健康档案和个人健康风险评估报告：根据个人的生活方式、生理特点、心理素质、社会环境、遗传因素与健康状况，预测个人的慢性病、常见病的发生率，并输出个体疾病风险评估报告以及个性化健康干预方案。

3.2　通过健康干预提升会员生命质量

依托居民健康素质模型，阳光融和“保险＋医疗”建立起会员健康管理中心平台和核心引擎，能通过会员体检数据与服务数据，量化评估肿瘤患病风险和包括高血压、糖尿病、冠心病、脑卒中等16种慢性疾病的患病风险，并根据会员风险定位，生成合理健康管理方案（见图10）。健康管理中心平台开通会员端，会员可以利用平台上传体检数据和健康行为数据，了解自己的疾病风险，并登入医疗机构管理项目，接受由保险付费的慢性病干预和健康教育；会员终端还可以接入由“保险＋医疗”项目根据会员健康管理需要而赠送的配套血压、血糖、心电监护等智能设备，自动上传健康监测数据，提交云存储与云计算，并由医院专家分析和指导。平台同时将会员健康数据、健康管理方案分派给“保险＋医疗”服务体内指定的医疗机构与医生团队，由服务网络执行线下服务与依从性管理，保险按照管理会员数、风险等级支付健康管理费用。平台阶段性向保险管理中心提供会员整体数据分析报告，支持产品和服务的决策。

在线下，健康管理服务由融和医院等医疗机构、阳光诊所、与保险合作的社区卫生服务中心完成。健康管理内容包括三个层级：对慢性病人群的慢性病管理方案；对急病人群的治疗方案；对健康、亚健康人群的健康促进方案。其中前两者是管理的重点人群，是控制保险费用、提高会员健康状态和生命质量的关键。其干预内容包括用药指导、药品服务、指标监测、康复训练、生活管理等，由医生、护士通过电话和必要的上门访视来完成，并借助可穿戴设备健康数据上传和分析，评估疾病管理方案的有效性。对健康、亚健康人群，项目提供不同等级的健康指导方案，如运动方案、营养指导方案等，以及跟踪干预措施，方式以电话、微信、短信和其他线上服式为主。

健康干预实施1年后，项目进行运行效果评估，虽然由于时间所限，还无法看到慢性病管理在控制会员发病率和住院率、降低医疗费用等核心指标上的作用，但管理参与率、任务完成率、会员意见反馈等过程指标均十分理想，大部分参与管理的会员，生理生化指标也达成管理目标。预计 3 年后慢性病管理的价值将开始显现，会员整体健康状态会获得显著提升，健康管理平台成为“保险＋医疗”模式平稳运行的重要支撑。

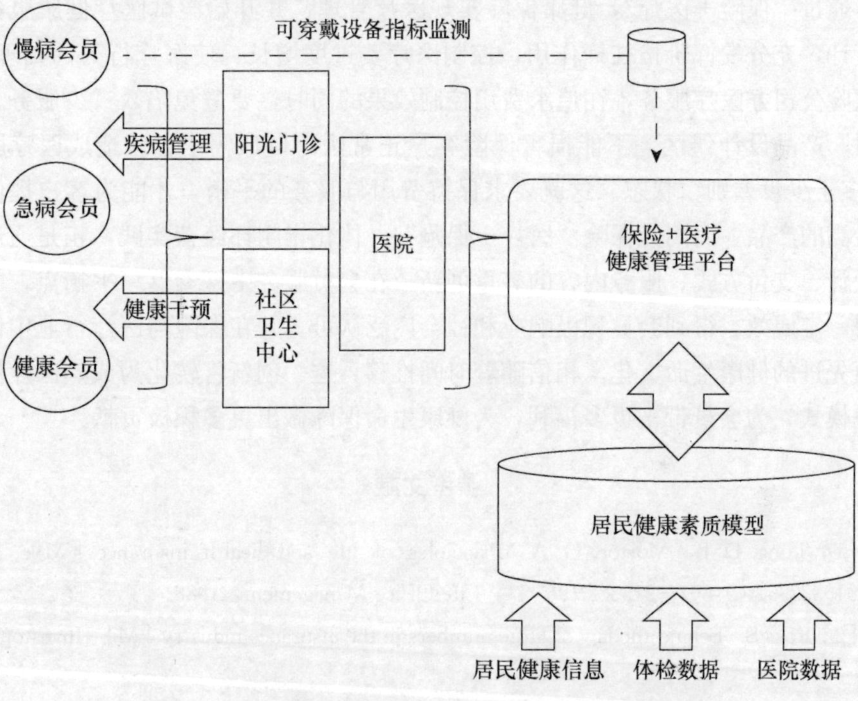

图 10　居民健康素质模型与“保险＋医疗”健康管理平台

3.3　新型健康保险塑造健康生命文化

保险为个人、群体和社会承担风险保障责任，健康保险更是维护个体与家庭生命健康的重要保障。传统上，通过核算疾病风险发生率与医疗服务费用，保险公司设计和销售健康险产品，并支付会员医疗健康服务费用。但当健康保险遇到现代医学，健康险公司就不能只充当“付款人”，而要为保险客户整体性规划医疗健康服务的内容。这是现代医学高成本、高费用倒推健康保险业走向发展和成熟。

诚然，医学技术进步给人类健康带来福祉，如感染性疾病得到有效控制，预期寿险延长，生命质量提升。但技术进步也引起现代医学两大弊端：一是技术万能论，无论是医生还是病人，无限度追求新技术、新方法，期望治愈疾病，而不考虑经济成本，造成过度医疗；二是诊断治疗中的生物医学模式，只关注疾病生化指标改善，而忽略作为人的整体利益。同时，基因与生物工程技术引发的伦理学隐忧、昂贵治疗造成的医疗服务贫富分化，威胁现代医学的健康发展，使生命健康文化误入歧途，也使健康保险支付乏力，无法发挥风险平衡作用。

通过“保险＋医疗”，健康保险实现医疗管理，并开始尝试医疗健康服务产品设计，充分发挥价格杠杆作用，控制医疗费过度增长，使医疗行为回归理性。但保险公司办医疗服务，在追求费用控制效果的同时，要避免陷入“少服务、少支付”产品设计误区，不能损害保险客户正常医疗健康需求，或造成医疗服务“干多干少没差别”状态。这就要求保持费用与服务的平衡，才能为客户提供价值最高的产品。而阳光保险“医疗＋保险”一体化半闭环经营实践，正是通过产品设计、支付方式、服务内容的多重创新，在会员服务中探索这一平衡点，并已获得一定成效，得到会员积极响应和社会广泛认可，并在保险与医疗行业中倡导了更先进的健康生命文化。相信随着时间推移，这一创新将转化为成熟医疗健康服务模式，为会员带来更多福利，为健康生命保障做出更多积极贡献。

参考文献

[1] Long D L，Morton G A. Principles of life and health insurance [M]. ISBN 9780915322961 (978-0-915322-96-1)，Life Office Management，1988.

[2] Ross S. Behind the law of large numbers in the insurance industry [M]. Investopedia. 2018.

[3] Edwards J R. Adverse selection and cost：the diminishing case for insurance market intervention [J]. International Journal of Economics and Management Sciences，2016，6：74-85.

[4] 张剑敏. 医学新技术浪潮中的人身保险 [M]. 北京：中华工商联合出版社，2019：37.

[5] Medical cost trend：Behind the numbers 2020. PwC's Health Research Institute. 2019. 06.

[6] Types of managed care organizations. Industry Insights Blog，Gallagher Healthcare. 2018. 08.

[7] LaPointe J. Accountable care organizations lower costs compared to HMOs，PPOs. Getty Images. 2019. 06.

［8］Beaton T. How preventive healthcare services reduce spending for payers [J]. Health Payer Intelligence. 2017，8.

［9］Chronic disease management services market：global industry analysis 2012—2016 and opportunity assessment；2017—2027. Healthcare，Pharmaceuticals and Medical devices. 2019，11.

［10］The role of case management in value-based health care. E-health Initiative. 2015. 01.

［11］健康中国行动（2019—2030 年）. 健康中国行动推进委员会. 2019. 07.

［12］中国商业健康险行业研究报告. 艾瑞咨询. 2017. 01.

［13］Bresnick J. Top 10 challenges of population health management [J]. Health in Analytics. 2017，7.

［14］肖砾，马昱，李英华，等. 中国城乡居民健康素养状况及影响因素研究［J］. 中国健康教育，2009，25：323-326.

数字化时代健康与保险的跨界服务

王锡安，李　军

（新华卓越健康投资管理有限公司　北京　100022）

摘　要：人身保险与健康服务存在着天然的协同性，部分保险公司很早就涉足健康管理领域，跨界协同保险业务为客户提供健康与保险相互结合的服务产品。随着近10年来新技术赋能，健康与保险的跨界服务驶入快车道，更高效、全面、专业、灵活的跨界服务不断涌现，开辟出一片蓝海。

关键词：保险　健康管理　新技术　跨界服务

1　健康与保险跨界服务的新技术时代背景

1.1　国家战略为跨界服务提供政策红利

党的十八届五中全会以来，在“健康中国”的国家战略指引下，国家顶层设计各层面不断出台了一系列利好政策，为健康管理与保险跨界结合不断注入强心剂，一方面健康、保险跨界结合领域迎来了新的商业发展机遇，另一方面也为客户提供了越来越多的创新服务模式，满足多方面的健康和保险服务需求。

值得关注的是，2013年以来，国务院相继发布《关于促进健康服务业发展的若干意见》《“健康中国2030”规划纲要》《“十三五”卫生与健康规划》，“健康中国”上升为国家战略。习近平总书记指出，把人民健康放在优先发展战略地位，努力全方位全周期保障人民健康。2014年，国务院发布《关于加快发展商业健康保险的若干意见》及《关于加快发展现代保险服务业的若干意见》鼓励商业保险机构积极“参与健康服务产业链整合”，开发与健康管理服务相结合的疾病预防、健康维护、慢性病管理等多样化健康保险服务。作为保险业监管部门的银行保险监督管理委员会也直接表态，鼓励保险公司加强与医疗机构、健康管理机构、康复服务机构等合作，为被保险人提供优质、方便的医疗服务。通过保险与健康管理二者结合，“提供健康风险评估和干预，提供疾病预防、健康体检、健康咨询、健康维护、慢性病管理、养生保健等服务”，为保险与健康跨界服务发展开辟出一条绿色通道。

1.2　健康与保险跨界服务是寿险业不断成熟的必然选择

寿险行业的经营过程中存在经营成本高、盈利压力大、竞争激烈、产品同质化、客户接触点少、黏性不高等固有问题。据不完全统计，目前至少有16家保险公司正积极布局健康产业，累计提供医疗、健康管理服务项目40余项。通过保险与健康跨界合作提供服务，成为赋能保险“服务属性”、突破以往的保险服务边界的重要利器之一。通过在客户的保单周期中，嵌入“健康管理”服务，以健康服务能力为突破口，为产品提供新的创新点。满足客户的健康管理需求，提升客户满意度，同时也为保险服务创造更多的客户接触点，提高客户黏性。

1.3　早期健康与保险跨界服务亟待升级，以满足不断升级的客户需求

保险企业的客户，对健康服务的需求比较旺盛，但是早期传统跨界服务主要集中在就医挂号、体检等环节，受制于规模效应小、技术发展水平低、成本投入较高等因素，其提高保险产品附加值及服务能力方面的作用和效果还比较局限。[1] 随着客户健康医疗需求的爆发和保险意识的不断提升，客户“健康管理+风险保障”的双重需求越来越突出。在寿险市场大发展、产业融合加剧、技术加成的催化下，传统跨界服务急需不断升级、创新，通过供给侧改革跟上客户需求的步伐。

1.4　技术发展为跨界服务开通快车道

健康与保险的跨界服务，是保险行业、医疗行业、新兴技术在客户需求的引导下融合的产物，而技术的快速发展是三者融合的重要催化剂，随着物联网、大数据、人工智能、基因检测等技术的广泛应用，为市场参与主体节省经营成本，加速产业的融合，刺激产品创新，扩展服务项目或市场业务的外延。在技术的加持下，跨界服务为客户提供更快捷、更专业、更个性、自动化的健康与保险服务成为可能。

2 新技术时代下的跨界服务发展现状

在新技术的不断催化下，跨界服务不断实现由线下向线上的快速转移。同时，随着医疗资源的不断丰富以及产业融合的加剧，跨界服务的内涵和专业水平也在不断突破，为客户提供高效、灵活、专业的全方位的保险与健康管理服务。

2.1 新技术推动跨界服务不断向线上迁移，实现随时、随地、高效服务

2.1.1 人工智能技术让跨界服务可以随时响应客户需求，实现全天候服务

传统的跨界服务以人工服务为主，其服务形式原始、服务时间固定且有限甚至需要客户排队。而随着人工智能技术的逐步发展，不但能够通过人机协同，大大降低人工服务的成本，还能填补非人工服务时段的空缺。随着近几年迅速发展，人工智能已经能够替代很多人工服务，7×24 小时随时响应客户需求，在跨界服务中扮演越来越重要的角色。例如，医疗保险科技创业公司康语的语音识别虚拟健康助手指导客户判断病症、众安保险的众安精灵全天候在线解答客户的健康、医疗、保单、产品问题。人工智能的应用突破了时间限制，满足客户在任意时间段、任意服务环节的健康与保险服务需求，而且越来越成为跨界服务的“标配”。

2.1.2 互联网技术推动跨地域资源共享，服务突破了地域限制

早期的健康跨界服务仅能简单整合一个地区的健康与保险服务资源，由于我国健康和医疗资源分布不均，三、四线城市尤其是偏远地区与保险的跨界服务合作很难开展。根据原国家卫计委披露数据显示，城市每千人口执业医师达到 2.96 人，而农村仅为 1 人，农村服务量仅为总量的 1/8。随着互联网、固定及移动宽带技术不断普及，保险公司不断强化健康医疗服务资源的整合，突破地域限制，实现国内外优质健康医疗资源的共享。[2] 国内寿险公司通过互联网积极整合健康医疗资源和保险产品附加服务的方式为全国各地客户提供个性化、高质量的健康管理服务，其中平安保险的“平安好医生”规模最大，通过广泛布局，向客户提供了全国三甲医院及专科医院的医生在线咨询、诊疗服务，同时也为已获得相关重疾诊断的客户联系国际医疗机构，协助用户整理并传输病历资料，及安排海外住院手术治疗。[3] 其他一些合资保险公司，例如招商信诺等，则利用合资方优势，通过互联网技术积极整合国外医疗资源，为客户提供美国远程书面二诊及海外尊享医疗计划等跨界服务。

2.1.3 跨界服务通过 App 实现流程自动化、解决信息不对称，便捷性大幅

提升

新技术发展的典型代表之一是手机 App，健康与保险跨界服务提供者通过 App 将所有服务进行集成，构建自动化服务流程。客户可通过一个 App 获取服务、资讯、评价，解决了传统跨界流程冗长手续烦琐的困扰。例如人保健康通过搭建“人民健康”移动端跨界服务平台，为客户提供“卡片化”的全自动健康医疗服务。用户通过点击 App 端“人民健康一卡通”即可在线完成就诊咨询、挂号预约、医护到家、购药、疾病自查、一键支付的就医流程；若客户在线下购药时出示一卡通实物卡或电子付款码即可结算药费。服务流程的数字化和自动化，为客户提供了更省时省力轻松的服务。[4]

2.2 新技术推动下，健康与保险跨界服务内涵外延日益丰富，实现全方位服务

2.2.1 新技术推动传统的就医问诊+保险跨界服务得到不断深化

传统模式下的跨界服务比较单一，主要围绕在就医环节，以线下挂号和体检项目为主，但客户需求远不止于此。随着技术支持能力提升，医疗资源整合和技术的不断发展，跨界服务提供的医疗服务的深度不断延伸，基本可以覆盖就医全环节。例如，国内多家保险公司如人保、太保、国寿等均可为客户提供从咨询、挂号、导诊、诊疗、购药、理赔直付等就医全流程服务。且在各个环节中，不断深挖服务的内涵。如在咨询问诊环节，可向客户提供图文、选医、电话三种问诊方式。同时，保险公司在不断深化跨界服务的过程中，从医疗管理入手，向客户提供全流程的医疗服务，最后通过健康保险产品覆盖疾病风险，控制医疗成本。[5]

2.2.2 新技术推动跨界服务涉足新的领域，满足客户预防、治疗、康复、保险支付全方位需求

技术发展的巨大力量刺激跨界服务不断探索新的服务领域，满足客户全方位健康管理需求。保险公司不断深挖健康管理的服务链，为客户提供前期健康宣导、评估、体检、基因检测、疫苗预约；[6] 后期康复训练、慢性病管理、治疗跟踪等多种健康管理服务项目，并根据客户的年龄、性别、职业等特点建立特色健康管理计划。在涉足新领域的同时，保险公司也在加强利用客户健康数据。例如，泰康在线的泰健康会员体系中涵盖了一套健康评分机制，其依据健康测评、疾病基因检测以及和拥有社会化大数据的公司合作，多维度获取用户数据。再通过资料完整度、健康保障度、人际健康度、健康活跃度、身心健康度这 5 个维度

建立客户健康画像，以此发掘客户健康管理与保险保障的缺口，为客户提供更加全面的服务。

2.3　新技术时代背景下，健康医疗资源与保险加快融合，跨界服务更专业

2.3.1　权威医疗机构深入参与，服务提供者更加专业

在产业融合愈发明朗的大环境下，三甲医院、专业医疗集团、专业健康管理机构纷纷寻求与保险公司的合作。权威医疗机构的深入参与为客户提供了更专业的服务，其专业性主要体现在两个方面：一是专业医疗机构与保险公司直接合作实现“强强联合”，国内顶尖险企与国外顶尖专业健康管理机构的大规模深度合作，开启了“互联网＋健康管理＋保险”跨界合作的新篇章。例如新华保险与台湾第一家国际连锁健康管理中心美兆健康管理国际控股公司共同签署战略合作协议，全面发展健康与保险跨产业合作，将保险与健康管理整合在一起，增强客户服务质量。在跨国合作方面，中国太平洋保险股份有限公司与加拿大健康管理中心签下中加两国健康领域最大规模的战略合作协议，打造“保险＋健康管理”新模式。二是通过投资与收购开展内部经营，实现保险公司跨界战略转型。国内的新华保险成立卓越健康投资管理有限公司，主要从事健康管理、医疗服务、护理服务、医疗投资等与寿险主业具有协同效应的健康医疗产业，为客户提供更有效率的健康管理跨界服务。在国外，美国安泰保险集团通过出售、收购战略成功转型为多元化的专业医疗健康福利集团，同时与多家医院、医疗机构达成合作协议，为安泰会员提供优质专业的保险及健康服务。

2.3.2　新技术促进健康与保险的结合点不断细化，跨界服务专业领域更细分

健康管理与保险险种结合点的增加使得跨界服务领域所提供的服务更加细化，保险种类更加细分，针对单一特定病种的保险产品和配套健康服务的综合产品陆续出现。常见模式为保险公司推出一个单病种或者和医疗垂直领域相关的保险，[7]在客户购买保险产品的同时可享受由专业机构提供的该病种专项医疗服务，而由深度服务带来的医疗价值可以降低最终的保费支出，“疾病＋专项保险＋专项医疗”的深度服务模式不仅保障了客户的疾病风险，同时反哺保险公司，降低赔付率。例如平安保险、太平保险分别为购买呼吸系统疾病、糖尿病等特定疾病保险的投保人提供网上特需门诊预约服务、血糖健康管理 App 等专业细分服务等。

2.3.3　物联网发展让健康管理设备更加精良，跨界服务手段更加专业

健康监测管理设备价格不断降低和普及，并随着物联网发展实现互联互通，被大量运用在保险与健康的跨界服务中，能够细致地监测用户数据，实现便捷健

康监测管理、辅助诊断治疗等健康管理目标。[8] 更重要的是健康管理设备为保险公司与客户提供了一条高频互动媒介，保险公司可根据互动的结果不断增加客户黏性，提升服务的专业水平。例如美国约翰·汉考克寿险公司（John Hancock）以健康行为数据和健康管理为基础，推出了"活力健康保险计划"（Vitality 计划），为客户提供物联网血糖自测仪、心率手环等准医疗设备，协助实时监测健康状态，保单持有人每年与公司的互动达到了 500 余次，相比传统保险每年的一到两次得到大幅提高。

2.4 新技术时代健康与保险跨界服务实现差异化、个性化

2.4.1 保单积分将服务选择权还给客户，跨界服务实现更灵活

传统健康与保险的跨界服务由于选择项目、实现方式很有限，基本采用保险产品绑定具体服务的方式。新技术时代下，通过 App、微信、网站等平台实现跨界服务积分互通，投保人可用保单积分兑换多种类型的产品或服务，保险公司将服务选择权还给客户，积分兑换方式更加灵活。例如平安万里通、新华保险的臻爱积分，客户通过保单存续、参与保险活动等方式获取积分。通过积分兑换丰富的健康管理服务，客户可根据个人喜好自由选择所需要的商品或服务，服务实现更加灵活。

2.4.2 大数据技术支持跨界服务从标准化向分层化、个性化转变

保险公司的保险产品不再是统一标准化合同下的保额及保费，市场上出现许多以客户特征、健康服务或互动手段进行保额动态调整的保险产品，在差异化、分层化的同时，保险与健康、技术领域的跨界服务也提升了保险高端服务的数量和质量。[9] 保险公司通过互动手段提供差异化的保险服务，平安保险推出平安福 run 计划、腾讯微保推出 wefit 计划，对不同运动状况的投保人进行相应的保额保费调整。在健康服务方面，保险产品通过定制化的健康方案实现产品责任的个性化，太保妙健康的方案对多维度的健康行为进行干预，综合评判了客户个人平时生活的健康习惯后，通过妙健康独创的 M 值（More health behavior score，健康行为指数）来浮动保费或者提升保额，打造差异化保险产品。[10]

3 健康管理与保险跨界服务展望与挑战

3.1 跨界服务面临的挑战

3.1.1 市场前景广阔，但仍有多个瓶颈待突破

新技术时代下健康管理与保险跨界服务发展迅猛，在大数据、人工智能、物

联网、基因检测及5G大时代的加持下，跨界服务市场具有广阔的发展前景，但也存在诸多瓶颈待突破。《2017年保险健康服务市场调研》的分析结果显示，92%的保险公司希望通过互联网平台实现健康服务，有38%的保险公司因为技术、经验、资源或资金的问题，现阶段尚未搭建平台。从技术方面来看，新兴科技发展速度虽快，但其发展的深度和应用的广度仍存在局限性。如人工智能仍处于弱人工智能阶段，大数据获取与挖掘仍存在壁垒等技术瓶颈尚未解决；从市场发展与推广程度看，当前保险与健康的跨界合作起步晚，参与主体的数量与质量尚未形成规模效应，因此市场覆盖率与客户接受程度仍有较大的上升空间。

3.1.2　客户隐私保护及责任归属等方面存在隐忧

跨界服务互联网化是其发展的必经之路，而发展的同时也伴随着信息安全和责任归属的隐患。首先，在客户隐私方面，保险公司不仅掌握了客户的保单信息，同时也逐渐获取了其健康及医疗数据。在集成了客户大量财务、风险、健康信息的情况下，客户授权方式、服务条款内容、保险公司获取数据的途径、使用权限、保护客户相关数据信息的措施对跨界服务良性持续发展而言是重要的挑战。其次，跨界服务是多方市场主体融合的产物，其责任划分归属与纠纷处理机制是影响客户消费权益保护，甚至是跨界服务良性持续发展的首要因素。当客户在平台享受诊疗项目时遭遇误诊、购药时买到了假药、齿科服务体验差或服务供应商遭遇客户上传虚假医疗数据等欺诈行为时，客户权益保护与责任追究则凸显了出来。保险公司作为健康医疗服务与客户之间的媒介，如何依照相关法律法规保护双方权益并追究相关责任对保险公司而言仍是一个巨大的挑战。

3.2　健康与保险跨界服务未来展望

3.2.1　新技术将不断推进跨界服务平台化、社交化

健康与保险的跨界服务发展迅速，但当前从行业角度看存在发展分散、重复建设、质量参差不齐的情况，极少数领先企业虽然有宏大的规划，但独自推动仍力不从心。同时，从客户需求角度看，客户对于健康管理、保险保障的需求千差万别，需求既有大而全也有小而精。在技术发展推动下、众多互联网企业为健康与保险的跨界服务提供了非常好的路径，就是平台化与社交化。[11]

健康与保险的跨界服务在粗放、分散式发展到一定程度后，必然会出现淘汰与整合，形成跨企业、跨行业的平台，通过平台为客户提供多种供应商、多种价格、多种服务与组合，客户可根据需要进行选择。同时平台可聚类特征、选择相近的客户，通过社交方式进行线上与线下连接、聚拢、壮大。跨界服务的平台化

与社交化，为保险公司提供了一种产品投放精准、获客成本低、促成效率高的新业务增长模式，在这种模式下健康产业与保险产业双向互“哺”，可以预见平台化和社交化将是跨界服务组织、整合、发展的未来方向。

3.2.2 推动分级诊疗体系建设，为客户提供基础医疗新模式

党的十八大提出合理配置医疗资源，构建分级诊疗服务体系的要求。据统计，2016 年综合医院门诊量占门诊总量的比重由 2015 年的 40.0％提高到 41.2％；基层医疗机构门诊量所占比重由 2015 年的 56.4％下降到 2016 年的 55.1％。[12] 综合医院就诊率高，基层医疗机构就诊率低反映了分级诊疗制度实施阻力大和效果仍然不佳。围绕“基层首诊、双向转诊、急慢分治、上下联动”的分级诊疗内涵，保险公司通过加快健康产业布局，寻求科技企业、医疗集团、互联网等企业协同发展形成产业。通过创新技术、医疗服务、保险支付起到和体制内医疗机构近似或一致的效果，填补传统基础医疗的空白领域，弥补其不足，逐步成为国家分级诊疗体系中的一部分。

3.2.3 老龄人口的健康与保险需求成为跨界服务的新高地

我国社会老龄化程度不断加剧，预计到 2020 年，老年人口达到 2.48 亿，老龄化水平达到 17.17％，其中 80 岁以上老年人口将达到 3067 万人；2025 年，60 岁以上人口将达到 3 亿，[13] 我国或将成为超老年型国家，届时其相应的医疗及护理需求将会给医疗及养老体系带来巨大压力。然而，老龄人口医疗健康及护理需求的爆发于跨界服务而言如同一支兴奋剂，保险公司应尽快找准老龄人口的需求风口，不断提供相应的健康、医疗、护理服务，挖掘老龄人口面临的养老、老年病、慢性病风险，设计老龄人口专属保险产品，把老龄人口带来的社会压力转化为跨界服务市场的发展红利。[14]

参考文献

[1] 潘兴．我国商业健康保险风险管理研究［D］．对外经济贸易大学，2014.

[2] 杨宏博．基于新技术的商业健康保险产品创新设想［N］．中国保险报，2017.

[3] 于保荣，田畅，柳雯馨．我国商业健康保险的现状及发展战略研究［J］．卫生经济研究，2018（8）：11-14，18.

[4] 王磊，孔迎红，王光毅，等．商业健康保险管理新模式——人保健康公司“健康优十”项目的实践探索［J］．保险理论与实践，2017（4）.

[5] 谭启俭．论中外健康管理发展特点及在保险领域的应用［A］．中国保险学会．中国

保险学会学术年会入选文 2011（实务卷）［C］. 中国保险学会：中国保险学会，2011.

［6］潘兴. 商业健康保险创新发展模式研究——基于产品和服务［J］. 上海保险，2014（2）.

［7］刘艳飞. 健康管理服务业发展模式研究［D］. 上海社会科学院，2016.

［8］袁定清. 健康管理技术在大病保险中的应用［N］. 中国保险报，2013－09－10（008）.

［9］任今方. 大数据技术在健康管理中的应用研究［J］. 开封教育学院学报，2018（12）.

［10］上海市国资委. 中国太保携手加拿大企业打造"保险＋健康管理"新模式［EB/OL］. 国务院国有资产监督管理委员会.

［11］李彤宇. "保险＋服务"模式在健康险领域的实践探索［J］. 保险理论与实践，2019（2）.

［12］杜瑶，贾慧萍，陈在余. 我国分级诊疗制度的现状与对策分析［J］. 中国药物经济学，2018（6）.

［13］智研咨询：2017—2022 年中国养老产业行业发展趋势及投资战略研究报告.

［14］巢健茜，蔡瑞雪. 健康中国背景下健康管理在社会医疗保险中的应用［J/OL］. 山东大学学报（医学版），2019（8）：53-60.

社保政策调整对团体补充医疗业务赔付风险的影响
——以北京地区市场为例

刘一平，梁战华

（中英人寿保险有限公司　北京　100022）

摘　要：本文通过对某人寿保险有限公司 2012－2017 年度补充医疗出险人人均赔款进行均值分析、箱索图分析、单因素多重比较方差分析（LSD 方法），得出结论，探讨社保政策调整对于医疗险赔付风险的影响，并给出控制业务赔付风险的建议。

关键词：社保政策　医疗险　团体保险　补充门诊　补充住院　赔付风险

1　引言

1.1　团体补充医疗赔付风险的影响因素

团体保险是我国商业保险的重要组成部分，其中健康险尤其是作为社会保障体系重要补充的补充医疗业务占据团体保险业务的大部分份额。因而，补充医疗业务风险的控制工作在团险业务风险管控中占有重要地位。

补充医疗的赔付风险不仅仅与团体大小、男女比例、年龄构成、缴费方式、所在地区、社会宏观经济等因素有关，同时作为社保体系的重要补充，补充医疗业务赔付风险也将随着社保政策的调整而发生变化。

1.2　社保医疗保险改革影响分析

1.2.1　我国社保医疗保险改革历程概述

1985 年，原卫生部在发布的《关于卫生工作改革若干政策问题的报告》中提出：简政放权，多方集资，开阔发展卫生事业的路子，把卫生工作搞好。这一文件的出台标志着我国医疗体制改革的开端。

1998年，医疗制度改革在第九届全国人大会议上被正式提出；同年年底，《关于建立城镇职工基本医疗保险制度的决定》正式颁布。

2000年，《关于城镇医疗卫生体制改革的指导意见》颁布，医疗机构按其是否为营利性机构进一步划分，管理政策和财税价格政策亦不相同。

2002年，城镇职工基本医疗保险制度、医疗机构、药品生产流通体制三项改革被同步推进。

2003年试点推动建立新农合。

2007年建立城镇居民基本医疗保险。

2009年陆续实现新农合与城镇居民基本医疗保险制度并轨，事业单位员工逐步从公费医疗过渡为纳入医保。

至此，全民医保作为第一轮医疗改革的主要目的，已经基本达成。

2009年4月，《中共中央国务院关于深化医药卫生体制改革的意见》颁布，我国第二轮医改正式启动。其目标之一是第一轮医疗改革的延续，即在现有框架基础上完善全民医保体系；目标之二是重新定位政府的角色，使医疗卫生服务回归公益，使药品价格形成机制及药品流通体制合理顺畅，彻底改变医院“以药养医”的现状，大力发展基层医疗体系，使全民医疗卫生服务水平得到提升。

第二轮医改以来，医保改革的实际切入点是医药分开、增加社保保障范围，尤其是药品保障范围。其中，对患者自付额度、就医习惯，医院经营方式以及补充医疗赔付风险影响较大的因素主要有：

（1）全国范围内各省市自治区，先后全面开展医药分开改革，实行政事、管办、医药、是否营利性的“四个分开”。

北京市自2012年开始试点医药分开，2017年3月，《医药分开综合改革实施方案》颁布，医药分开改革在北京市全面展开。

（2）2016年3月，《关于新增部分医疗康复项目纳入基本医疗保障支付范围的通知》颁布，大幅增加医保目录收纳项目，本着原有项目保留，新项目增加的原则，康复项目迅速从9项增至29项。

同年，启动继2009版医保目录之后的新一轮调整，进一步扩大医保可报销项目范围。

（3）2017年7月，人社部继续将36种药品（31种西药和5种中成药）纳入医保目录。

(4) 2018 年 10 月，医保局再次将 17 种抗癌药纳入医保目录。

1.2.2 社保医疗保险政策改革前后医院费用变化对比分析

2012 年 7 月北京市开始试水医药分开，北京友谊医院、朝阳医院、同仁医院、天坛医院、积水潭医院首先作为试点，进行改革。相关数据表明，试点医院在管理体制、运行机制、服务模式等方面都发生了显著变化。

其中，北京朝阳医院，具有突出的重点专科，同时又有雄厚的综合实力，非常具有代表性。通过对该医院改革前一年（2011 年 9 月—2012 年 8 月）与改革后 3 年（2012 年 9 月—2015 年 8 月）两个时段的相关数据的定量与定性分析，得出结论：

(1) 医药分家改革并未降低医院门（急）诊、住院就诊总量，实际就诊量有增无减。改革之前由卫生领域专家及医疗卫生部门发布的相关信息中，均预期因医事服务费以及医技项目费用提升会引起患者就诊量减少，但实际的数据表明医院的就诊量并未减少。相反，改革第三年与改革前一年相比，门（急）诊量和出院人数分别提高 9.2% 和 16.3%。平均住院日由改革前的 9.36 天持续下降至 8.17 天。与此同时，床位使用率、大中手术例数和占比呈现上升趋势。

(2) 医院收入构成比例发生明显变化，医院收入（患者支出）不减反增。改革 3 年后，医疗收入较改革前增加 8126 万元，增幅 68.1%；药品收入较改革前下降 18923 万元，降幅 14.29%。医事服务费成为药品收入减少的有力补充。门诊、住院患者化验、检查人次数持续增长。尤其是 CT、MRI、B 超等大型医疗设备检查患者例数增长趋势更为明显，改革后 3 年每年多以 10% 以上的增长率递增，远高于门（急）诊和出院人数的增长率。[1]

诚然，医药分开后，医院的药品费用显著得到控制，但是，价格较高的大型检查设备和高值医用耗材在使用人次和总费用上较前亦显著上升，导致患者医疗总费用上涨。[2]

毋庸置疑，在全国各地的社保基本赔付标准（免赔额、赔付比例、封顶线等标准）稳定的情况下，社保的保障范围越大、医院发生的实际医疗总费用越大，与之接轨的补充医疗赔付风险越大。随着社保医疗保险政策改革范围逐年扩大，补充医疗的赔付风险逐年加大。

1.3 社会宏观经济因素影响分析

评估健康险赔付风险时，还要考虑当年度社会宏观经济的影响。由我国官方数据可知，我国 M2（广义货币）连年增长，且其增长量均高于我国 GDP 增长量。M2 的增长与通胀指数具有一定关联性，M2 增长越快，通货膨胀情况越显著，而一旦通货膨胀加剧，医疗费支出也会随之升高。由表 1 可知，2011—2018 年度我国 M2 与 GDP 呈现增速放缓趋势，尤其 2017、2018 年度表现更为明显，且 M2 增长速度与 GDP 增长速度趋近，即我国通货膨胀情况并未显著加剧。

表 1　中国 2011—2018 年度 M2 增速与 GDP 增速比较

年份	M2	M2 增速	GDP 增速
2012	974148.8	14.39%	7.86%
2013	1106525	13.59%	7.76%
2014	1228374.8	11.01%	7.30%
2015	1392278.1	13.34%	6.90%
2016	1550066.7	11.33%	6.70%
2017	1676768.5	8.17%	6.90%

2　不同保单年度医疗险赔付实证分析

为了解北京市场医疗费增长情况，我们采集了某人寿保险公司的理赔数据，对其进行统计分析。具体内容如下：

2.1　统计分析样本

截至 2019 年 8 月，2012—2017 年度某人寿保险公司北京分公司在保业务发生的补充门诊、补充住院全部理赔明细数据，采用以疾病发生年度为数据统计口径，获得分年度出险人人均赔款数据进行统计分析。

2.2　统计分析方法

应用 IBM SPSS 20.0 商务数据分析软件，对样本进行描述统计分析、箱索图分析及单因素多重比较方差分析（LSD 方法）。

2.3　数据统计分析结果

2.3.1　2012—2017 年北京地区补充医疗出险人人均赔款均值分析

表 2　2012—2017 年度某人寿保险公司北京地区补充门诊出险人人均赔款均值分析

合理金额汇总

发生年度	均值（元/人）	N	标准差
2012	1282.9013	12625	1212.32363
2013	1455.9840	12084	1420.33976

续表

发生年度	均值（元/人）	N	标准差
2014	1483.4730	13002	1440.54224
2015	1511.0361	13597	1531.95813
2016	1598.4205	14976	1570.51017
2017	1658.2079	15879	1557.31207
总计	1507.8934	82163	1473.63014

由上表可知，2012—2017 年度补充门诊出险人人均赔款均值持续上升，2013、2016 年度出险人人均赔款均值较上一年度增幅较大，2016 年以来年度出险人人均赔款均值增幅较 2013—2015 年度年均出险人人均赔款均值增幅更加明显。

表 3　2012—2017 年度某人寿保险公司北京地区补充住院出险人人均赔款均值分析

合理金额汇总

发生年度	均值（元/人）	N	标准差
2012	2403.8085	891	2522.92735
2013	1896.2847	1634	2348.67848
2014	1922.3529	1642	2301.97118
2015	2125.1269	1741	2511.74838
2016	2364.0252	2036	3386.54528
2017	2728.3238	2106	4803.82038
总计	2254.2962	10050	3266.12751

2012—2017 年度补充住院出险人人均赔款均值总体呈现上升趋势，其中 2013—2017 年度趋势明显，2012 年度数据值偏离趋势原因可能与 2012 年度发生样本量显著少于其他年度有关。2015、2017 年度补充住院出险人人均赔款较上一年度上浮明显。

2.3.2　2012—2017 年北京地区补充门诊出险人人均赔款箱索图分析

从图 1、图 2 可以清楚看出，无论是补充门诊还是补充住院，年度间出险人人均赔款均有逐年上浮倾向，上浮显著年度集中在 2012—2013、2015—2016、2016—2017 年度，2013—2015 年度数据较其他年度平稳。

2.3.3　单因素多重比较方差分析

采用单因素多重比较方差分析方法中的 LSD 方法对年度间补充门诊、补充

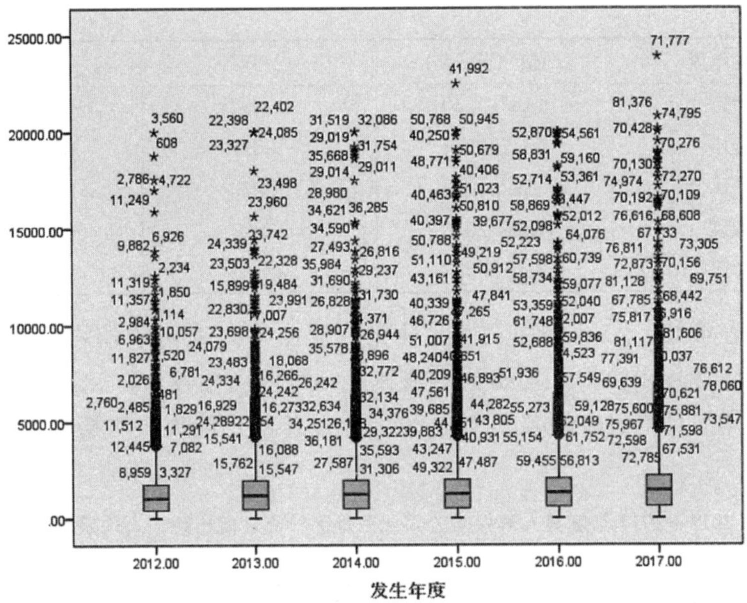

图 1　2012—2017 年某人寿保险公司北京地区补充门诊出险人人均赔款箱索图分析

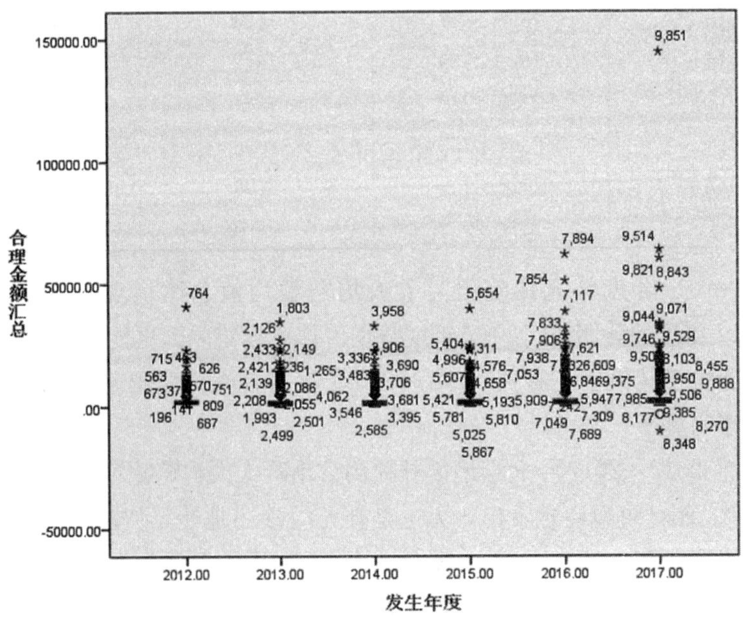

图 2　2012—2017 年某人寿保险公司北京地区补充住院出险人人均赔款箱索图分析

住院出险人人均赔款差异性进行分析，以评估年度变化是否对出险人人均赔款具有显著影响，年度间是否有差异。

假设：H_0：各年度间（补充门诊/补充住院）出险人人均赔款无差异

H_1：各年度间（补充门诊/补充住院）出险人人均赔款有差异。

$\alpha=0.05$

表 4　补充门诊年度出险人人均赔款单因素方差分析

合理金额汇总

	平方和	df	均方	F	显著性
组间	1161053302.488	5	232210660.498	107.625	.000
组内	177260777458.220	82157	2157585.811		
总数	178421830760.708	82162			

表 5　补充门诊年度出险人人均赔款多重比较分析

因变量：合理金额汇总

LSD

(I) 发生年度		均值差（I-J）	标准误	显著性	95%置信区间	
					下限	上限
2012	2013	−173.08268*	18.69350	.000	−209.7218	−136.4436
	2014	−200.57169*	18.35321	.000	−236.5438	−164.5995
	2015	−228.13483*	18.15431	.000	−263.7171	−192.5525
	2016	−315.51919*	17.74732	.000	−350.3038	−280.7346
	2017	−375.30663*	17.51498	.000	−409.6359	−340.9774
2013	2012	173.08268*	18.69350	.000	136.4436	209.7218
	2014	−27.48901	18.56048	.139	−63.8674	8.8894
	2015	−55.05214*	18.36382	.003	−91.0451	−19.0592
	2016	−142.43651*	17.96159	.000	−177.6411	−107.2319
	2017	−202.22395*	17.73205	.000	−236.9786	−167.4693
2014	2012	200.57169*	18.35321	.000	164.5995	236.5438
	2013	27.48901	18.56048	.139	−8.8894	63.8674
	2015	−27.56314	18.01731	.126	−62.8769	7.7507
	2016	−114.94750*	17.60716	.000	−149.4574	−80.4376
	2017	−174.73494*	17.37295	.000	−208.7858	−140.6841

续表

(I) 发生年度		均值差 (I-J)	标准误	显著性	95%置信区间	
					下限	上限
2015	2012	228.13483*	18.15431	.000	192.5525	263.7171
	2013	55.05214*	18.36382	.003	19.0592	91.0451
	2014	27.56314	18.01731	.126	−7.7507	62.8769
	2016	−87.38437*	17.39973	.000	−121.4877	−53.2810
	2017	−147.17181*	17.16268	.000	−180.8105	−113.5331
2016	2012	315.51919*	17.74732	.000	280.7346	350.3038
	2013	142.43651*	17.96159	.000	107.2319	177.6411
	2014	114.94750*	17.60716	.000	80.4376	149.4574
	2015	87.38437*	17.39973	.000	53.2810	121.4877
	2017	−59.78744*	16.73159	.000	−92.5812	−26.9936
2017	2012	375.30663*	17.51498	.000	340.9774	409.6359
	2013	202.22395*	17.73205	.000	167.4693	236.9786
	2014	174.73494*	17.37295	.000	140.6841	208.7858
	2015	147.17181*	17.16268	.000	113.5331	180.8105
	2016	59.78744*	16.73159	.000	26.9936	92.5812

* 均值差的显著性水平为 0.05。

在表 4 补充门诊年度出险人人均赔款单因素方差分析表中，F 值为 107.625，对应 P 值为 0.000，小于显著性水平 0.05，则我们拒绝原假设，认为不同年度间补充门诊出险人人均赔款至少有一个年度与其他年度是有显著性差异的。

为了确定哪几个年度之间存在差异，我们应用多重比较的方法进行数据分析，得出表 5 补充门诊年度出险人人均赔款多重比较分析。从表 5 的结果中可以看出，2013—2014，2014—2015，年度间对应 P 值分别为 0.139、0.126，均大于 0.05，无显著性差异；而 2012—2013，2015—2016，2016—2017 对应 P 值均为 0.000，小于 0.05，具有显著性差异。

表 6　补充住院年度间出险人人均赔款单因素方差分析

合理金额汇总

	平方和	df	均方	F	显著性
组间	937061983.742	5	187412396.748	17.715	.000
组内	106261539181.934	10044	10579603.662		
总数	107198601165.676	10049			

表7　补充住院年度间出险人人均赔款多重比较分析

因变量：合理金额汇总

LSD

(I) 发生年度		均值差（I-J）	标准误	显著性	95%置信区间	
					下限	上限
2012	2013	507.52374*	135.45671	.000	242.0015	773.0460
	2014	481.45559*	135.34022	.000	216.1617	746.7495
	2015	278.68158*	133.97982	.038	16.0543	541.3089
	2016	39.78325	130.65268	.761	−216.3222	295.8887
	2017	−324.51534*	129.99003	.013	−579.3218	−69.7089
2013	2012	−507.52374*	135.45671	.000	−773.0460	−242.0015
	2014	−26.06815	113.65644	.819	−248.8575	196.7212
	2015	−228.84216*	112.03305	.041	−448.4494	−9.2349
	2016	−467.74049*	108.03210	.000	−679.5050	−255.9759
	2017	−832.03908*	107.22975	.000	−1042.2309	−621.8473
2014	2012	−481.45559*	135.34022	.000	−746.7495	−216.1617
	2013	26.06815	113.65644	.819	−196.7212	248.8575
	2015	−202.77401	111.89218	.070	−422.1051	16.5571
	2016	−441.67234*	107.88600	.000	−653.1505	−230.1942
	2017	−805.97093*	107.08256	.000	−1015.8742	−596.0677
2015	2012	−278.68158*	133.97982	.038	−541.3089	−16.0543
	2013.	228.84216*	112.03305	.041	9.2349	448.4494
	2014	202.77401	111.89218	.070	−16.5571	422.1051
	2016	−238.89833*	106.17443	.024	−447.0215	−30.7752
	2017	−603.19692*	105.35793	.000	−809.7195	−396.6743
2016	2012	−39.78325	130.65268	.761	−295.8887	216.3222
	2013	467.74049*	108.03210	.000	255.9759	679.5050
	2014	441.67234*	107.88600	.000	230.1942	653.1505
	2015	238.89833*	106.17443	.024	30.7752	447.0215
	2017	−364.29859*	101.09314	.000	−562.4614	−166.1358
2017	2012	324.51534*	129.99003	.013	69.7089	579.3218
	2013	832.03908*	107.22975	.000	621.8473	1042.2309
	2014	805.97093*	107.08256	.000	596.0677	1015.8742
	2015	603.19692*	105.35793	.000	396.6743	809.7195
	2016	364.29859*	101.09314	.000	166.1358	562.4614

*．均值差的显著性水平为0.05。

在表6补充住院年度间出险人人均赔款单因素方差分析表中，F值为17.715，对应P值为0.000，小于显著性水平0.05，则我们拒绝原假设，认为不同年度间补充住院出险人人均赔款至少有一个年度与其他年度是有显著差异的。

为了确定哪几个年度之间存在差异，我们应用多重比较的方法进行数据分析，得出表7补充住院年度间出险人人均赔款多重比较分析。从表7的结果中我们可以看出，2013—2014，2014—2015年度间对应P值分别为0.819、0.070，大于0.05，无显著性差异，而2012—2013，2015—2016，2016—2017年度间对应P值分别为0.000，0.024，0.000，小于0.05，具有显著性差异。

3 2012—2017年度间医疗险赔款影响因素分析

通过以上数据分析，我们可以看出，2012—2017年度，不同年度间的出险人人均赔款是不一致的，总体呈现上升趋势，但是在2013—2014，2014—2015年度间出险人人均赔款无显著差异性。考虑以下因素：

（1）该样本团体人员较稳定，男女比例、年龄分布、职业类别、地区分布无显著变化，可以排除团体变化造成的样本不同质引起的统计误差影响。

（2）2012—2017年度宏观经济M2增速与GDP增速均呈现下降趋势，宏观经济政策并未出现通胀严重的迹象，宏观经济政策对此影响较小。

（3）2012—2017年度随着医疗改革的逐步深入，北京地区社会医疗保险出现较大变化：

①2012年开始试点医药分开改革，2017年度全市范围内进行医药分开改革。

②逐年扩大医保目录内容，增加可报销药品、诊疗项目；仅2016年人社部就多次发文，扩充医保目录范围，增加可报销项目。

这些变化发生年度与补充医疗出险人人均赔款显著差异发生年度时间一致。

4 结论及应对措施

2012—2017年度间北京市场补充医疗险种出险人人均赔款总体呈现上升趋势，该趋势与年度内医疗改革力度及内容有一定关系。

保险人需密切关注我国社保系统医疗保险改革动向，定期进行回顾性分析；对于因政策变化造成的被保险人就医习惯以及医院运营模式的改变，要具有敏感性，及时进行风险评估因子调整，在方案设置方面需积极应用分担机制，并考虑上浮费率，以对冲补充医疗业务因社保政策调整而发生的赔付风险增加。

参考文献

［1］宋杰，陈勇，尹航．北京医药分开试点成效及启示——以北京朝阳医院为例［J］．中国卫生政策研究，2016，9（09）：31-34.

［2］刘微，刘丽华，马源，等．我国医药分开改革实践与国际经验借鉴［J］．中国医院，2019，23（03）：35-37.

保险重大疾病的界定

尹文广

（弘康人寿保险股份有限公司　北京　100022）

摘　要：随着社会的进步和人们生活水平的不断提高，恶性肿瘤和心血管疾病的发病率逐年升高，越来越多的人重视健康的发展，而日渐高涨的医疗费用加重了本文人们的负担。保险企业推出的重大疾病保险就是一种有效转移风险的险种。通过分析什么是重大疾病，探讨如何有效解决重大疾病界定的困难和如何解决理赔纠纷。

关键词：重大疾病　重疾分类　保险　赔付

随着恶性肿瘤和心血管疾病的发病率逐年升高，作为严重疾病风险分摊手段之一的重大疾病保险逐渐受到人们的重视，重疾保险产品保费占比明显上升，据银保监会《2018 年保险统计数据报告》统计，2018 年健康险业务原保险保费收入 5448.13 亿元，同比增长 24.12%，其中重大疾病保险保费约占 50%。可见大家购买重疾保险的意识明显加强。但是，什么是重大疾病？重大疾病如何界定呢？医生都说这个病很严重了，为什么保险公司说不符合合同约定呢？这样的问题常常困扰着各位保户，这也是保险纠纷发生的主要原因之一，本文对此详述如下。

1　重大疾病概念

1.1　什么是重大疾病保险

重大疾病保险属于健康保险的范围，是以被保险人的身体为保险标的，以是否患特定疾病为保险金给付条件，因为约定的特定疾病都是比较严重的疾病，故称为重大疾病保险。

1.2 重大疾病保险简史

重大疾病保险于1983年在南非问世，1995年引入我国。之后重大疾病保险在我国迅速发展，但是各家保险公司重疾险产品对“重大疾病”没有统一的定义，保障范围和除外责任千差万别，消费者购买和理赔时常常会遇到各种问题。鉴于此，在原保监会的指导下，2007年，中国保险行业协会与中国医师协会合作开展重疾定义的编制工作，并制定了《重大疾病保险的疾病定义使用规范》，对常见的25种重大疾病的定义进行了统一和规范。这是我国针对重大疾病保险建立的第一个行业规范性操作指南。保监部门规定，重大疾病保险产品必须包括这25种重大疾病中发生率最高的6种疾病，分别为恶性肿瘤、心肌梗死、脑中风后遗症、重大器官移植或造血干细胞移植术、冠状动脉搭桥术、终末期肾病。也就是说目前市场上以“××重大疾病保险”命名的保险产品，必须包含上面6种重大疾病。保险公司选择这25种重大疾病时，必须使用行业统一定义。除了这25种疾病之外，保险公司可以根据自身情况合理制定。根据保险行业学会的理赔经验数据，前6种疾病包含所有理赔重大疾病的90%左右，而这25种疾病包含所有发生理赔重大疾病的95%左右。

1.3 重大疾病定义制定的原理

所谓重大疾病，一般会包含以下特征：

(1)“病情非常严重”，会在较长一段时间内严重影响到患者的正常工作与生活，甚至影响生命；

(2)“治疗花费巨大”，此类疾病需要进行较为复杂的药物或手术治疗，需要支付昂贵的医疗费用，器官移植、恶性肿瘤靶向治疗等花费可达百万级别；

(3)“不容易治疗痊愈”，会持续较长一段时间，甚至是永久性的。

而重大疾病保险给付的保险金主要作用就是为被保险人支付因疾病、疾病状态或手术治疗所花费的高额医疗费用并为被保险人患病后提供经济保障，避免被保险人因病致贫。

2 重大疾病定义的保险应用

2.1 重大疾病定义分类

根据《重大疾病保险的疾病定义使用规范》，重大疾病保险中重大疾病可以划分为如下三类。

2.1.1　确诊及赔付

例如恶性肿瘤定义，指恶性细胞不受控制地进行性增长和扩散，浸润和破坏周围正常组织，可以经血管、淋巴管和体腔扩散转移到身体其他部位的疾病。经病理学检查结果明确诊断，临床诊断属于世界卫生组织《疾病和有关健康问题的国际统计分类》（ICD-10）的恶性肿瘤范畴。不符合重大疾病认定的，病情较轻、容易治愈的原位癌、皮肤癌等除外。

2.1.2　达到一定严重程度才赔付

例如脑中风后遗症的定义，指因脑血管的突发病变引起脑血管出血、栓塞或梗死，并导致神经系统永久性的功能障碍。神经系统永久性的功能障碍，指疾病确诊 180 天后，仍遗留下列一种或一种以上障碍：一肢或一肢以上肢体机能完全丧失；语言能力或咀嚼吞咽能力完全丧失；自主生活能力完全丧失，无法独立完成六项基本日常生活活动中的三项或三项以上。

2.1.3　只有实施了一定的治疗方式才能赔付

例如重大器官移植术，指因相应器官功能衰竭，已经实施了肾脏、肝脏、心脏或肺脏的异体移植手术。而冠状动脉搭桥术（或称冠状动脉旁路移植术），指为治疗严重的冠心病，实际实施了开胸进行的冠状动脉血管旁路移植的手术。冠状动脉支架植入术、心导管球囊扩张术、激光射频技术及其他非开胸的介入手术、腔镜手术不在保障范围内。

2.2　重大疾病认定纠纷产生的原因

2.2.1　专业术语理解偏差

定义疾病的医学术语非常专业，非医学专业的客户和代理人很难搞清楚，容易产生理解偏差，出现纠纷。例如客户因颅底血管瘤申请理赔，理赔人员审核后发现血管瘤位置位于颅底，咬肌旁，只是实施了简单的外科手术，不符合脑血管瘤的重大疾病定义，而拒绝赔付，保单继续有效，而客户坚持认为颅底血管瘤就是脑血管瘤而投诉，经反复解释，客户才接受了保险公司拒赔的意见。

2.2.2　疾病诊断标准变化

作为自然科学的一部分，医学也一直在进步，一些疾病的诊断结果发生了变化，原来不能赔付的现在能赔付了。例如客户患肺淋巴管肌瘤病，这是一种非常少见的严重的影响生命的肺部疾病，客户申请理赔后，保险公司理赔人员认为这就是一种肺部局限性的严重疾病，并没有列入恶性肿瘤的范围，按照恶性肿瘤的定义标准而拒绝赔付。后来客户拿到协和医院权威教授的诊断说明，认为这是一种少见的恶性肿瘤，将此病列为少见的肺部恶性肿瘤，保险公司根据新的定义标准实施了赔付。

2.2.3 治疗手段发生变化

疾病治疗手段的变化，也会对重大疾病认定产生影响。例如客户购买重大疾病保险后发生心脏疾病，实施了冠状动脉搭桥手术后申请理赔，保险公司理赔人员根据条款规定，认为客户实施的是胸腔镜冠状动脉搭桥手术，而不是开胸的冠状动脉搭桥手术，而拒绝赔付。客户则表示，我已经做了冠状动脉搭桥手术，对手术方式的选择是医生决定的，是科学合理的，所以应该赔付。双方产生重大疾病认定纠纷。

2.2.4 疾病本身界定困难，不同医院和医生诊断结果不同、治疗方案不同

例如客户患卵巢交界性肿瘤，这种肿瘤介于良恶性之间，良性肿瘤有恶性行径，有些医生认为是良性的，切除后定期观察，不再进一步治疗；有些医生认为是恶性的，切除后还要进行预防性放化疗。这种交界性肿瘤理赔时比较容易产生纠纷。严格意义上讲交界性肿瘤不符合重大疾病定义的恶性肿瘤范围，但是保险公司会根据医生的治疗方案进行判断，如果治疗方案是按照恶性肿瘤治疗的，通常情况下也会赔付的。

2.2.5 是否达到重疾的程度存在争议

例如客户脑血管疾病后遗症，由于肢体功能是否丧失有一定的主观因素，鉴定结果和客户感觉有差异，保险公司认为达不到赔付标准，客户却认为已经非常严重了，保险公司故意拒赔，双方发生纠纷。

2.3 重大疾病定义纠纷解决方案

2.3.1 协商解决

保险公司专业理赔人员应该根据重大疾病定义，向客户解释说明，取得客户理解，形成一致意见。客户也应该相信保险公司，“为客户寻找赔付的理由”是众多保险公司理赔服务的理念，不会达到重大疾病定义标准而故意拒绝赔付。

2.3.2 专业机构认定

对于是否达到合同约定程度的重大疾病，可以寻求专业的鉴定机构进行鉴定，现在社会上有好多公安或者法院认可的专业伤残鉴定机构可供咨询、鉴定。

2.3.3 司法解决

《保险法》第 26 条规定：“人寿保险以外的其他保险的被保险人或者受益人，

向保险人请求赔偿或者给付保险金的诉讼时效期间为两年，自其知道或者应当知道保险事故发生之日起计算。人寿保险的被保险人或者受益人，向保险人请求给付保险金的诉讼时效期间为 5 年，自其知道或者应当知道保险事故发生之日起计算。”

也就是说，因重大疾病认定产生理赔纠纷，客户自重大疾病确诊之日起，5 年内都可以向人民法院提出诉讼，由法院最后认定。

重大疾病保险是长期保险，保额比较高，所以客户在购买保险合同之前，一定要仔细阅读保险合同条款，有疑问的地方一定要找保险公司、代理人、法律或者医疗专业人员问询请教，避免糊里糊涂地购买，最后发现不是自己需要的。银保监会目前也正在着手修订重大疾病的定义标准，使之更加明确和适应目前医疗的发展水平，让我们一起期待。